编　者 <small>(以姓氏笔画为序)</small>

刘茂柏　刘銮妹　杨　菁　杨木英　吴钢伟
吴雪梅　吴朝阳　季菁霞　林　琦　林文强
林升禄　郑　振　郑　薇　郑佳冰　赵志常
黄冰琳　傅唐德　曾晓芳　潘雪丰

安全用药
指导手册
AN QUAN YONG YAO
ZHI DAO SHOU CE

安全用药
指导手册

主　编 ◎ 刘茂柏　杨木英

副主编 ◎ 吴雪梅　曾晓芳　赵志常

厦门大学出版社　国家一级出版社
XIAMEN UNIVERSITY PRESS　全国百佳图书出版单位

序　言

　　随着现代医药科学技术的发展，药物品种和药品剂型不断增加,合理用药问题日益引起社会关注。就药物治疗而言，合理用药一方面主要指医务人员为患者合理地选择和使用适宜的药物及剂型与剂量；另一方面也包括患者对药品的合理使用，即在医嘱规定的时间,采用正确的方法给药,完成适当的疗程,以达到最佳治疗效果。一般说来，由于多数患者缺乏用药知识，医务人员尤其是药师有责任为他们提供正确、耐心、细致的用药指导,以提高依从性。

　　患者接受药物治疗应当按照医嘱用药。然而,一些选药得当，却因患者未能遵循医嘱用药或错误的用药行为导致影响疗效的情况时有发生。例如,有的没有按时按量服用指定的药品;有的随意将肠溶胶囊剥开、缓释片剂压碎了服用；有的使用甘油栓直肠给药不明白需除去包装外壳;有的将干燥剂误服;有的对吸入气雾剂未能掌握使用技巧,等等。究其原因,多数由于用药交代不清,患者不理解或记不住。

这本由教学医院药师团队编写的《安全用药指导手册》较系统地介绍了临床常用药品剂型的用药指导及相关知识要点，也集中反映了为患者提供用药交代的智慧与技巧。本手册可作为各级医疗机构药师和社会药店药师用药指导的学习用书，也可供药学院校学生学习参考。同时，所配套的视频光盘《安全用药指南——正确用药跟我学》已经入围福建省"农家书屋"指定书目，该光盘运用现代影音技术，使相关药品剂型的正确使用方法和要点得以形象、直观地演示，显然亦为百姓喜闻乐见。这种文字、语音和影像技术相结合的用药指导模式，值得在开展公众健康教育活动中推广。

祝贺本手册和配套光盘出版发行！

2013 年 9 月

前　言

　　为确保安全合理用药,医务人员不仅应具备丰富的临床知识与经验,还要有较好的药学知识及一定的用药指导能力,才能让患者得到更多更好的药学服务,正确理解并执行医嘱,保障药物治疗顺利进行。促进全民用药安全、有效、经济,规范并普及用药知识,是我们编写这本《安全用药指导手册》的初衷。

　　本书的编者,有三级甲等综合性医院的门诊药师和临床药师,在与患者长期接触中有诸多的用药感受,总结出不少的用药经验;也有来自山区基层的药师,深知基层药师及普通患者药品知识的匮乏;亦有来自医药高等院校的教师,有感结合临床提高学生实践技能是目前药学教育的方向。大家志同道合,采撷医学、护理、药学领域的精华,精心编撰了这本药师、护师、医师及患者亟待掌握的用药指导知识手册。

　　本书的最大特点是集实用性、专业性及新颖性于一体。我们从安全用药的角度出发,结合人体给药部位、药

1

品剂型进行阐述，使读者可以轻松掌握各种药品使用的共性及要点。同时，还介绍了不同部位疾病的特点、用药注意事项、生活护理等密切相关的知识。本书通俗易懂，每个章节的内容科学、严谨并具有实际的指导及应用意义。书中荟萃的用药指导知识点，是药师实际指导经验的总结，也是药师与临床专家、护理专家深入交流讨论的精华。

本书配套光盘《安全用药指南——正确用药跟我学》已于2012年底出版，并纳入福建省"农家书屋"，该光盘以视频、动漫等形式，形象生动地展示了目前医疗机构中常见的11个用药部位39种药品剂型的正确使用方法，画面清晰直观，通俗易懂，活泼生动，是药师进行用药指导、患者学习用药知识的最佳视频资料。

需要指出的是，由于药品品种、剂型及生产企业各不相同，加之疾病复杂性和个体差异，药品的使用也会因医师观点和用药经验的不同而有所差异。编者受业务水平及现状所限，本书难免存在缺陷或瑕疵，不足之处还有待各位读者的甄别、交流与补充。让我们一起努力，保障患者的安全用药！

编　者

2013年9月

目　录

目　录

第一章　用药指导概述

第一节　用药指导意义

在正确的时间，以正确的剂量、正确的药物，通过正确的途径给予正确的患者，是医生在开处方时所考虑的原则。患者通过告知医生完整的病史资料来帮助医生做出正确的诊断，包括现患疾病的症状及程度，以前所患的疾病，服用过的药物，曾发生过的过敏反应，以及是否正处于怀孕期或哺乳期等。

当拿着药品离开医院时，患者同时也是知情的消费者，仍然还有很多事情要了解：必须了解如何保管手中的药品；必须了解在什么时间通过什么方式正确地使用处方中的药品；必须了解怎样做才能预防或减少不良反应的发生，一旦出现不良反应又该如何处理；必须了解用药过程中出现哪些症状时应该去看医生；必须了解哪些长期使用的药品是不能突然停药的，如果停药，又该如何减少停药后的反应，等等。

用药指导是指医护人员指导患者正确使用药物，为患者进行专业的药学服务的过程。通过用药指导让患者了解上述提到的患者关心的而且是必须了解的知识，不仅关系到广大患者的用药安全，也是医务人员特别是药师的基本职责与任务，是医务人员必须掌握的一项基本技能。而提高全体医务工作者指导用药的能力对保证患者安全、有效、经济地使用药品，提高患者的用药依从性，提升治疗效果具有重大的意义。

1

一、用药指导的内容

用药指导的内容涉及药物与药物治疗的所有信息，既包括药物本身的一般知识，又包括药物治疗的相关知识，涉及医生处方、药师调剂、护师执行医嘱及患者用药等多个环节。医务工作者可在医院指导患者或家属用药，也可在社区指导居民用药，还可通过宣传媒介如广播、电视、网络等途径给大众普及合理用药知识。

（一）药物一般知识

1. 用药目的

医务工作者向患者简要讲解药品的用途、用药目的、作用特点，可减少患者对用药的顾虑，增强治疗的信心，使其配合治疗。

2. 给药方式

医师可根据患者的病情选择药物剂型和给药方式，包括静脉注射、肌内注射、皮下注射、口服给药、舌下给药、滴眼、滴耳、滴鼻、阴道给药、直肠给药、皮肤外用等。如静脉注射比肌内注射作用快且强，但要严格遵循静脉给药原则，适用于危重病情；肌内注射强于口服给药，但口服给药方便，易于执行；对于不能经口给药的患者还可给予鼻饲给药；而有的药物需要通过舌下给药快速起效或避免药物失效等。因此，应根据治疗目的、病情选择最适宜的给药方式。同时医务人员要对各种给药方式给予恰当的指导，让患者了解并掌握其中的注意事项，以利于药物治疗的顺利进行。

3. 用药的剂量及注意事项

药物应达到一定的血药浓度才能在体内发挥作用，所以应严格遵守用药剂量与时间间隔，否则会达不到治疗浓度，导致治疗无效或效果不明显。另外，服药时间（如饭前、饭后、晨起、睡前等）以及某些口服药物的特殊用药注意事项（如舌下含服、嚼碎服、不得嚼碎、需要多喝水等）亦可影响药物的疗效，应严格遵照医嘱或说明书执行。

4. 药品保管

交代患者药品的储存保管条件,如常温、冷藏、避光、密封等,特别是需要放冰箱冷藏层保管的生物制剂及活菌制剂等,按规定储存才能确保药品质量,并提醒患者注意药品的有效期及外观性状,避免使用过期变质的药品。

5. 药物不良反应及应对

药品不良反应是指合格药品在正常用法、用量下出现与用药目的无关或意外的有害反应。俗话说"是药三分毒",如马来酸氯苯那敏引起嗜睡、困倦、乏力等,这是正常现象。如果事先对患者简单说明所用药品常见的不良反应及常规的处理办法,使其正确认识不良反应并能正确处理,可减少患者的恐慌,降低不良反应对其损害的程度。同时让患者明白用药后出现不良反应不是假药、劣药事件,更不是医疗事故,应客观对待,理性处理。

6. 个体化的用药指导

对特殊病人给予个体化的给药方案及特殊的用药指导技巧。如老年人、婴幼儿、孕妇、哺乳期妇女以及肝肾功能异常的患者应遵循特殊的给药方案,避免发生严重不良反应,对听力损伤者或有精神疾患的对象还需予以特殊的指导策略等。条件允许的情况下,可开展治疗药物监测,设计、制定个体化用药方案,同时让患者了解药物监测的意义,个体化用药的必要性及益处,以获得患者的配合,最大限度地提高用药依从性,保障用药安全。

(二)其他相关知识

1. 介绍疾病的相关知识,让患者初步认识疾病的起因、转归、治疗疗程,有助于患者配合治疗,减少焦虑并提高治愈率。

2. 让患者明白药物调节与机体自身康复之间的关系。药物是机体各功能系统整合的手段,但不是唯一手段,疾病的解除一定程度上取决于机体自身抗病能力的提高,因此不可片面依赖药物作用而忽视身体的自我调理和常规保健。要对病患的饮食、运动、起居等生活方式加以指导。健康宣教在药物治疗过程中相当重要,可提高患者依从性,改善疾病的预后,提高治疗的效果。

3. 用药物经济学的观点指导临床合理用药,教育患者了解新药的局限性以及老药新用的知识,不盲目使用新药、贵药,指导患者选择安全、有效、经济的药物。

4. 宣传合理用药的科普知识,指导患者利用药品说明书安全用药,普及简单的药疗常识,学会整理家庭药箱等。

二、用药指导的意义

药物是人类与疾病斗争的重要武器,也是治疗疾病的一种手段。药物使用合理,有利于患者早日康复;使用不合理,不仅达不到治疗目的,反而有害于患者,轻者延误治疗,重者则可能危及生命。

药物使用是否合理,包括很多内容,从适应症、药物剂量、剂型、用药方法、服药时间,到不同年龄的患者,不同疾病、不同病理生理状态等用药都有讲究,多药合用还涉及复杂的相互作用等,所以,药物治疗学是相当专业而且深奥难懂的知识领域。

传统的药物治疗方法是医生治病开药,患者按医嘱用药,这本来是很正常的,但有些患者缺乏用药常识,不能严格按医嘱用药,各种原因导致用药量不足、超剂量或用药方法错误,不仅影响药物疗效,导致治疗失败,还可能带来严重的不良反应,造成机体损害。要解决诸如此类的问题,提高药物的治疗效果,必须强调用药指导的意义并加强各医疗机构医务人员的用药指导能力。

(一)用药指导可提高治疗效果

用药指导贯穿临床用药的全部环节,医师在明确诊断后使用药品,同时交代疾病治疗的相关注意事项,护士通过医嘱将医生的治疗方案贯彻落实,药师通过处方准确调配药品并进行用药指导,患者遵循医嘱用药接受治疗。其中任何环节未执行到位或出差错都将影响到药物治疗的效果,而正确的用药指导是医生、护士、药师、患者共同提高治疗效果的有效方式。有人对 100 例门诊高血压病人实施有针对性的用药指导及健康教育，同时对患者进行动态的、连续性的效果观察，做出评价。经过半年的药物治疗及健康教育，100例患者的晨间血压(6—9 am)平均控制于(130±20)/(80±20) mmHg之间，较未进行用药指导及健康教育的患者人群明显下降，临床症状明显改善。

（二）用药指导可提高患者用药依从性

患者依从性为患者遵守医嘱的程度。在英国不取药处方约为5%，而老年人则高达20%，即使取药，仍有25%~50%的患者不能服用有意义药物剂量(处方量的50%~90%)，或根本未服药。一项总计143种不同药物涉及40名院外患者的调查显示，完全按医嘱用药仅占10%，而漏服者占19.7%，剂量错误者占33.7%，随意终止治疗者占7.7%。

非依从性涉及的范围很广。50%~90%结核化疗者未按医嘱用药；许多患者根本就没服药；仅50%接受风湿热预防性治疗的患者按医嘱用药；约三分之一的孕妇妊娠期未服用医生处方的补铁剂；大约20%患者可能服用了大于处方量的药物，甚至超过处方剂量的50%；患者由于担心病情加剧，自行增加剂量，或增加药物；其他如溃疡患者的制酸剂，疟疾患者抗疟预防用药，精神疾病患者的镇静剂和抗抑郁剂，糖尿病患者的胰岛素治疗和饮食疗法，肥胖患者的饮食控制等均存在相当严重的非依从性。

导致患者依从性不佳的原因很多。患者本人、患者家属、医师、药师、护士均有可能导致患者用药的不依从性，医务人员有义务保证患者的依从性。

对患者而言，导致有意识的非依从性原因为：未完全理解医嘱，导致用药剂量、时间、方法的错误；患者虽然理解医嘱，但由于生理、心理、病理等因素，而不能严格执行；给药方案太复杂，多种不同剂量的药物同时应用，让患者不容易执行；不了解治疗的意图或疾病的潜在危险，擅自终止治疗；需长期用药的慢性病，随意停药,如高血压患者,觉得症状消失就停止服药,症状再出现时才服药,导致血压控制不佳;或患者没有意识到疾病的严重性,药物不良反应明显,而药物带来的益处却模糊不清而拒绝用药;患者对医生不信任、不满意以及经济因素、药物滥用等均可引起依从性差。而无意识的非依从性主要原因为:简单地忘记服药;患者认为不需要、不喜欢或有意识地"忘记"用药;由于年老、忙碌等原因而忘记用药等。

医务人员可深入浅出地向患者或其家属介绍正确使用药品的相关知识,而不是简单地提供药品或药品说明书,要以专业的服务、耐心的态度获得患者信任,使患者正确使用药品,调整或改变不良生活习惯,增加患者对医生的信心,提高患者用药的依从性,最大限度地提高药物的治疗作用。

(三)用药指导可减少因用药错误对患者的损害

用药错误可发生于患者用药的全过程,包括医师诊断或处方考虑不够周全,处方录入错误,护士执行医嘱错误,药师调剂错误,更常见的则是患者理解医嘱错误,如把塞阴道的药品拿来口服,自行外购药品导致重复用药,把放冰箱冷藏保管的生物制剂放到了冷冻层,等等。加强用药指导工作可提高医疗服务的质量,注重细节,在多个环节上避免用药错误带给患者的损害。

(四)用药指导可提高药师的业务水平

药学专业学生在校期间学习并掌握了药学理论知识,也了解了许多医学、保健、预防等相关知识,毕业后成为一名药师,在医院药学部门或药品销售部门接触了大量的药品,掌握了很多常用药品的药学知识,但面对患者或疾病时,却不知如何使用这些药品治疗疾病。当医生针对某种疾病开具处方时,诸多药师只知道照方配药,却无视医师的用药目的,更无法针对患者的病症结合处方中的药品对患者进行准确、到位的用药指导。究其原因,是药师缺乏临床实践,缺乏与患者的直接沟通以及没有有效途径及时得到患者的用药反馈。药师可通过加强用药指导工作,长期积累,逐步掌握各个疾病的药物治疗方案及注意事项,通过热情、周到、专业的用药指导服务,取得大众信任,掌握患者用药后的第一手资料,丰富自己的用药实践经验,从而提高自身业务水平,更好地开展药学服务工作。

(五)用药指导可加强广大人民群众的合理用药意识

在我国,随着社区卫生服务体系建设的推进,"大病进医院,小病进药店"已逐渐成为居民的共识,同时近年来,社区居民自我药疗的比例增高,药品的选择范围增大,也使药物不良反应和药物相互作用危害的机会增多,这使得社区居民用药安全问题日益突出,社区药学服务的重要性亦日益提高。加强社区药师的用药指导,则可以使居民获取正确用药的科普知识,促进广大群众合理用药,也使合理用药的理念进入千家万户,这对我国广大群众的身体健康具有深远意义。

(刘茂柏)

第二节　用药指导环境、设施及开展模式

狭义的用药指导是指药师对患者或家属针对所取的药品进行用药交代,指导其正确使用药品,告知其在用药过程中的注意事项。广义的用药指导则扩展为医务工作者对用药全过程的监控与指导,包括处方阶段、调剂阶段、用药阶段、反馈阶段,既包含了各级医疗机构及药店等涉及药品使用的指导行为,也包括了各种宣传媒介如广播、电视、网络、报刊等途径的合理用药宣教行为。本节仅就狭义的用药指导的环境、设施、开展模式作简单的介绍,对如何实施广义的用药指导服务也是很好的借鉴。

一、用药指导的环境

用药指导的环境直接关系到其服务的质量，因为药师与患者之间的交流，不再是粗浅的"是"与"否"，需要语言、目光、面部表情以及肢体语言的交流，还需要书面、实物、视频等资料的配合。各个医院的实际情况及条件不同，应尽可能改善用药指导的环境，提高药学服务的质量。

1. 发药时使用低台面便于药师对患者进行指导。合适的距离让患者容易听清楚药师的交代，看清药师的操作，还有助于药师观察患者的反应以及病理生理状态。如一位妇女感冒了，询问是否可以服用抗病毒药利巴韦林，药师观察到其隆起的腹部，经询问她已怀孕 5 个月，告知利巴韦林为妊娠期妇女禁忌药，避免了不合理用药的发生。

2. 给病人提供就座的椅子。患者就座的椅子与药师的位置角度最好为 90 度，布局上不应该设高台面，这样可以让患者放松，通过舒适的谈话距离和交流空间得到更多的信息，有助于药师的准确判断分析。

3. 营造相对独立的空间可减少不必要的干扰。有些用药问题隐私性较强，如 16 岁少女询问"双唑泰阴道泡腾片的使用方法"时，药师就需要在相对隐私的环境下确认其是否有性生活史而采取不同的用药方法并交代注意事项。

4. 遇到需要较长时间进行指导沟通或较复杂情况的患者应介绍到用药咨询窗口由专职人员进行指导，以免影响正常的取药秩序。

二、设施要求

药师要提高用药指导的质量，应尽量完善以下的设施：

1. 配置院内局域网电脑，可查询药品的相关信息，如价格、医保和库存情况等患者关心的问题。

2. 配备尽可能多的参考资料，如药品说明书、《新编药物学》、

《临床用药须知》、《药物治疗学》、《实用内科学》、《汉英医学大词典》、《中华人民共和国药典》等。

3. 一些实用的合理用药软件和咨询软件也是必不可少的,可以快速地检索需要的信息。

4. 互联网是药师的得力助手,因为进行用药指导是讲究时效性的,资料全面而权威很关键,药师应该学会熟练地应用网络有用信息,了解最新的医学药学动态。熟练地利用好计算机技术,可以使服务做得更快更好。

三、用药指导的开展模式

1. 加强各级医疗机构及药店药师的用药指导能力。用药指导是每一位药师的职责,每位药师均要掌握用药指导的基本技能,为患者提供良好的药学服务,树立新型的药师形象。

2. 各医疗机构对外公布用药指导电话,公布电话可以为患者提供实时服务,并有利于药师收集各种用药情况,提高药师的业务素质。

3. 分发用药指导手册或书面资料。研究表明,对于在 60 分钟前听到的内容,正常人会忘记约 90%。可以想象,对于普通患者要理解专业的医学语言,加之身患病痛,患者对于医师或药师的交代掌握得更少,回到家后常常会面对一堆的药品不知所措。针对患者的不同病情分发相应的书面资料是提高用药依从性的最好途径,也是合理用药宣传的最佳途径。

4. 进行媒介传播。媒介宣传可以提高公众对药师的认知程度,提升药师的社会价值,锻炼药师的交流能力,增加其知识的积累。信息刊物、科普讲座、社区内合理用药的公益咨询、义诊等,都是用药指导可开展的外延活动。

5. 设置班外时间咨询记录本,对不能马上解决的问题,患者可以留下电话,药师通过查找资料,请教上级临床药师或与医师沟通等方式力求当日给予答复。

6. 设置专职的咨询药师,提高用药指导的专业水平,这样可以最大限度地提高岗位责任意识,促进知识的积累,调动个人的主观能动性。对于咨询的问题要求咨询药师有完整的原始记录,每天回顾并进一步确认回答的准确性与全面性,以便下次遇到类似问题可以给患者更准确更全面的用药指导。每季度对用药咨询进行汇总总结,作全面的评价分析,对典型的病例可以进行集体讨论,完善答案并相互促进。

7. 医务工作者如医师、护士是与患者直接接触的人员,可以收集一手的用药资料,药师与之密切接触,互通专业专长,一同加强用药指导工作是最行之有效的模式。如住院病人的床边指导、出院带药的指导及收集用药反馈等都是可行的措施。

(杨木英)

第三节 药师应具备的业务素质及心理素养

一、业务素质

(一)医学知识

药师具备基本的医学知识是相当重要的,是与患者有效沟通的基础。具备基本的医学知识,正确地分析处方用药是防止用药指导差错的基础。

例如甲状腺功能亢进的患者询问药师,医师为何给他开比索洛尔片,该药说明书适应症为高血压、冠心病,自己才 20 岁,没有高血压、冠心病,对医师的处方提出质疑并拒绝用药。此时就需要药师为其解释甲亢是各种原因导致的甲状腺功能增强,使甲状腺激素分泌过多,甲状腺激素在血中含量增高会导致患者全身各系统都有不同程度的变化,其中就有心血管系统的表现,如心悸、心跳加快、心律不齐等,该患者的心率每分钟 106 次,有明显的心悸症状,而比索洛尔可减慢心律,主要用于治疗高血压、冠心病,也可以纠正甲状腺机能亢进时的心率紊乱、心悸、胸闷等症状,服药期间应特别注意脉搏和治疗效果,遵医嘱并根据个体情况进行调整。

(二)药学知识

药师对于常用药品临床应用的相关知识要做到熟练掌握,否则药师迟疑的言谈举止会影响患者的用药依从性。药师丰富的药学知识必定会提高药学服务质量,药师应承担起全民合理用药的重任。

例如当患者询问"胶体酒石酸铋胶囊怎么吃"时,除了告知患者正确的用法用量外,药师如果同时告知该药应在三餐饭前 1 小时及临睡前服用,并解释饭前服容易在溃疡表面形成保护性薄膜,隔绝胃酸对溃疡的侵蚀作用,同时不要喝牛奶,否则会降低药物的疗效,服药期间患者大便变黑属正常现象,停药后会消失,同时提醒该药不宜自行购买长期服用,应在医师的指导下服用。增加用药指导将提高患者的用药依从性,让患者安全有效地使用药品,提高治疗效果。

又如对于来取阿仑膦酸钠的患者在发药的时候还需交代患者每周固定一天的早晨空腹服用一次即可,服用时应喝一满杯的白开水(200~300 mL),服后至少 30 min 内应避免躺卧,这样可避免引起药物性食管炎,同时为提高其吸收率,服用该药前后 30 min 内,不可进食、服用饮料,不可同时服用钙片等其他药品。

二、心理素养

药师在对患者进行用药指导时会遇到形形色色的人及各种各样的问题,具备以下的心理素养,可更好地保证用药指导的质量。

(一)人无完人

人无完人,业有专攻,每个人的知识领域不同,不要期望自己能够解决每个问题,但要注意积累知识并努力从不同的途径寻求答案,求助于专科医师、护士,求助于各类专业书籍,多浏览专业网站,以求在能力范围内帮助患者解决各种用药困惑。

(二)失败乃成功之母

药师只有在不断的实践中才可以提升用药指导能力,在工作中不要因为一次、两次的用药指导错误就畏手畏脚。面对错误最好的办法就是勇于承认这种错误并积极寻求补救的措施,以免影响患者正确用药,从而取得患者的信任,同时给自己压力及动力提高业务技能。

(三)换位思考处理问题

患者的知识程度不同,角色不一,会对药师的用药交代产生不同的理解,如药师口头交代"阿苯达唑两片顿服"时,有的患者会理解错误,问"炖着吃呀,哦,知道了,要放多少水炖呀"? 作为药师不应该嘲笑其无知,毕竟患者不是专业人士,药师作为专业人士要理解患者并换位思考站在患者的角度看待问题,用更容易理解的方式来表达,如"这个药是杀肠道寄生虫的药,只要吃一次,一次口服2片,这样就可以达到杀寄生虫的目的了"。

(四)富有同情心

药师在用药指导中会遇到很多琐碎的杂事,例如如何取药,如何就诊,厕所在哪,要求帮忙核对药品,如何购到所需药品;有些经济困难的老病号,每次都要仔细查询药物的价格和医保自费范围;有的患者会到窗口来抱怨就医的困难,药价的昂贵,诉说疾病的痛苦等。遇到这类问题,作为一名合格的药师,应急患者之所急,体谅患者并认真对待,富有同情心,耐心指导,不能态度生硬,敷衍了事。

(杨木英)

第四节 用药指导服务技巧

药师进行用药指导时除了需要扎实的专业知识，还要注意服务技巧。良好的服务技巧容易获得患者的信任并能有效处理各类用药问题，明显提高服务的质量，提高患者满意度。服务技巧包括用药指导时的措词、语气、肢体语言等各种表达方式的综合应用，如真诚的微笑、亲切的问候，搀扶行动不便的老人等各种人性化的关怀。药师将服务技巧掌握并应用到日常的调剂或指导工作中，能将深奥枯涩的专业知识让患者更容易理解并执行，使用药指导的效果锦上添花，并明显增加患者的安全感以及对药师的信任度，提高用药依从性。

一、问候的重要性

一声"您好！"，一个微笑，一句"需要我帮忙吗？"就可以拉近药师与患者的距离，表达出自己很愿意为患者提供药学服务，有助于用药指导的展开。

二、倾听的技巧

患者通过诉说表达自己的用药疑惑，药师通过倾听理解患者的问题。药师应鼓励患者多说，说出他的问题，不要打断或帮着接话，听出话里的含义，明白患者真正的困惑及需求，只有倾听才能使药师收集更多的有用信息，再用专业知识准确回答问题，有效传达安全使用药品的信息，提高用药指导的准确性及质量。

三、语言沟通的技巧

药师在进行用药指导时要用开放式谈话，语气要诚恳而不夸张，亲切而不矫揉，音量适中不宜过快，必要时重复强调重点，条理清晰，不得漫无边际狂聊，要抓住重点解决关键问题，不要责备或恐吓，而要重视患者反馈的信息，处理好谈话中的沉默，善于引导患者谈话。

13

在患者不知如何描述自己的问题时，药师可以适当地加以引导。如一个发生了药品过敏的病人来询问，可以这样一步一步深入了解药物过敏的具体情况，有利于药师做出正确的判断分析并提供正确的处理意见。"哦，过敏了呀，在哪过敏了？""身上其他地方还有吗？""吃完药多久出现的？""这个药吃了几次，什么时候停的？""停了几天，有没有再吃呀？""还有什么不舒服的地方吗？""会痒吗？""今天比昨天好些了吗？""除了吃这个药，您还吃了别的药吗？""以前有用过这类药吗？""以前有发现过别的药物引起过敏吗？""您的家人有出现过药物过敏的情况吗？"等。

四、非语言沟通的技巧

非语言沟通包括目光的接触、面部表情、身体动作等。药师应避免一直记录问题，眼神适时接触表示关心。姿态要轻松，穿着大方，态度真诚，树立良好的职业风范。

五、谈话距离

与患者之间的距离不要太近或太远，以半米为宜，因为这个距离是让人感觉舒适并愿意深入谈话的合适距离。太近会让人觉得自己身体的"安全领域"被侵犯，口气及体味容易引起对方不适，而太远必然要提高声调，个人观点及隐私让太多人听见，会让对方有尽快结束谈话的想法，不利于进一步交流获取有用的信息。

六、指导的限度设定

限度设定可以使指导环境正常化并有助于保护药师，主要在两种情况下使用。

1. 一种情况就是面对难缠的对象。这种对象喋喋不休，找不到谈话的重点，会耽误其他患者取药与指导，影响正常的工作秩序，药师要及时打断其漫无边际的谈话，并坚决地表示自己有其他事要做，要为其他患者服务。药师要用委婉而坚决的态度中止继续谈话。

2. 另一种情况就是患者对就诊医师的治疗意见不信任时来

询问药师,此时药师也要注意设定好指导的限度。医学是复杂的综合性学科,现在社会分工越来越细,医学专科也越分越细,不同医师对疾病的认识及处理意见不同, 不同的专科医师也会站在自己的专科角度处理病症。有责任心且善于求知的药师如何面对患者的质疑,特别是当药师本身也对医师的处理措施产生怀疑的时候,是推诿,是盲从,还是据理力争,没有标准的答案可言。但药师一定注意不要在患者面前评论医师的处方, 这会使患者对治疗产生怀疑,从而导致治疗失败,还容易引起医师与药师的矛盾。紧急的情况可避开患者直接与医师沟通, 尚不肯定的问题可进一步查找资料或与其他医师讨论后,再私下与该医师进行专业沟通,听听医师的观点, 共同寻求最佳的处理方式, 再通过合适的途径反馈给患者。对患者负责,对药师本身也是学习促进的最佳机会。

七、重述的重要性

为提高用药指导的质量,药师应有能力评估患者的理解程度。鼓励患者重述或重复操作药品的使用是有效途径。因为每个人的文化程度不同,语言的表达方式不同,理解能力也有所不同。避免出错的最好方式就是请患者重述:"请您再说一次。""请您再操作一次给我看看。""您再试试。""您听得懂我的意思吗?您说给我听听。""我换种方式说给您听吧。""您还有别的疑问吗?""我再说一遍,您注意听。"

八、少用专业术语

尽量避免使用医学专业术语,尽量用简单的字眼,用患者容易理解、掌握的语言解释药物的相关知识及注意事项,同时注意患者的反应,了解他们掌握的程度。如有些生物制剂不可冻结,要放置冰箱冷藏室,可有的人对冷藏及冷冻的概念会混淆,为避免出错,药师可以通俗地说"这个药需要放在冰箱冷藏层,就是冰箱中放水果、青菜保鲜的那一层",用药指导时还可以将用药时间尽量和日常生活相联系,如吃饭、睡觉、上班前等,让患者容易执行并便于记忆。

九、处理好知识的盲区

药师由于知识范围限制,遇到不懂的问题该怎么办?

如果是药学领域的问题,可以说:"这个问题我也没遇到过,我需要帮您查一下资料。""我也想知道医生为什么这么用,您可以问问医生,我也可以帮您去和医师沟通一下这个问题。""我需要再查一些资料,您可以先留个电话给我,我会尽快给您答案。"事后一定要主动寻求答案,及时准确予以处理。

对于一些涉及医师诊断处理或其他学科领域的问题,药师接触较少,不可凭主观的判断乱回答,可以直接回答:"这个问题我们药师不如专科的医师专业,您可以问问该科的医生,他们更专业。"

十、尊重患者的隐私

药师有意识地尊重并保护患者的隐私,可以提高患者治疗的信心,并让其坚持治疗。特别是一些特殊疾病的患者,例如性传播疾病(梅毒、淋病)、性功能障碍、未婚少女早孕、抑郁症等。尊重患者的隐私是药学服务人性化的体现,是职业的基本要求,也是药师高素质的表现。尊重患者的隐私,主要从细节做起:注意用药交代的语气、声调及语调,不用麦克风交代涉及隐私的用药;不把患者的病史资料作为谈资;不过多追问与疾病治疗无关的生活细节;尽可能给患者创造相对隐私的环境;对患者所患疾病抱以客观科学的态度,等等。

(杨木英)

第五节　特殊用药指导技巧

药师在用药指导时经常会遇到以下情况:视力严重受损的小伙子要药师指导药品的服用方法;老大爷嘟嘟喃喃反反复复地说

都保吸入剂是假药,吸进去没有感觉有药物,听不清楚药师的解释;有明显精神症状的妇女来询问自己没有精神病,为何医师给她开治疗精神病的药。这类患者由于本身的生理病理特点,用药依从性差,存在一定程度的用药指导障碍,药师如何提高他们的用药依从性呢? 本节介绍一些特殊的用药指导技巧。

一、老年患者的用药指导技巧

老年患者身体机能退化,表现在以下几方面:视力下降,听力下降,吞咽功能退化,咀嚼功能不佳,行动能力差,手指灵活性减退,记忆及认知能力下降等。老年人常伴有多个器官的多种疾病,用药种类多,用药方案复杂,加之老年人近记忆能力较远记忆差,用常规口述进行用药指导,患者容易忘记,经常出现错服、漏服、多服、少服的现象,药师的用药指导方式尤为重要。药师可尝试综合应用以下几种方法来提高用药指导的效果。

(一)详细询问

老年人的个体差异大,需要更详细地询问老年人的生理病理情况。如药片较大,要询问吞咽能力如何;药片过小要考虑老人的手指灵活性;咀嚼片要询问有无咀嚼能力;还得询问老人的视力、听力、记忆力以及认知能力衰退的程度,以便根据不同个体做出个体化的指导措施。

(二)口头指导

需要详细讲解每种药品的作用、服用次数、每次剂量,饭前服用还是饭后服用,药物可否掰开服用,可能会出现的副作用及如何避免等。口头指导尽可能用容易理解的语言,避免深奥难懂的专业术语,还要交代不可以多吃,也不可以没有症状了就随意停药。口头指导还要让老年患者重述一遍以确认其掌握的程度并及时纠错。

(三)明显标识

将药袋或标签的字体变大,或提供其看得懂的特殊标识。有的人习惯用自己容易记忆的标识帮助记忆,药师可帮助老人借用特殊标识来识别、记忆复杂的用药方法。

（四）书面资料

尽可能提供详细的书面资料，方便老年人带回家再次详细阅读或请家人帮忙指导。书面资料应该排版简练，容易理解，采用大字体。窗口应提供老花镜、放大镜等服务器具帮助老人阅读，并观察老人对书面资料的反应，不断收集意见改进排版及内容表述。

（五）制作图片

形象记忆适用于老年人。图片或卡片比较形象、直观，易理解、易记忆。

（六）药师名片

提供药师的电话及名片，以便在老人需要时及时予以帮助。

（七）简化服药程序

注意尽可能简化服药程序，复杂的用药方案会使老年人不能准确地遵从，容易将用法混淆或遗漏。

（八）家属的监督作用

由于老年人常常长期用药，很多原因会导致服药依从性差，因此加强家属的用药指导培训尤为重要，可以起到长期监督指导的作用。

（九）辅助器具

将药品放在容易看得到的地方，让家属提醒其用药，也可借助药盒、日历、闹钟等提醒工具。市场上有售单剂量药盒、便携药盒、分药盒、提醒药盒（又称定时药盒）等辅助器具提高老年人的用药依从性。这些药盒功能不同，可根据需要将一日、一周或一个月的药品分格或分盒存放，拿取方便，适合老年人取用药品。电子药盒还可设置闹钟提醒功能，提醒老年人准时用药。

二、语言障碍者的用药指导技巧

语言障碍表现为：普通话障碍（即方言障碍）、中文障碍、语言功能障碍（如聋哑患者）等。存在语言障碍时，药师与患者之间的沟通存在很大的困难,需要药师耐心机智地处理指导障碍,同时以极大的同情心关怀帮助这类人群。

药师可以尝试以下方法来进行用药指导:

1. 应用文字书写来进行及时有效的沟通以获取必要信息。

2. 借助图片或在纸上手工绘图来帮助理解。

3. 向同行的熟人或周边的人群寻求帮助,请他们帮忙转述。

4. 提供详细的书面资料以便其带回家,让其他人帮忙指导及监督用药。

5. 借助工具书,如英汉词典等克服交流困难。

三、听力损伤者的用药指导技巧

首先药师要辨别其听力损伤的程度,以便调整指导的方法,采用以下方式尽可能提高指导的质量,帮助其合理用药:

1. 提供详细的书面资料以便其带回家,让其他人帮忙再次指导。

2. 带患者到安静的地方交流让其听得更清楚些。

3. 大声说话,不断重复让其听得更仔细。

4. 应用文字书写进行及时有效的沟通。

5. 要求患者重述,最终证实是否听清并理解药师的意思。

四、视觉损伤者的用药指导技巧

药师要先辨别其视觉损伤的程度,以便调整指导的方法。视觉损伤的患者需要更详细的讲解,同时配合触摸让其记住每个药的差别,并进一步掌握该药的作用、服用次数、剂量、饭前服还是饭后服用等注意事项,需要强调的是,此时的口头指导要尽可能多用互动式对话,让患者多重述以确认其掌握程度,并及时纠错以提高用药指导的效果。还可以提供大字号的详细书面资料让其带回家,让家人再次帮忙指导。同时,也可给患者留药师的联系电话方便患者或其家人咨询,提供温馨关爱服务。

五、有精神疾患人群的用药指导技巧

有精神疾患的人群临床表现呈现多面性,有幻觉、妄想、联想障碍、焦虑、情绪低落、情感高涨、紧张、强迫等,导致用药依从性差使病情反复甚至加重。药师需要学习心理学,注意语言的应用,加强心理辅导及心理暗示的作用,切忌加重患者对用药及治疗的疑虑。

1. 加强看护人员或家属的全面培训,多进行知识宣教,发放指导手册,建立随访档案,标明治疗方案、服药注意事项及不良反应,有利于取得患者配合。针对患者不愿服药的特点,对其家属及监护人进行监督方法和要求的培训,嘱其按时复诊,并利用复诊的机会了解服药依从性的情况,对不按时复诊的通过电话、信函联系,发现问题所在,并提出合理化建议。

2. 交代家属注意保管好药品,按时发放给患者,以免患者一次性吞服引起毒性反应,危及生命。每次服药后要检查其口腔,看药物是否吞下,以免患者积蓄、顿服造成意外。

3. 给家属及患者讲解坚持服药的重要性,说明出院后应继续服用抗精神病药物等一些维持治疗、预防复发的注意事项,告诫患者不可擅自停药。

六、非本人用药的指导技巧

用药本人由于种种原因没有亲自来就诊取药,由他人代取药,如何通过他人指导用药,药师处理时要注意以下几点:

1. 注意隐私及保密问题,特别是一些敏感的和涉及隐私的疾病,药师要注意保护患者。

2. 尽量要求与患者亲自沟通,因为他人代咨询易导致重要的信息掌握不全,药师也不容易获取更详细的信息,在指导用药时容易出错。

3. 尽可能提供书面资料,不同的人由于生活角色、知识程度、价值观、语言表达习惯、理解能力均有可能存在差异,经过他人的转述容易产生歧义,提供书面资料可以在一定程度上避免错误。

七、对有愤怒情绪者的用药指导技巧

疾病痛苦、不满就医环境及其他不良刺激会导致一些患者通

过愤怒来宣泄自己的情绪，药师在窗口进行服务时经常会遇到这类病人。接待这类患者时需要药师有化解矛盾的能力，做到礼貌接待，真诚聆听，认真记录，及时处理。遇到情绪失控的患者要冷静处理，不要与其争执，避免用刺激性的语言、语调、语气激化矛盾。药师还需要有较高的专业素质，对患者所提的意见做准确无误的处理，避免加重矛盾。

八、难缠患者的用药指导技巧

有责任感的药师经常会有这样的体会，渴望满足每个患者的期望，并解决其提出的所有问题，但在对待某些难缠的患者时常陷入一种纠缠的状态。要学会使用"限度设定"来保证一个健康的视角处理问题，使用药指导的环境健康有序。

难缠患者常见以下几种类型：患者谈话老跑题；患者不断要求延长时间；患者不断讨论解决不了的问题等。

对于这类患者需用不同于常规的方法来处理：

1. 及时将患者从不相关的话题中拉回来，解决主要的问题，避免浪费时间，影响正常工作秩序。

2. 明确表明自己的态度，表示非常理解患者的沮丧和困惑，也要明确表示自己的无奈。

3. 采用转移策略，明确表示自己要停止这个问题的讨论去接待别的患者或有其他的事要做。

（杨木英）

参考文献：

[1]张静华.医院药学.北京:中国医药科技出版社,2008.

[2]张立春.门诊高血压病人的用药指导.中外医疗,2011(5):83.

[3]赵晶,金进.社会药学.云南:云南科技出版社,2001.

[4]L.E.鲍(Larry E.Boh)编,陆进,常明主译.药学临床实践指导(第2版).北京:化学工业出版社,2007.

第二章　药品剂型介绍及用药指导

第一节　口服制剂用药指导

一、口服制剂概述

口服给药方法简便、经济而安全,分取剂量准确,适用于大多数病人,是临床治疗中最常用的给药途径。药物口服后,经胃肠道吸收,发挥全身治疗作用,也可以在胃肠道局部发挥药效。大部分口服药物需吸收后才能发挥治疗作用,药物起效较慢,所以一般不宜用于急救时给药,也不适用于昏迷、呕吐等不能口服的病人;药物易受胃肠内容物的影响,因此易被消化液破坏或在消化道中难以吸收的药物也不宜制成口服制剂。

口服给药后,必须经过药物的溶解过程,才能经胃肠道上皮细胞膜吸收进入血液循环中而发挥其治疗作用。药物口服吸收过程如图 2-1 所示。对一些难溶性药物来说,药物的溶出过程将成为药物吸收的限速过程。若溶出速度小,吸收慢,则血药浓度就难以达到治疗的有效浓度。

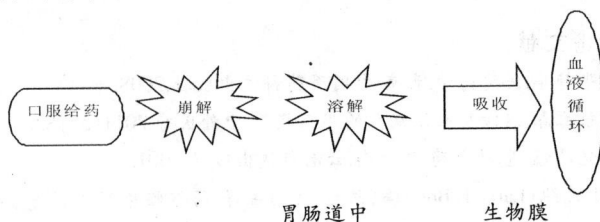

图 2-1　药物口服吸收过程

片剂和胶囊剂口服后首先崩解成细颗粒状,然后药物分子从颗粒中溶出,药物通过胃肠黏膜吸收进入血液循环中。颗粒剂或散剂口服后没有崩解过程,迅速分散后具有较大的比表面积,因此药物的溶出、吸收和起效较快。混悬剂的颗粒较小,因此药物的溶解与吸收过程更快,而溶液剂口服后没有崩解与溶解过程,药物可直接被吸收进入血液循环当中,从而使药物的起效时间更短。口服制剂吸收的快慢顺序一般是:溶液剂>混悬剂>散剂>颗粒剂>胶囊剂>片剂>丸剂。表 2-1 比较了各种剂型在口服后的吸收途径。

表 2-1 不同剂型在体内的吸收途径

剂型	崩解或分散	溶解过程	吸收
片剂	○	○	○
胶囊剂	○	○	○
颗粒剂	×	○	○
散剂	×	○	○
混悬剂	×	○	○
溶液剂	×	×	○

注:○需要此过程;×不需要此过程。

口服常用剂型包括片剂、胶囊剂、颗粒剂、丸剂、散剂、混悬剂、乳剂、滴剂、合剂等。

(一)片剂

片剂为药物与适当辅料经压制而成的片状制剂。口服片剂以普通片为主,也可根据需要制成以下类型:

1. 包衣片

(1)糖衣片:味苦难吃或易氧化的药物常在片剂外面包一层糖衣,如硫酸亚铁糖衣片、小檗碱糖衣片等。

(2)薄膜衣片:用高分子成膜材料进行包衣的片剂。

(3)肠溶片:对胃黏膜有强烈刺激性或易被胃液破坏的药物,可在片剂外包一层肠溶衣,使其不在胃中溶解而在肠液的碱性环境中溶解,如红霉素肠溶片等。

2. 泡腾片

含有泡腾崩解剂的片剂,应用时将片剂放入水杯中迅速崩解后饮用,适合于儿童、老人及吞服药片有困难的病人,如碳酸钙泡腾片、维生素 C 泡腾片(力度伸®)等。

3. 缓、控释片

用药后能在较长时间内持续释放药物以达到长效作用的制剂,有膜控型片剂、骨架片、渗透泵型控释片、胃内漂浮缓控释制剂等。

(1)膜控型片

依据包衣材料的性能和包衣工艺,这类制剂可分为微孔膜包衣片和肠溶膜控释片两类,前者有单硝酸异山梨酯缓释片等,后者在胃中不崩解,在肠道中释放药物,适用于对胃酸不稳定或希望在肠道特定部位发挥药理作用的药物。口服结肠定位给药系统(OCDDS)也属肠溶膜控释制剂,如美沙拉嗪缓释片(颇得斯安®)。

(2)骨架片

药物与惰性固体骨架材料通过压制或融合技术制成的片剂。包括亲水凝胶骨架片,如盐酸曲马多缓释片(奇曼丁®)、格列齐特缓释片(达美康®)、非洛地平缓释片(波依定®);生物溶蚀性骨架片,如氯化钾缓释片(施乐凯®)、硫酸吗啡控释片(美施康定®);不溶性骨架片,如单硝酸异山梨酯缓释片(依姆多®)。

(3)渗透泵型控释片

利用渗透压原理制成的控释制剂,分为单室泵和双室泵两种类型,其片芯由药物与具高渗透压的渗透促进剂或膨胀剂或其他辅料压制而成,外包一层半透膜,然后在膜上开一个或多个释药小孔。口服后,胃肠道的水分通过半透膜进入片芯,使药物溶解成饱和溶液或混悬液,同时渗透促进剂溶解或膨胀剂膨胀,从而产生远远高于体液的渗透压或膨胀力,药物在片剂内外压差推动下,通过释药小孔持续泵出。

这种制剂的体内释药不仅均匀恒定,而且不受胃肠道可变因素如蠕动、pH、胃排空时间等的影响,是迄今为止最为理想的口服控释制剂。如硝苯地平控释片(拜新同®)、格列吡嗪控释片(瑞易宁®)。

(4)胃内滞留片

胃内滞留片口服后可以漂浮于胃液之上,药物以预期的速率从体系中缓慢释放。如硫酸庆大霉素缓释片(瑞贝克®)、多巴丝肼缓释片(美多芭 HBS®)、盐酸地尔硫䓬缓释片(恬尔新®)。

(5)缓控释微丸片

采用微囊缓/控释技术,由多个微囊化的颗粒压制成的片剂。由于每个颗粒是一个独立的贮库单位,因此可以掰开服用,但不能咀嚼或压碎以免破坏微囊结构。如琥珀酸美托洛尔缓释片(倍他乐克®)。

4. 咀嚼片

咀嚼片是指于口腔中咀嚼或吮服使片溶化后吞服的片剂,常加入蔗糖、甘露醇、山梨醇、薄荷、食用香料等以调整口味,适合于小儿服用,对于崩解困难的药物制成咀嚼片可有利于吸收,如铝碳酸镁咀嚼片(达喜®)、碳酸钙 D300 咀嚼片(钙尔奇 D®)、孟鲁司特钠咀嚼片(顺尔宁®)。

5. 口崩片

药片在口腔内崩解,但药物成分不经口腔黏膜吸收,因此需唾液或水送服后在胃肠道吸收。服药时可以将药品置于舌上,用唾液湿润并以舌轻压,崩解后随唾液吞服,或以水送服,如兰索拉唑口崩片(普托平®)、硫酸沙丁胺醇口腔速崩片(康尔贝宁®)、利培酮口腔崩解片(可同®)等。

6. 分散片

在水中能迅速崩解并均匀分散的片剂(在 21 ℃±1 ℃水中 3 min 即可崩解分散),在水中分散后饮用,也可咀嚼或含服。其具有吸收快、高效、服用方便的特点。如阿奇霉素分散片(联邦赛乐欣®)、罗红霉素分散片(严迪®)。

7. 多层片

一般由两次或多次加压制成,每层含有不同的药物或辅料,这样可以避免复方制剂中不同药物之间的配伍变化,或者达到缓释、控释的效果,例如维 U 铝镁双层片(胃仙-U®)。

8. 舌下片

将片剂置于舌下(见图 2-2)能迅速溶化,药物经舌下黏膜吸收发挥全身作用的片剂。与胃肠道吸收的药物相比,此类药吸收更快更彻底,同时可避免肝脏的"首关效应",适用于急症的治疗,如硝酸甘油舌下含片可用于心绞痛的治疗。

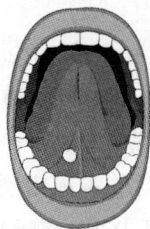

图 2-2 舌下片放置部位示意图

9. 口含片

详见第二章第八节"口腔及咽喉部位给药用药指导"。

(二)胶囊剂

胶囊剂系指药物(或药物与辅料的混合物)充填于空心硬质胶囊壳或密封于弹性软质囊壳中的固体制剂。胶囊剂可避免药物的不良臭味及刺激性,不仅较片剂易吸收,作用快且强,同时又有含量准确、便于服用的特点。

根据胶囊剂的溶解与释放特性,可分为以下几种:

1. 硬胶囊

采用适宜的制剂技术,将药物(或将药物加适宜辅料)制成的粉末、颗粒、小片或小丸等充填于空心胶囊中。除了普通的硬胶囊外,还包括了以下两类特殊的制剂:

(1)缓、控释胶囊

在水中或规定的释放介质中缓慢地释放药物的胶囊剂。如双氯芬酸钠缓释胶囊(英太青®)、复方盐酸伪麻黄碱缓释胶囊(新康泰克®)、文拉法辛缓释胶囊(怡诺思®)。

(2)肠溶胶囊

采用适当的方法处理胶囊壳或填充物,使胶囊或内容物不溶于胃液,但能在肠液中崩解并释放活性成分。肠溶胶囊可将囊壳用适宜的肠溶材料制备而得,如奥美拉唑肠溶胶囊(奥克®);也可用经肠溶材料包衣的颗粒或小丸填充胶囊而制成,如红霉素肠溶微丸胶囊(新红康)、阿司匹林肠溶胶囊(伯基)、奥美拉唑肠溶胶囊(洛赛克®)。

2. 软胶囊

又称胶丸,系将一定量的液体药物直接包封,也可将固体药物溶解或分散在适宜的赋形剂中制备成溶液、混悬剂、乳液或半固体。如密封于球形或椭圆形的软质囊材中制成胶囊,如维生素E胶丸等。

(三)颗粒剂

颗粒剂又称冲剂,是药物与适宜的辅料均匀混合制成的干颗粒状制剂,供内服使用,在中成药制剂中比较常用,如感冒退热冲剂、板蓝根冲剂等。颗粒剂也可以制成缓释剂型,如美沙拉嗪缓释颗粒剂(艾迪莎®)。颗粒剂既可直接吞服,又可加水冲服,其服用方便,容易吸收,作用较快而强,适合于儿童和不习惯吞服者使用。

（四）丸剂和滴丸剂

丸剂系药物加入适当黏合剂制成的圆球形制剂。作用缓和而持久，可减低药物的刺激性，适用于长期慢性疾病。丸剂在中成药上应用广泛，如银翘解毒丸、藿香正气丸、六神丸等。滴丸剂指固体或液体药物与基质加热熔化混匀后，滴入不相混溶的冷凝液中，收缩冷凝而制成的制剂，如复方丹参滴丸、清咽滴丸等。

（五）散剂

散剂又称粉剂，是一种或多种药物均匀混合制成的干燥粉末状制剂，供内服或外用。散剂因粉末细而疏松，口服易被吸收，作用较快而强，口服散剂可按每次用量分成小包，如阿司匹林散、消化散、蒙脱石散(思密达®)等。

（六）混悬剂

混悬剂是指难溶性固体药物以微粒状态分散于分散介质中形成非均相液体，制成可供口服的混悬液体制剂，也包括干混悬剂，如布洛芬混悬液(美林®)、对乙酰氨基酚混悬液(泰诺林®)、阿奇霉素干混悬剂(希舒美®)。

（七）乳剂

乳剂是互不相溶的两相液体混合，其中一相液体以液滴状态分散于另一相液体中制成的水包油型乳液制剂。乳剂中液体的分散度大，药物吸收和药效发挥很快，生物利用度高；油性药物制成乳剂能保证剂量准确，而且使用方便；水包油型乳剂可掩盖药物的不良臭味，并可加入矫味剂。如鱼肝油乳剂、肠内营养乳剂(瑞素®)等。

（八）滴剂

如小儿伪麻美芬滴剂(艾畅®)、布洛芬混悬滴剂(美林®)、维生素 AD 滴剂等。

（九）合剂

合剂指以水为溶剂，含有一种或一种以上药物成分的内服液体制剂。合剂中的溶剂主要是水,有时为了溶解药物可加少量的乙醇,为提高用药依从性和便于长期贮存,合剂中也可加入矫味剂、着色剂、香精、防腐剂等。合剂可以是溶液型(如复方甘草合剂、满山白口服液、川贝枇杷糖浆)、混悬型、乳剂型等。混悬型、乳剂型合剂由于其特殊性本文作了单独介绍。

(十)舌下喷雾剂和舌下滴剂

使用时将药液喷入或滴入舌下,经黏膜吸收后发挥全身作用,如硝酸甘油气雾剂、粉尘螨滴剂(畅迪)、细菌溶解物(兰菌净®)等。

二、口服制剂给药方法

(一)片剂

1. 普通片剂

通常用 150~200 mL 水送服即可。用水太多会稀释胃液,加速胃排空,反而不利于药物的吸收。

2. 多层片、包衣片

应整片吞服,不可嚼碎或研碎服用。嚼碎服用会破坏包衣材料或药片的内部结构,影响药效并可能引起不良反应的发生。

3. 缓、控释制剂

大多要求整片吞服,但假如片剂表面有划痕,则可按照说明书从划痕处掰开后服用。一般来说,渗透泵型控释片、膜控型片剂必须整粒服用。所有口服的缓释制剂和控释制剂都要求患者不能咀嚼或碾碎,否则会破坏剂型结构而失去其应有的缓释或控释作用。

4. 泡腾片

一般宜用 100~150 mL 凉开水或温水浸泡,待药片完全溶解、气泡消失后再饮用。严禁直接服用或口含。药液中有不溶物、沉淀、絮状物时不宜服用。

5. 口崩片

服药时可以将药品置于舌上,用唾液湿润并以舌轻压,崩解后随唾液吞服,或以水送服。

6. 分散片

加温开水分散后饮用(21 ℃水中 3 min 即可崩解分散),也可咀嚼、含服或直接吞服。

7. 咀嚼片

在口腔内充分咀嚼后用少量温开水送服。

8. 舌下片

将药片放在舌头下面,闭上嘴,尽可能在舌下长时间地保留一些唾液以帮助药片溶解。含服时间一般控制在 5 min 左右,以保证药物充分吸收。含服时不要咀嚼或吞咽药物,不要吸烟、进食、咀嚼口香糖,保持安静,不宜多说话。含后 30 min 内不宜吃东西或饮水。硝酸甘油片、阿司匹林肠溶片用于急救时可以嚼碎后舌下含服。

(二)胶囊

胶囊壳遇水会变软变黏,服用后易附着在食道壁上,造成损伤甚至溃疡,所以送服胶囊时要多喝水,饮水量应不少于 300 mL,以保证药物确实被送达胃部。咽下时应稍稍低头,胶囊会更顺利地服下。胶囊壳如果以肠溶材料制成,则应整粒吞服。以小丸填充制成的缓释胶囊,应整粒吞服,也可以将胶囊打开分剂量服用,但不可嚼碎或研碎小丸。

(三)止咳糖浆类药物

这类药物如急支糖浆、复方甘草合剂、蜜炼川贝枇杷膏等是将止咳消炎成分溶于糖浆或浸膏中配制而成。需要注意的是保护性的祛痰剂如复方甘草口服溶液、甘草片等含甘草流浸膏成分,为黏膜保护性镇咳药,服用时不需用水送服,因为该成分的药物需要覆盖在发炎的咽部黏膜上,以减少局部感觉神经末梢所受的刺激,从而发挥镇咳作用,如果服药时稀释或立刻喝水,必然降低局部作用效果。

（四）合剂、混悬剂和乳剂

溶液型的合剂、混悬剂和乳剂在服用前需摇匀，以免药效不匀；干混悬剂在临用时需加水振摇形成均匀的混悬液或溶液后再服用。

（五）颗粒剂

取处方量药物倒入杯中，加入适量温开水，摇匀后口服。根据说明书，有些颗粒剂也可以直接吞服。

（六）滴剂

使用前摇匀，根据剂量表用刻度滴管量取后直接服用，也可加入水中或说明书允许的液体中混匀后服用。使用后清洗滴管。

（七）舌下喷雾剂

使用时先将喷雾帽取下，将罩壳套在喷雾头上，瓶身倒置，把罩壳对准口腔舌下黏膜揿压阀门，药液即呈雾状喷入口腔内。

（八）舌下滴剂

使用本药前应摇匀，给药时将药瓶对准舌下或唇与齿龈之间滴入药液。药液必须含在口中保持几分钟，不要马上吞咽，以使药物经口咽黏膜充分吸收。

三、药师指导

1. 服药前一定要看说明书或请示医师、药师，因为各制药公司缓、控释型口服药的特性可能不同，另有些药品用的是商品名，未表明"缓释"或"控释"字样，若在其外文药名中带有 SR、ER 时，也说明其属于缓释剂型。

2. 缓、控释剂每日仅用 1~2 次，其服用间隔一般为 12 h 或 24 h。为维持有效血药浓度，避免不良反应，应注意不要漏服，以免血药浓度过低不能控制症状；也不要随意增加剂量，否则血药浓度太高，会增加毒性反应。

3. "整吃整排"问题：某些缓控释制剂的部分结构在胃肠道中不会被破坏，最后随粪便排出体外，例如微孔膜包衣片的包衣膜、不溶性骨架片的骨架及渗透泵片的生物惰性组分，后两者形似完整的药片，因此需提前告知患者，以免其产生误解。

4. 多数缓、控释制剂规格较少，且剂量是普通制剂的 2 倍以上。对那些需根据个体情况精细调节剂量的疾病，剂量小、规格多的普通制剂更能满足治疗初期的需要，待摸索出最佳剂量后，可转换为缓、控释制剂进行治疗；另外病情急性发作时，如缓、控释制剂的设计中不包含速释部分，则必须先采用普通制剂。

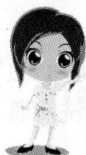

贴心药师

1. 对于大多数药物，温开水送服即可。如果说明书中说明可以用果汁和牛奶送服，则可以选择上述溶剂，对于老人和小孩，可以提高服药的依从性。矿泉水中存在一些矿物质和金属离子，例如钙，对有些药物也会有影响，四环素类抗生素、阿仑膦酸钠等药物严禁与钙制剂一起服用。生物制剂、活菌制剂、消化酶片等不宜用热水，只能用凉开水送服。

2. 对临床常用的药品首先要掌握其正常的色、嗅、味、形态等外观性状，一旦发现异常，应停止使用。

3. 服药后要稍活动后再卧床休息，不宜服药后立即卧床，同时服药时宜取站位，应多饮水送下，以防引起药物性食管炎。口服抗生素、抗肿瘤药、抗胆碱药、铁剂等时，如果饮水太少，服药后又立刻卧床，尤其容易引起药物性食管溃疡。

4. 由于药物的理化性质、治疗用途、剂型特点的差异性，药物服用的时间常常有特殊的规定，如餐前、餐后、睡前、清晨顿服等，应根据医嘱和药师交代的时间服用，以保证最佳的治疗效果。另外，吸烟、喝酒、饮茶等对药物的体内过程也会有影响，应在服药期间避免其对药物的干扰。有关药物服用的时间和注意事项将在第四章第一节"服药的时间与方法"中详细介绍。

附:常见各种口服剂型使用指导

阿奇霉素干混悬剂(希舒美®)使用说明

本品为白色或类白色混悬型颗粒剂,气芳香,味甜。用于敏感菌所致的感染。每日口服一次,溶于水中,服用前搅拌均匀,可与食物同时服用。

蒙脱石散(思密达®)使用说明

本品为灰白色或微黄色细粉,味香甜。用于成人及儿童急、慢性腹泻,食道、胃、十二指肠疾病引起的相关疼痛症状的辅助治疗,但本品不作解痉剂使用。服用方法如下:

1. 服用时将本品倒入半杯温开水（约 50 mL）中混匀快速服完。治疗急性腹泻时首次剂量应加倍。

2. 少数人可出现便秘,如出现便秘,可减少剂量继续服用。

3. 如需服用其他药物,建议与本品间隔一段时间。

4. 儿童服用必须在成人监护下使用。儿童急性腹泻服用本药 1 d 后,慢性腹泻服用 2~3 d 后症状未改善,请咨询医师或药师。

5. 本品不进入血液循环系统,并连同所固定的攻击因子随消化道自身蠕动排出体外。本品不影响 X 光检查,不改变大便颜色,不改变正常的肠蠕动。

6. 儿童、孕妇及哺乳期妇女、老年人可安全服用,但过量服用易致便秘。

硝苯地平控释片(拜新同®)使用说明

本品为圆形双凸的坚硬玫瑰红分薄膜衣片,用于高血压、冠心病。

1. 通常整片药片用少量液体吞服,服药时间不受就餐时间的限制。请勿咬、嚼、掰断药物。

2. 本品有不可吸收的外壳,这样可使药品缓慢释放进入人体内吸收。当这一过程结束时,完整的空药片可在粪便中发现。

铝碳酸镁咀嚼片(达喜®)使用说明

本品为白色片,为抗酸与胃黏膜保护类非处方药品。

1. 口服(咀嚼后服用)。餐后 1~2 h、睡前、或胃部不适时服用。咀嚼可使药物迅速释放,进入胃肠道后,药效直接作用于患处,起到胃黏膜保护作用。

2. 服药后 1~2 h 内应避免服用其他药物, 因氢氧化铝可与其他药物结合而降低吸收,影响疗效。

复方盐酸伪麻黄碱缓释胶囊(新康泰克®)使用说明

本品为感冒用药类非处方药,内装粉色和黄色小丸。本品为伪麻黄碱和马来酸氯苯那敏的复方制剂。伪麻黄碱具有收缩上呼吸道毛细血管、消除鼻咽部黏膜充血、减轻鼻塞症状的作用,氯苯那敏可减轻感冒引起的鼻塞、流涕、打喷嚏等症状。

1. 胶囊中既含有速释小丸,也含有能在一定时间内发挥作用的缓释小丸,其有效浓度可维持 12 h。口服,成人每 12 h 服 1 粒,24 h 内不应超过 2 粒。

2. 冠状动脉疾病、有精神病史者及严重高血压患者禁用。

3. 驾驶机动车、船,操作机器以及高空作业者工作期间禁用。

4. 使用本品期间不得饮酒或含有酒精的饮料。

5. 不得同时服用与本品成分相似的其他抗感冒药。

6. 服药 3~7 d,症状未缓解,请咨询医师或药师。

肠内营养乳剂(TPF–D)(瑞代®)使用说明

本品为淡黄色或淡棕色乳状液体,为营养补充剂。

1. 本品通过管饲或口服使用,使用前摇匀,适用于糖尿病患者。使用时应按照患者体重和消耗状况计算每日用量。

2. 管饲给药时,应逐渐增加剂量,第一天的速度约为一小时20 mL,以后逐日增加一小时20 mL,最大滴速一小时125 mL。

3. 通过重力或泵调整输注速度,给药速度过快或过量时,可发生恶心、呕吐、腹泻等胃肠道副作用。

4. 所有不适于用肠内营养的患者,如胃肠道张力下降、急性胰腺炎以及有消化吸收功能障碍,禁用本品。其他严重的脏器疾病禁用,如肝功能不全、肾功能不全。对本品所含物质有先天性代谢障碍患者禁用,对果糖有先天性不耐受的患者禁用。

5. 该药于 15~25 ℃密闭保存,开启后最多可在冰箱内(2~10 ℃)保存 24 h。

琥珀酸美托洛尔缓释片(倍他乐克®)使用说明

本品为白色或类白色薄膜衣片,用于高血压、心绞痛、伴有左心室收缩功能异常的症状稳定的慢性心力衰竭。

1. 口服,一天 1 次,最好在早晨服用,可掰开服用,但不能咀嚼或压碎,服用时应该用至少半杯液体送服,同时摄入食物不影响其生物利用度。

2. 剂量应个体化,以避免心动过缓的发生。

3. 突然撤除 β 受体阻滞剂是危险的, 特别是对高危病人,可能会使慢性心力衰竭病情恶化并增加心肌梗死和猝死的危险。因此,本品应尽可能逐步撤药,整个撤药过程至少用两周时间,每次剂量减半,直至最后减至半个,停药前最后的剂量至少给 4 d。若出现症状,建议更缓慢地撤药。

4. 本品由琥珀酸美托洛尔微囊化的颗粒组成,每个颗粒是一个独立的贮库单位,每个颗粒用聚合物薄膜包裹,以控制药物的释放速度。药物接触液体后快速崩解, 颗粒分散于胃肠巨大的表面上,药物的释放不受周围液体 pH 值的影响,以几乎恒定的速度释放约 20 h。该剂型的血药浓度平稳,作用超过 24 h。

5. 本品治疗过程中可能性会发生眩晕和疲劳,因此在需要集中注意力时,如驾驶和操作机械时应慎用。

细菌溶解物(兰菌净®)使用说明

本品为乳白色混悬液,不应有摇不散的凝块。用于上呼吸道细菌感染(如鼻炎、鼻咽炎、鼻窦炎、扁桃体炎、支气管炎)的预防和治疗。使用方法如下:

1. 摇动药瓶后打开封条,抓住瓶盖当中的塑料条,绕瓶向外拉开。

2. 打开瓶盖,瓶头朝下,拇、食指按压分配器。

3. 舌下滴服,并使药液在口中保留一段时间以便和唾液充分混合,使黏膜充分吸收药物。对于较小的婴儿,可以在睡眠中滴到口唇与齿龈之间。为了增加药液和黏膜的接触时间,还建议在临睡前滴 1~2 滴在两个鼻孔里。

4. 为了使药物在冬季能持续起到保护作用,需在初冬即开始服用,并于 3 或 4 个月后重复 1 个疗程。

硫酸吗啡缓释片(美施康定®)使用说明

本品为薄膜衣片,为强效镇痛药,主要适用于重度癌痛患者镇痛。

1. 必须整片吞服,不可掰开,碾碎或咀嚼,否则会导致潜在性致死剂量的吗啡快速释放和吸收,可导致死亡。

2. 成人每隔 12 h 按时服用一次,用量宜根据疼痛的严重程度、年龄及服用镇痛药史决定用药剂量,个体间可存在较大差异。最初应用本品者,宜从每 12 h 服用 10 mg 或 20 mg 开始,根据镇痛效果调整剂量,可以随时增加剂量,以达到缓解疼痛的目的。

3. 本品为国家特殊管理的麻醉药品,务必严格遵守国家对麻醉药品的管理条例,医院和病室的贮药处均须加锁,处方颜色应与其他药处方区分开。各级负责保管人员均应遵守交接班制度,不可稍有疏忽。

4. 中毒解救:口服 4~6 h 内应立即洗胃以排出胃中药物。采用人工呼吸、给氧、对症治疗、补充液体促进排泄。静脉注射拮抗剂纳洛酮 0.005~0.01 mg/kg,成人 0.4 mg,亦可用烯丙吗啡作为拮抗药。

5. 对于重度癌痛患者,吗啡使用量不受药典中吗啡极量的限制。

6. 禁用于婴幼儿、未成熟新生儿、孕妇、哺乳期妇女。可延长产程,禁用于临盆产妇。

7. 长期使用患者会产生对药物的耐受性并需要逐渐提高服用剂量来控制疼痛。长期使用该产品可导致身体依赖性,而且当治疗突然停止时就会发生戒断综合征,当患者不再需要吗啡治疗时,最好逐渐减小用药剂量以防止戒断综合征的发生。

8. 吗啡可削弱驾驶和操作机械的能力。

9. 根据《反兴奋剂条例》,吗啡为兴奋剂目录所列的禁用物质,因此运动员慎用。

阿立哌唑口腔崩解片(博思清®)使用说明

本品为白色或类白色片。用于治疗精神分裂症。

1. 服用方法:保持手部干燥,迅速取出药片置于舌面,片剂在数秒内可崩解,不需用水或只需少量水,借吞咽动作入胃起效,患者不应试图将药片分开或咀嚼。

2. 阿立哌唑可能会损害判断、思考或运动技能,应警告患者小心驾驶汽车,直到确信药物治疗不会给他们带来负面影响。

单硝酸异山梨酯缓释片(依姆多®)使用说明

本品为薄膜衣片,用于冠心病的长期治疗,可预防血管痉挛症和混合型心绞痛,也适用于心肌梗死后的治疗及慢性心衰的长期治疗。

1. 服用方法:药片可沿刻槽掰开,服用半片。整片或半片服用前应保持完整,用半杯水吞服,不可咀嚼或碾碎服用。剂量应个体化,并根据临床反应做相应调整,服药应在清晨。

2. 由于应用本品治疗过程中可能会发生头晕,因此在需要集中注意力时,如驾驶和操作机械时应慎用。

3. 依姆多由不溶性的基质构成,通常基质经肠蠕动而崩解,偶尔片剂可能通过胃肠道会保持完整,但是有效成分已经释出。

4. 和治疗勃起功能障碍的 5 型磷酸二酯酶抑制剂(如西地那非)合用会增加本品的降压作用,可能引起致命的心血管并发症,因此使用本品时不能使用 5 型磷酸二酯酶抑制剂。

5. 药物过量时可有搏动性头痛,较严重症状有兴奋、潮红、出冷汗、呕吐、眩晕、晕厥、心动过速、心悸及血压下降。治疗措施:停用药物。硝酸酯类所致低血压的处理措施:病人平卧,降低头部,抬高腿部,供氧,增加血容量,必要时应用拟交感神经类药物,如盐酸肾上腺素或盐酸去甲肾上腺素升高血压。

6. 开始治疗时可能会发生头痛,但通常在继续治疗 1~2 周后消失。为避免发生头痛,可以在最初 2~4 d 起始使用 30 mg,一日一次,然后逐渐增加剂量。

葡萄糖电解质泡腾片(奥理亭®)使用说明

本品为白色片,放入水中溶解后,为橙味的澄清溶液。主要用于预防和治疗因腹泻和呕吐引起的轻中度失水症状。

1. 服用方法:将本品一片放入约 100 mL 凉开水中,溶解后立即口服。

2. 仅限于用水溶解本品。

奥卡西平口服混悬液使用说明

本品为白色至淡棕色或淡红色均匀的乳状混悬液,有水果香味。适用于治疗原发性全面性强直-阵挛发作和部分性发作,伴有或不伴有继发性全面性发作。

1. 口服混悬液可供无法吞咽片剂或片剂无法满足处方剂量的幼儿服用。服用口服混悬液前,应先摇匀,随后立即倒出处方剂量的药液。

2. 本品可直接经取药器口服,亦可与少量水混合后立即服用。每次服用后,紧闭瓶盖,并用清洁干燥的纸巾将取药器外部擦拭干净。

3. 本品可以空腹或与食物一起服用。本品含有乙醇,应避免饮酒,以免发生累加的镇静作用。

4. 和其他抗癫痫药一样,本品应避免突然停药,应该逐渐地减少剂量,以避免诱发癫痫发作。

5. 本品能够产生眩晕和嗜睡,导致反应能力受损,因此驾驶和操纵机器时,应该特别小心。

取药器使用说明

1. 从 250 mL 药瓶中取药时使用 10 mL 取药器,从 100 mL 药瓶中取药时使用 5 mL 取药器。

2. 定量取药系统包括三部分:①塑料连接器,塞入瓶口后,请勿取出。②盛有 250 mL 或 100 mL 药品的瓶子,其均配有一个防儿童误取的塑料盖,每次用后请将塑料盖盖下。③10 mL 或 5 mL 口服定量取药量,插入连接器后可从瓶中抽取所需剂量。

3. 方法

将塑料连接器紧紧塞入新药瓶中。

(1)振摇药瓶至少 10 min。

(2)为防儿童误取,塑料盖平稳按下并逆时针方向旋转。(注:每次使用后应保证瓶盖已拧上。)

(3)将药瓶垂直放于桌上,将塑料连接器尽可能牢固地塞入瓶口。(注:可能无法将连接器完全塞入瓶口,但当拧上瓶盖时它会被压下。)

吸取某个药物剂量:

可以直接用取药器服用药物或在一小玻璃杯中与水混合服用。

(1)充分振摇,然后立刻开始配药。

(2)按下并转动瓶盖,拧下瓶盖。(注:每次使用后都应拧上瓶盖)

(3)确定取药器的活塞在针筒底部。

(4)药瓶直立,将取药器牢固地塞入连接器中。

(5)握住取药器,小心地将药瓶倒置。

(6)缓慢将活塞拉出,以使针筒内充满药液,再将活塞完全推回以排出大的气泡。

(7)抽取所需剂量,缓慢拉出活塞,活塞顶部边缘所在刻度为所需剂量。(注:如果所需剂量超过 10 mL,需要重复抽取。)

(8)小心地将药瓶重新直立,轻轻地从连接器中拧出取药器。

(9)药液可直接通过取药器服用(患者必须正坐,并缓慢推动活塞),或者服用前在一小玻璃中与水混合,搅拌后立即服用。

(10)使用后盖上瓶盖。

(11)清洁:使用后,口服定量取药器外表面应使用洁净、干燥的纸擦净。

(吴雪梅)

第二节　呼吸科吸入剂用药指导

一、呼吸科吸入剂概述

吸入剂常常是呼吸系统疾病患者需要带回家自行使用的药

品,适用于慢性阻塞性肺病(COPD)、支气管哮喘、慢性支气管炎等的治疗及急性发作的预防。常用的呼吸科吸入剂包括气雾剂、粉雾剂以及雾化吸入剂等。

(一)吸入气雾剂

系指药物与抛射剂呈雾状喷出时随呼吸吸入肺部的制剂,可发挥局部或全身治疗作用。常用吸入气雾剂有沙丁胺醇气雾剂、异丙托溴铵气雾剂、布地奈德气雾剂、丙酸氟替卡松气雾剂、丙酸倍氯米松气雾剂等。

(二)吸入粉雾剂

系指微粉化药物或与载体以胶囊、泡囊或多剂量贮库形式,采用特制的干粉吸入装置,由患者主动吸入雾化药物至肺部的制剂,亦称为干粉末吸入剂。常用的吸入粉雾剂有布地奈德干粉吸入剂、沙美特罗氟替卡松粉吸入剂、布地奈德福莫特罗粉吸入剂和噻托溴铵干粉吸入剂等。

(三)雾化吸入药液

通过雾化器将雾化药液转化为能悬浮于空气中的微小液体或固体微粒,直接作用于咽喉部(或肺部),使药物吸收快,作用部位直接,给药剂量低,全身吸收少,减少副作用,有消炎、镇咳、祛痰、扩张支气管等作用。治疗哮喘的雾化吸入药物有吸入用复方异丙托溴铵溶液和布地奈德混悬液等。

二、呼吸科吸入剂给药方法

(一)吸入用气雾剂使用步骤

(1)将口腔内的食物咽下,尽量将痰液咳出。

(2)用前将气雾剂摇匀。

(3)将双唇紧贴近喷嘴,头稍微后倾,缓缓呼气尽量让肺部的气体排尽。

(4)将喷口放在口内,并合上嘴唇含着喷口。在开始通过口部深深地、缓慢地吸气的同时,马上按下药罐将药物释出,并继续深吸气。

(5) 屏住呼吸约 5~10 s 或在没有不适的感觉下尽量屏息久些,然后缓慢呼气。

(6) 若需要多吸一剂,应等待至少 1 min 后再重复上述步骤 (2)~(5)。

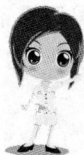

贴心药师

吸入用气雾剂使用时还需注意以下几点:

1. 上述使用方法为多数吸入用气雾剂的使用步骤,有的吸入用气雾剂使用方法可能有所不同,不管使用何种吸入剂,用前请详细阅读药品说明书,按药品说明书或医嘱使用。

2. 使用前先用力摇匀,确保吸入器内物质被充分混合。

3. 若需要多吸一剂,应等待至少 1 min 再重复上述步骤。

4. 使用完毕后,用温水漱口以清洗口腔或用 0.9%氯化钠溶液漱口。

(二)吸入用粉雾剂的使用步骤

国内常用的干粉吸入器有三种:一种为储存剂量型涡流式干粉吸入器,俗称都保,如普米克都保、奥克斯都保;另一种为准纳器,又称圆盘式吸入器,如舒利迭®;还有一种为胶囊式的,称为便利式干粉吸入器,如思力华®(噻托溴铵粉吸入剂),配有专用的吸入器(吸乐干粉吸入器)。

1. 都保吸入剂使用说明

(1)旋松盖子,拔出吸入器,使吸入器直立,旋转旋柄,拧到底后再拧回到原来的位置,这时可听见一声响声,这样就使吸入器加入了 1 个剂量的药物。

(2)呼气,但不可对着吸嘴呼气。

(3)把吸嘴轻放在上下牙齿之间,双唇包住吸嘴但不要用力咬吸嘴,注意不要包住进气口,然后用力深长吸气。

(4)将吸入器移开嘴部,屏气 5~10 s 后恢复正常呼吸,如需吸入多个剂量时可重复上述过程。

(5)吸入所需剂量后,盖上盖子,然后用水反复漱口,漱液吐出,不要咽下。

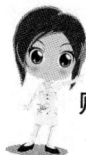

贴心药师

都保吸入剂使用时还需注意以下几点:

1. 严禁对着吸嘴呼气。每次用完后应盖好盖子。不要拧动吸嘴,它固定在吸入器上,禁止拆装。

2. 剂量指示窗告诉你吸入器中剩余多少剂量。最后 10 个剂量单位其背景为红色,红色出现即表示剩余 10 次剂量,提示应及时另配一个以备使用。

3. 当红色记号 0 到达指示窗中部时,吸入器将不再给出正确的药量。该吸入器应被丢弃。摇动吸入器所听到的声音不是药物产生的,而是干燥剂产生的。

4. 定期(每星期一次)用干纸巾擦拭吸嘴的外部。严禁用水或液体擦洗吸嘴外部。

5. 由于药粉剂量少,每次吸入时你可能感觉不到它,然而,只要按照上述步骤操作,就可确信已吸入所需剂量。

2. 准纳器使用说明

(1)打开:一只手握住外壳,另一只手的大拇指放在拇指柄上,向外推动拇指直至完全打开。

（2）推开：握住准纳器使得吸嘴对着自己，向外推滑动杆直至发出咔嗒声，表明准纳器已做好吸药的准备。每次当滑动杆向后滑动时，使一个剂量药物备好以供吸入，此时在剂量指示窗口有相应显示。不要随意拨动滑动杆以免造成药物的浪费。

（3）吸入：握住准纳器并使之远离嘴。在保证平稳呼吸的前提下，尽量呼气。切记不要将气呼入准纳器中。将吸嘴放入口中，深深地、平稳地吸入药物，切勿从鼻吸入。将准纳器从口中拿出继续屏气约5~10 s，在没有不适的情况下尽量屏住呼吸，然后慢慢恢复呼气。

（4）关闭：将拇指放在拇指柄上，向后拉手柄，发出咔嗒声表明准纳器已关闭，滑动杆自动返回原有位置，准纳器又可用于下一吸药物的使用。

如果需要吸入两吸药物，必须关上准纳器后，间隔约 1 min，重复上述步骤。

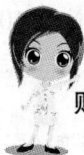

贴心药师

准纳器使用时还需注意以下几点：

1. 保持准纳器干燥。

2. 不用的时候，保持关闭状态。

3. 不要对着准纳器呼气。

4. 只有在准备吸入药物时才可推动滑动杆。

5. 不要超过推荐剂量。

6. 远离儿童。

7. 准纳器上部的剂量指示窗口显示剩余药量。数目"5~0"将显示为红色，警告剩余剂量已不多。

3. 便利式吸入剂使用说明

(1)临用前,打开防尘帽和吸嘴,取 1 粒胶囊放入刺孔槽(中央室)内,合上吸嘴直至听到一声咔嗒声。

(2)用手指按压绿色刺孔按钮。

(3)完全呼气,将吸嘴放入口中,用力吸气,将吸入器从口中拿出,继续屏气,在没有不适的情况下尽量屏住呼吸。

(4)重新开始正常呼吸,重复一次,胶囊中的药物即可完全吸出。

(5)打开吸嘴,倒出用过的胶囊,关闭吸嘴和防尘帽保存。

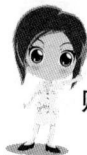

贴心药师

便利式吸入剂使用时还需注意以下几点:

1. 胶囊应该密封于囊泡中保存,仅在用药时取出,取出后应尽快使用,否则药效会降低,不小心暴露于空气中的胶囊应丢弃。

2. 患者需注意避免将药物粉末弄入眼内。必须告知患者药粉误入眼内可能引起或加重窄角型青光眼,眼睛疼痛或不适,短暂视力模糊,视觉晕轮或彩色影像并伴有结膜充血引起红眼和角膜水肿的症状。如果出现窄角型青光眼的征象,应停止使用噻托溴铵并立即前往医院就诊。

3. 噻托溴铵的使用不得超过一天一次。

4. 本胶囊仅供吸入,不能口服。

5. 尚无儿科患者应用噻托溴铵的经验,因此年龄小于 18 岁的患者不推荐使用本品。

(三)雾化吸入的使用步骤

(1)遵医嘱将雾化药液(遵医嘱决定是否稀释)按正确方法加入雾化罐内。对于大多数雾化器,适当的药液容量为 2~4 mL。

(2)取舒适的半卧位或坐位,颌下铺毛巾,接通电源,打开开关。

(3)气雾喷出时,将口含嘴放入患者口中,紧闭双唇用口做深吸气、鼻呼气的方法进行雾化治疗。小儿可配合面罩装置进行治疗。

(4)治疗完毕,确保药杯中药液用尽,取下口含嘴或面罩,关闭雾化器电源。

(5)用水洗脸并漱口。

(6)按生产商的要求清洁喷雾器并晾干。

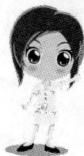

贴心药师

雾化治疗的过程中还需要注意以下几点:

1. 雾化过程中密切观察患者反应(面色、呼吸情况等),家属帮助患者自下而上、从外向内拍背,协助排痰,并教患者进行有效咳嗽。

2. 若药物中含有激素,注意雾化后要漱口,预防口腔真菌感染。

三、药师指导

(一)用药注意事项

1. 某些吸入剂含激素类或长效抗胆碱药主要用于长期的常规治疗而不适用于缓解急性发作期症状,患者急性发作时应该选用快速短效的支气管扩张剂吸入,如沙丁胺醇气雾剂等。建议患者随时携带能够快速缓解症状的药物。

2. 不可突然中断吸入气雾剂的治疗。

3. 建议长期接受吸入型皮质激素治疗的儿童定期检查身高。密切随访其生长状况,并权衡皮质激素治疗的益处和可能造成生长抑制的危险。

4. 部分吸入剂可能含有酒精、氟利昂或乳糖等辅料,故患者使用前应仔细阅读说明书,对药品或上述辅料过敏者禁用。

5. 使用吸入剂(尤其是含激素类药物的吸入剂)吸入所需剂量后,应用水反复漱口,漱液吐出,不要咽下,这样做可减少真菌性口咽炎的发生。

6. 患者正确掌握吸入方法,经吸嘴有力且深长的吸气,确保合适的剂量被吸入肺中是进行有效治疗的重要环节。必须让患者在有指导经验的医务人员面前操作,并进行有效指导。

7. 不推荐使用超声雾化器。

(二)保管

1. 吸入气雾剂一般不超过 30 ℃贮存,避免受冻和阳光直射。与多数存于压力容器中的药物一样,当药品包装冷却时,药物的治疗效果可能降低。

2. 吸入粉雾剂一般置于 30 ℃以下存放或遮光、密封保存。

3. 噻托溴铵胶囊应该密封于囊泡中保存, 仅在用药时取出,取出后应尽快使用,否则会降低药效。不小心暴露于空气中的胶囊应丢弃。

4. 上述为多数吸入剂的保管方法,有的吸入剂的保管方法可能有所不同,请参照药品说明书,并以药品说明书为准。

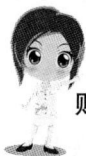

贴心药师

以上是呼吸科各种吸入剂的使用方法,再补充两点相关内容。

1. 如何判断吸入技术是否正确?

在吸嘴口蒙一块深色布,按照前面所示吸入法,做出吸入动作后,如果发现药粉粘在深色布上,说明吸入动作是正确的。

2. 本节介绍的使用方法为多数吸入剂的使用步骤,有的吸入剂使用方法可能有所不同,不管使用何种吸入剂,用前请详细阅读药品说明书,按药品说明书或医嘱使用。

附:各种常用吸入剂的使用指导
气雾剂正确使用方法简单步骤分解
1. 移开喷口的盖,如图所示拿着气雾剂,并用力摇匀。

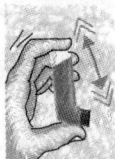

2. 轻轻地呼气直到肺内不再有空气可以呼出。

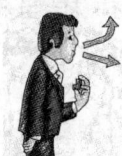

3. 将喷口放在口内,并合上嘴唇含着喷口。在开始通过口部深深地、缓慢地吸气时,马上按下药罐将药物释出,并继续深吸气。

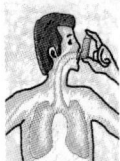

4. 屏息 10 s,或在没有不适的感觉下尽量屏息久些,然后才缓慢呼气。用后,将盖套回喷口上。

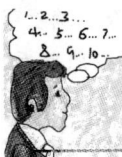

注意:每次用药后漱口。

都保使用方法简单步骤分解

1. 旋松保护瓶盖并拔出。

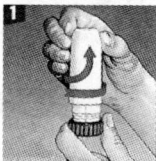

2. 握住瓶身,垂直竖立,将底座朝某一方向转到不能再转时原路返回,当听到"咔嗒"一声时,表明一次剂量的药粉已经装好。

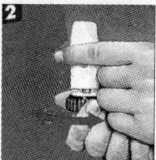

3. 将气慢慢呼出(不要对着吸嘴呼气)。

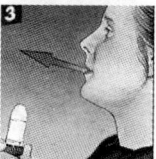

4. 将吸嘴置于齿间,用双唇包住吸嘴。

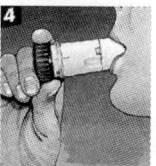

5. 用力深吸气。

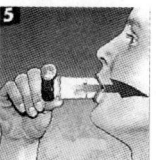

6. 将装置从口中拿出,继续屏气约 5~10 s,然后呼气。

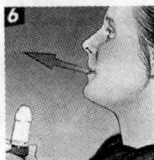

7. 盖好保护瓶盖。

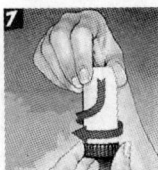

注意:每次用药后漱口。

准纳器的正确使用方法简单步骤分解演示

1. 打开外盖:用一手握住外壳,另一手的大拇指放在拇指柄上,向外推动拇指直至盖子完全打开。

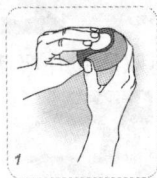

2. 向外推滑动杆直至发出咔嗒声,表明准纳器已做好吸药的准备。

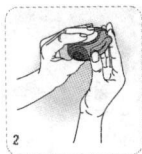

3. 吸入药物：先将气慢慢呼出(不要对着吸嘴呼气)，再将吸嘴放入口中深深地平稳地吸入药物，切勿从鼻吸入。将准纳器从口中拿出，继续屏气约 5~10 s，然后经鼻将气慢慢呼出。

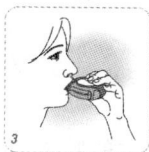

4. 关闭准纳器：将拇指放在手柄上，往后拉手柄，发出咔嗒声表明准纳器已关闭，滑动杆自动复位。

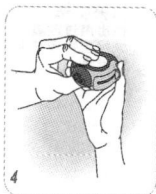

注意：每次用药后漱口。

吸乐干粉吸入器的正确使用方法简单步骤分解演示

1. 临用前，打开防尘帽和吸嘴，取 1 粒胶囊放入刺孔槽(中央室)内，合上吸嘴直至听到一声咔嗒声。

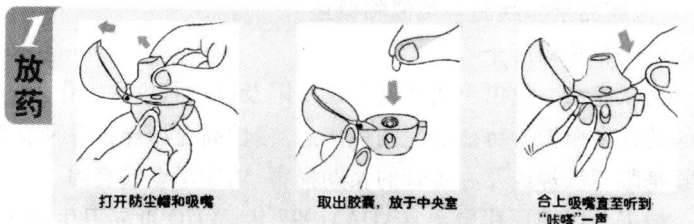

打开防尘帽和吸嘴　　　取出胶囊，放于中央室　　　合上吸嘴直至听到"咔嗒"一声

2. 用手指按压绿色刺孔按钮，完全呼气，将吸嘴放入口中，用力吸气，将吸入器从口中拿出，继续屏气，在没有不适的情况下尽量屏住呼吸；重新开始正常呼吸，重复一次，胶囊中的药物即可完全吸出。

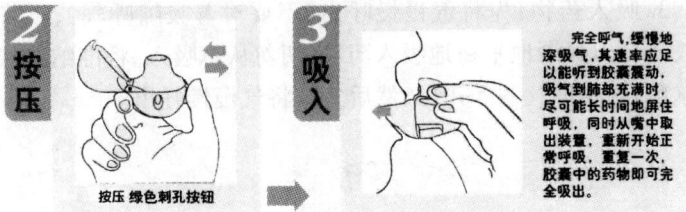

完全呼气,缓慢地深吸气,其速率应足以能听到胶囊震动,吸气到肺部充满时,尽可能长时间地屏住呼吸,同时从嘴中取出装置,重新开始正常呼吸,重复一次,胶囊中的药物即可完全吸出。

3. 打开吸嘴,倒出用过的胶囊,关闭吸嘴和防尘帽保存;吸入器可每月清洁一次,用温水淋洗、晾干,可反复使用 1 年。

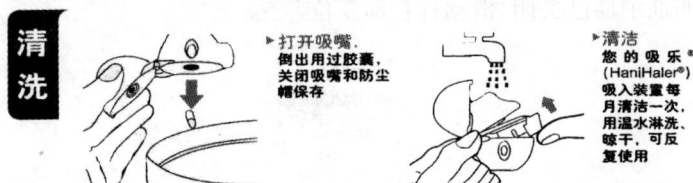

打开吸嘴,倒出用过胶囊,关闭吸嘴和防尘帽保存

清洁您的吸乐®(HaniHaler®)吸入装置每月清洁一次,用温水淋洗、晾干,可反复使用

(曾晓芳)

第三节 胰岛素和胰岛素类似物用药指导

一、胰岛素和胰岛素类似物概述

(一)糖尿病简介

糖尿病系一组由于胰岛素分泌缺陷及(或)其生物学作用障碍引起的以高血糖为特征的代谢性疾病。慢性高血糖导致各种脏器,尤其是眼、肾、神经及心血管的长期损害、功能不全或衰竭。

根据美国糖尿病协会 (ADA)1997 年、WHO 世界卫生组织糖尿病咨询委员会 1999 年公布的糖尿病分型,糖尿病分为 1 型糖尿病、2 型糖尿病、其他特殊类型糖尿病以及妊娠期糖尿病四大类型。1 型糖尿病多因易感者体内胰腺 β 细胞发生自身免疫反应性损伤而引起,占糖尿病的 5%左右。2 型糖尿病常因胰岛素抵抗和

(或)胰岛素分泌缺陷所致,占糖尿病90%以上。

(二)胰岛素的适应症

胰岛素分泌有缺陷或不足的糖尿病患者,注射外源性胰岛素可纠正血糖代谢紊乱,并可延缓或防止糖尿病慢性并发症的发生。1型糖尿病需要终身应用胰岛素作为替代治疗。对于2型糖尿病患者,如果存在以下情况,建议应用胰岛素进行治疗:①血糖控制不稳定,糖化血红蛋白(HbA1c)>8.0%,胰岛素水平低。②口服降糖药减效或失效,空腹血糖>10.0 mmol/L 或 HbA1c>7.0%。③严重的高血糖,出现尿酮体或严重并发症。④出现严重的急性疾病或需进行较大手术。⑤服用口服降糖药,消瘦明显的患者。⑥对口服降糖药有明显不良反应的患者。

(三)常用胰岛素及其类似物制剂简介

1. 胰岛素

根据作用时间,胰岛素可分为短效、中效和长效三种,作用时间不同是由于胰岛素的 pH、溶解度不同所致,其区别如表2-2所示:

表2-2 短效、中效和长效胰岛素的区别

作用类别	胰岛素制剂	注射途径	作用时间			注射时间
			起效	峰值	持续	
短效	正规胰岛素	静脉	10~30 min	10~30 min	0.5~1 h	按病情需要静滴
		皮下	0.5~1 h	2~4 h	6~8 h	或餐前半小时
中效	低精蛋白锌胰岛素	皮下	1.5 h	4~12 h	18~24 h	早餐或晚餐前,每日1~2次
长效	精蛋白锌胰岛素	皮下	3~4 h	12~20 h	24~36 h	早餐前0.5 h,每日1次

临床常用的品种及特点分别如下:

(1)短效胰岛素

即普通胰岛素,它是透明、酸性的液体,可以皮下注射及静脉滴注。皮下注射后半小时开始起作用,2~4 h作用最强,可维持6~8 h。静脉注射会较快起作用,所以,一般在糖尿病急性代谢紊乱时应用静脉滴注速效胰岛素。临床品种包括猪胰岛素注射液、重组人

53

胰岛素注射液(诺和灵®R、重和林®R、甘舒霖®R等)。

(2)中效胰岛素

即低精蛋白锌胰岛素,它是一种白色混悬的液体。这种胰岛素只能用于皮下注射。该药皮下注射后 1.5 h 开始起作用,4~12 h 作用最强,作用可维持 18~24 h。临床品种有低精蛋白胰岛素注射液、诺和灵®N、甘舒霖®N、重和林®N、优泌林®等。

(3)长效胰岛素

即精蛋白锌胰岛素,也是一种白色混悬液。它和中性胰岛素一样只能用于皮下注射,不能静脉注射。该药皮下注射后 3~4 h开始起作用,12~20 h 作用最强,可维持 24~36 h。

(4)预混型胰岛素

将中效人胰岛素与短效人胰岛素混合,其作用相当于中效与短效胰岛素的叠加,仅供皮下注射,注射后半小时开始起作用,作用可维持 18~24 h。临床品种包括诺和灵® 30R、甘舒霖® 30R、优泌林® 70/30、重和林® M30 等(30%短效人胰岛素与 70%中效人胰岛素混合制剂),以及诺和灵® 50R、甘舒霖® 50R(50%短效人胰岛素与 50%中效人胰岛素混合制剂)。

2.胰岛素类似物

胰岛素类似物在结构上与胰岛素相似,存在细小差异,可模拟正常胰岛素的生理作用,但不改变免疫原性。目前上市的主要包括超短效胰岛素(门冬胰岛素、赖脯胰岛素)、超长效胰岛素(甘精胰岛素、地特胰岛素)。

胰岛素类似物按其作用方式分为三大类:

(1)模拟餐时峰值胰岛素的类似物

包括赖脯胰岛素(优泌乐®)、门冬胰岛素(诺和锐®)。皮下注射较普通胰岛素吸收更快,因此注射后可以立即进餐。

(2)双进相胰岛素类似物

包括预混门冬胰岛素(诺和锐® 30、50、70)和预混赖脯胰岛素

(优泌乐®25)。诺和锐®30、50、70 为门冬胰岛素和精蛋白结合的门冬胰岛素双相混合物，其门冬胰岛素的含量分别为 30%、50%、70%。优泌乐®25 含 25%赖脯胰岛素和 75%精蛋白锌赖脯胰岛素。与预混型胰岛素相比，双时相预混胰岛素类似物可在就餐前注射，明显减少了严重低血糖的危险性。

（3）模拟基础胰岛素的类似物

包括甘精胰岛素（来得时®）和地特胰岛素（诺和平®）。皮下注射 1 日 1 次，其吸收缓慢，降糖作用可维持 24 h，无明显的胰岛素吸收峰值，可以较好地模拟正常人体的基础胰岛素分泌模式。

二、胰岛素和胰岛素类似物给药方法

（一）胰岛素及其类似物的皮下注射方法

1. 核实胰岛素瓶签后，用 75%酒精棉签消毒瓶盖，向瓶内注入适量空气。

2. 将瓶倒置，抽取胰岛素，为保证剂量准确，应保持视线与注射器上的刻度水平。

3. 将药液吸入注射器，排尽空气。

4. 从内向外进行皮肤消毒。

5. 左手绷紧局部皮肤，右手持注射器，食指固定针栓，针头斜边向上和皮肤成 30°~40°，迅速刺入针头的 2/3，放开左手，固定针栓，抽吸无回血，即可推注药液。除短效胰岛素外，其他类型胰岛素制剂应注射在皮下组织。

6. 注射时间 3~5 s，注射完毕，用干棉球轻压针刺处，迅速拔针。

7. 常用的胰岛素注射部位包括上臂外侧、腹部、大腿外侧、臀部。

（二）胰岛素笔使用方法

胰岛素笔是一种胰岛素注射装置，比钢笔略大。胰岛素以笔芯的方式放在笔中，可随身携带，其剂量可精确至 1 单位，使用时只需拔下笔帽，就可进行胰岛素注射，操作非常方便。它所使用的胰岛素是专门的笔芯式胰岛素，用完之后可进行更换。临床常用的包括诺和笔、优伴笔、来时笔、东宝笔、联邦笔、拜林笔等。

胰岛素笔的使用方法大同小异,应认真参阅患者所使用的胰岛素笔的说明书。下面介绍胰岛素笔的一般的使用方法。

1. 准备

注射前准备好胰岛素笔芯、针头、胰岛素笔、75%医用酒精及医用棉签。

2. 检查并安装笔芯和针头

(1)安装前应仔细检查笔芯是否完好,有无裂缝,笔芯中药液的颜色、性状有无异常,有无絮状物或结晶沉淀,笔芯是否过了有效期。

(2)确定无误后,沿注射笔径直方向取下笔帽,左手固定笔芯架,右手逆时针外旋使笔身与笔芯架分离。

(3)推回螺旋杆,新笔的螺旋杆可能没有伸出,只有笔芯架中装有笔芯,推动注射按钮时螺旋杆才会向前移动。

(4)确认无误后,将胰岛素笔芯的较小一端插入笔芯架。直线推进并旋转注射笔身和笔芯架,将其锁定在一起。如果笔芯架未完全安装到位,螺旋杆可能不会移动,将不能得到所需的完整的剂量。

(5)如所注射的胰岛素为混悬液(如中效胰岛素或预混胰岛素),为防药液浓度不均匀导致血糖控制不良,可双手握住注射笔中段,轻轻滚动注射笔10次后,再来回上下颠倒注射笔10次使胰岛素混合均匀。超短效胰岛素(如诺和锐®、优泌乐®)、短效胰岛素(如诺和灵®R、重和林®R、甘舒霖®R等)、超长效胰岛素(如来得时®、诺和平®)均是澄清的溶液,可以直接注射。

(6)用75%酒精消毒笔芯前端橡皮膜,取出针头,打开包装,顺时针旋紧针头,安装完毕。注射时摘去针头保护帽即可。

3. 排气

新换上的笔芯,由于驱动杆与笔芯的尾端接触不够紧密,若不排气就注射,注射的剂量就会少4~6单位。

（1）将笔垂直竖起，使笔芯中的气泡聚集在上部。

（2）把剂量调节旋钮拨至"2 单位"处，之后再按压注射键使之归零，如有一股胰岛素液体从针头溢出，即表示驱动杆已与笔芯完全接触且笔芯内气泡已彻底排尽。如果没有药液排出，或仅排出几滴胰岛素，则需重复进行此操作，直至排出一股胰岛素为止。

注意：每次安装新笔芯和针头时都要进行本操作。

4. 调剂量

每次注射前先检查笔芯中是否有足够剂量的胰岛素，再旋转剂量调节旋钮，调至所需注射单位数，如果剂量设定过多，可以反向调整剂量调节栓改正剂量。

5. 注射

（1）注射部位用 75% 的医用酒精常规消毒。

（2）左手捏起注射部位的皮肤，右手握笔按 45°（瘦人）或垂直（胖人）快速进针。需将拇指放在注射按钮上，握笔垂直快速进针，如使用 5 mm 的针头则可以直接注射，若使用 8 mm 的针头则需捏起皮肤注射。

（3）右拇指按压注射键缓慢匀速推注药液，直至注射按钮不能再向前推进。

（4）按住注射按钮 6 s，然后顺着进针方向快速拔出针头，检查剂量窗口显示为"0"，表明注射了足量的药物。

（5）用干棉签按压针眼处 30 s，切勿用力挤压与揉搓。

6. 结束

戴上外针帽，旋下针头，妥善处理废弃的针头。注射后将笔帽盖紧。

三、药师指导

（一）胰岛素及其类似物的使用注意事项

1. 只有短效者如正规胰岛素可以静脉注射或加在溶液中静脉滴注，中效及长效者仅能从皮下注射，不能静注或静滴。

2. 剂量必须准确,采用 1 mL 注射器抽药,抽吸时应避免震荡药液。

3. 注射时间要准确,应根据医嘱在餐前或其他时间皮下注射。胰岛素制剂宜在三餐前 15~30 min 前给药;含超短效胰岛素如门冬胰岛素、赖脯胰岛素的制剂宜在餐前 15 min 给药,也可给药后立即进餐。

4. 不同部位胰岛素吸收速度不同,从快到慢依次为:腹部、上臂、大腿、臀部。腹部的注射部位应避开肚脐,以肚脐为圆心,直径 5~10cm 内的范围为适宜部位。如图 2-3 所示,皮下注射位置应经常变换,在同一部位左右交替注射,这样可保证吸收速度平稳,也可防止注射部位组织硬化、脂肪萎缩。

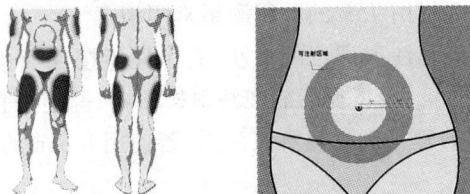

图 2-3　胰岛素注射部位

5. 使用中、长效胰岛素前,要轻摇药瓶,以使药液混匀。

6. 正规胰岛素近年已制成中性,pH 为 7.2~7.4,可与任何其他胰岛素混合使用,以便调整其作用时间,灵活使用。

7. 配制混合胰岛素(即短效与中、长效制剂),在抽取时必须先吸短效胰岛素,后抽中、长效胰岛素,以免将有鱼精蛋白的胰岛素混入普通胰岛素中,造成药效改变。具体方法是先将针头插入中、长效胰岛素瓶,注入适量空气后拔出针头,在抽取完短效胰岛素后,再将针头插入中、长效胰岛素瓶,然后将瓶倒置,让胰岛素自动流入,并来回摇动注射器,使药液混匀。

8. 当胰岛素用量过大,注射胰岛素后未按时进食或进食量太少,活动量过大,时间过长所致静脉血浆葡萄糖浓度<3.1 mmol/L

时,会出现低血糖反应。早期表现为饥饿感、头晕、软弱、出汗、心悸等,后期可呈烦躁不安、语无伦次、反应迟钝,严重者可昏迷甚至死亡。因此建议患者应随身携带糖果和饼干,一旦出现低血糖,早期进食含糖食物后可缓解,反应严重者应立即送往医院救治。

(二)胰岛素笔的使用注意事项

1. 使用前需先仔细阅读使用手册,掌握其操作要领。

2. 注射两种不同类型的胰岛素笔芯应使用两支胰岛素笔。胰岛素笔应专人专用,不要与别人共用一支笔。注意胰岛素笔和胰岛素笔芯必须是同一厂家的产品,以免相互之间不匹配。

3. 注射完毕一定要使笔的针头在皮肤中保留 6 s 后再拔出,否则针头上容易残留 1 滴胰岛素而被带出。

4. 小心存放胰岛素笔、笔芯和针头。每次注射后应将针头从胰岛素笔上取走,否则气温的变化可致药液从针头外溢,会吸入气泡,导致注射剂量不准确,如是混合型胰岛素还可致药液浓度发生变化,同时也可以防止瓶中胰岛素被污染。

5. 每次注射应使用新的针头,针头重复使用可能导致注射部位感染。

(三)胰岛素的保管

1. 未开封的胰岛素

应在冰箱的冷藏室内(温度在 2~8 ℃)储存,应注意不宜放在冷冻室内(-20 ℃),因为胰岛素是一种小分子的蛋白质,经冷冻后,其降糖作用将破坏。如果没有冰箱,则应放在阴凉处,且不宜长时间储存。

2. 已启用的胰岛素

可于温度 2~8 ℃下储存。但在注射前,最好先放在室温内让胰岛素变暖,以避免注射时不舒服的感觉;也可以放在室温(25 ℃左右)条件下,在这种条件下储存时间不要超过 4 周。

3. 旅行、出差时

(1)在乘飞机或火车等长途旅行时，应随身携带，而不要放在旅行袋等行李中，更不能放在托运的行李中。

(2)如果不超过1个月，可不放于冰箱，但应避免药瓶暴露于阳光、高温或温度过低等特殊情况下，且时间不宜过久。

(3)当患者住在旅店等有条件提供冰箱的场所时，建议储存在冰箱内为宜。

(4)还可随身携带胰岛素水冷袋保存药物。它是专为胰岛素注射笔设计的一种方便携带的胰岛素保温袋，袋内温度在30℃以下，适合糖尿病人夏天出门、出差以及到炎热地区旅行时短期保存胰岛素。

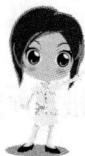

贴心药师

很多糖尿病的患者对胰岛素的认识存在一些误区。

1. 有些糖尿病患者认为一旦用上胰岛素，2型糖尿病也会变成依赖胰岛素的糖尿病，或认为用胰岛素像吸毒一样会"上瘾"，这种认识是错误的。我们应该正确认识到：

(1)胰岛素是糖代谢中的重要激素，是1型糖尿病病人终身替代治疗不可缺少的药物。

(2)2型糖尿病中服降糖药治疗无效的患者必须用胰岛素治疗。此外，2型糖尿病在某些应急情况下，也需要用胰岛素治疗。长期或短期用胰岛素替代治疗是疾病本身的需要，不会导致胰岛素成瘾。

(3)2型糖尿病病人应用胰岛素有利于自身胰岛功能的恢复，并能降低心脑血管病的并发症。因此，目前倾向于早期应用胰岛素联合口服药物来保护胰岛功能。

（4）糖尿病妇女欲受孕,应接受胰岛素治疗,使血糖控制正常后才可受孕。在受孕前和妊娠期间禁用口服降糖药,以免对胎儿的生长发育造成不良影响。

2. 部分患者应用胰岛素后体重增加,于是认为打胰岛素后变得肥胖是不可避免的。实际上根据物质不灭、能量守恒的原理,肥胖肯定是由于吃得多、消耗少而引起的。为了避免打胰岛素后体重增加,应该掌握以下一些原则:

（1）注意掌握胰岛素治疗的适应症,必要时请医生调整剂量或不用;严格控制饮食、增加体力活动量是避免体重增加最主要的手段。

（2）加用双胍类药物,以降低食欲,减少胰岛素用量。

附:常见的笔式胰岛素的使用指导

优伴Ⅱ笔式胰岛素注射器使用说明

优伴Ⅱ注射笔为方便使用而设计, 一支 3 mL 的注射用笔芯(100 IU/mL), 可以注射从 1~60 单位剂量范围内的优泌乐或优泌林。可以一次设定一个单位的剂量,如果设定了过多剂量,可以更正剂量而不损失任何胰岛素。本胰岛素笔主要由笔帽、注射针头(单独销售)、笔芯架、胰岛素笔芯(礼来 3 mL 单独销售)、笔身五部分组成。仅适用于混悬型胰岛素。

1. 安装注射笔芯:①沿注射笔径直方向取下笔帽,左手固定笔芯架,右手逆时针外旋使笔身与笔芯架分离。②推回螺旋杆(注:新笔的螺旋杆可能没有伸出,只有笔芯架中装有笔芯,推动注射按钮时螺旋杆才会向前移动)。③插入笔芯,将优泌林或优泌乐 3 mL 胰岛素笔芯较小的一端插入笔芯架(注:装入笔芯前应先核对笔芯并确保其未破裂或折断)。④安装笔芯架:直线推进并旋转注射笔身和笔芯架,将其锁定在一起。(如果笔芯架未完全安装到位,螺旋杆可能不会移动,将不能得到所需的完整的剂量。)⑤胰岛素检查,检查项目包括剂型、失效期、外观,用酒精棉擦拭笔芯末端的橡胶封条。⑥胰岛素的混匀：本步骤仅适用于混悬型胰岛素。双手握住注射笔中段，轻轻滚动注射笔 10 次后，再来回上下颠倒注射笔 10 次使胰岛素混合均匀。

2. 注射准备（每次注射前）：①取下针头的纸签，径直对准笔芯架，将针头悬紧在笔芯架上。②去掉针套：取下针头内针套和外针套，不要丢弃外针套以备取下针头时使用。③用右手顺时针旋转剂量调节栓至 2 单位位置。④敲打笔芯：针头朝上，轻轻用手指敲打笔芯使气泡聚集在上部以去除。⑤注射准备：推动注射按钮，应看到一股胰岛素流出，如果仅看到几滴胰岛素则注射准备未完成。若未看到胰岛素流出，则重复步骤③④⑤，直到看见胰岛素流出。（注：每次注射前均需做好注射准备，笔芯初次使用时常需要进行多次注射准备。如果多次注射准备后仍未看到胰岛素流出，可能是针头堵塞。）

3. 注射所需的剂量：①调整剂量：转动剂量调节栓选择所需的剂量，如果剂量设定过多，可以反向调节剂量栓改正剂量。②注射：插入针头，按照专业医务人员推荐的注射技术操作，将针头插入皮肤，先将拇指放在注射按钮上，然后缓慢推注直至注射按钮不能再向前推进，按住注射按钮 5 s，然后拔出针头，若检查剂量窗口显示为“0”，表明注射了足量的药物。（注：设定的剂量可以多于笔芯中剩余的胰岛素；注射后，剂量窗口应显示“0”，如果剂量窗口未显示“0”，表明没有注射足量的药物，请记住此数字；取下针头和空的笔芯，按照步骤 1 安装新笔芯，并按照步骤 2 进行注射准备后再补注之前记住的数字所对应的剂量。）

4. 注射后工作：在专业保健医生的指导下，小心盖上针头的外套管，旋下套好外套管的针头，在专业保健医生的指导下将其丢弃，最后盖上笔帽。（注：为避免空气进入笔芯，不要连带针头一起贮藏注射笔。）

来时笔式胰岛素注射器使用说明

1. 使用预填充注射装置事先说明：①第一次使用之前，必须把注射装置置于室温环境中 1~2 h。②使用前仔细检查胰岛素笔芯。只有在溶液像水一样清亮、无色、无可见固体颗粒时才能使用。因为本品为溶液，因此用前无须再混匀。③空的注射装置不可重新使用，必须按要求丢弃。④为防止传播疾病，每支注射装置只能供一位患者使用。

备注：①每次注射前都要安装上一个新针头并进行安全测试，只能用适合本预填充注射装置的针头。②小心避免被针头扎伤及传播疾病。③当预填充注射装置破损或不能确定是否正常工作时，不能使用。④常备一支预填充注射装置以防正在使用的装置丢失或损坏。

2. 检查胰岛素：应检查本品上的标签，确认是正确的胰岛素。装置甘精胰岛素的预填充注射装置为灰色笔体带紫色装置按钮。拔去笔帽后，应检查胰岛素外观，只有当本品像水一样清亮、无色、无可见固体颗粒时才能使用。

3. 安装针头：①只能用适合本预填充注射装置的针头。②每次注射时都要使用新的无菌针头。去掉针头保护膜，小心将针头固定到注射装置上。

4. 进行安全测试：①每次注射前都要进行安全测试以确保注射装置及针头能正常工作，并排除气泡。②旋动剂量选择器选择 2 单位剂量。③取下外针帽和内针帽。④将注射钮按到底。⑤如果针尖处溢出胰岛素，则本品可正常使用，如果没有溢出胰岛素，重复第 3 步，直到溢出胰岛素。

5. 选择剂量：①每调一格剂量的变化为 1 单位，每次最小设定剂量为 1 单位，最大为 80 单位，当所需的剂量超过 80 单位时，应进行 2 次或多次注射。②进行安全测试时，剂量窗应显示"0"，然后可以选择剂量。

6. 注射药物:①将针头刺入皮肤,切勿静脉注射甘精胰岛素。甘精胰岛素的长效作用与其皮下组织内注射有关,如将平常皮下注射的药物剂量注入静脉内,可发生严重低血糖。②将注射按钮按到底,按住注射按钮 10 s 后再将针头拔出皮肤,这可确保注射足够剂量的胰岛素。

7. 取下及丢弃针头:①每次注射后取下针头并丢弃,以防止污染或感染、气泡进入笔芯及胰岛素泄漏,针头切勿重复使用。②当拔出用过的针头及丢弃时,应特别小心,按照推荐的安全方法拔出及丢弃针头,以减少被针头扎伤及传播疾病的危险。③应将笔帽盖回预填充注射装置上。

诺和笔 4 胰岛素笔式注射器使用说明

1. 安装:①将诺和笔 4 从笔盒里取出,拔下笔帽。②旋开诺和笔 4。③推回活塞杆,如果活塞杆未推回,按压活塞杆顶部直至活塞杆不能移动,除非已与装有笔芯的笔芯架连接好,否则活塞杆顶部不会露出。(注:当去掉笔芯时,活塞杆可在不被按压的情况下来回移动。)④取一支新的诺和笔芯,每次使用时,一定要查看笔芯里的胰岛素类型是否为所需注射的正确类型。笔芯上的颜色代码帽和色带表示胰岛素的不同类型。每次注射前,应仔细查对,确认所注射的胰岛素类型无误。使用前检查仔细笔芯是否完整(如有无裂缝)。请仔细阅读笔芯包装盒内说明书,了解如何检查笔芯。⑤将诺和笔芯装入笔芯架内,颜色代码帽一段先放入。⑥旋转机械装置与笔芯架,将二者紧密连接起来,直到听到或感觉到"滴答"声。每次注射前,请检查笔芯。若笔芯中的胰岛素为混悬液(云雾状胰岛素),使用前应使之重新混匀。请仔细阅读并遵循胰岛素制剂包装盒随附的说明书,了解如何混匀胰岛素。⑦将诺和针的保护片撕去,随后将针头紧紧地拧在颜色代码帽上。(注:每次注射时,请使用一个新的诺和针。使用一次性的诺和针有诸多优点,包括最大限度减轻每次注射时的疼痛,并确保注射正确的胰岛素剂量。)⑧取下诺和针的外针帽,妥善保存外针帽。使用过的针头需旋下并慎重处理。⑨小心地取下并丢弃诺和针的内针帽,可能会有胰岛素液滴挂在针尖上,这是正常的。(注:小心避免被针头扎伤,注射前不可弯曲或损坏针头。为最大限度地降低被针头扎伤及交叉感染的可能,不可以再旋上已经取下的诺和针的内针帽。)

2. 检查胰岛素流动性(注射前排气,每次注射前应检查胰岛素流动性):①确认诺和针已经拧好。②拔出注射推键。③旋转注射推键,新笔芯调取 4 个单位,剂量指示的读数调取至 4,即表示已经调取了 4 个单位。已使用过的笔芯将 1 个单位剂量指示的读数调取至 1,即表示已经调取了 1 个单位,每个刻度表示 1 个单位。④拿起诺和笔 4,使针头向上,用指头连续轻弹笔芯架数下,可见气泡聚集到笔芯上端。⑤完全地按下注射推键直至听到或感觉到"滴答"声。剂量显示应回复到零位,针尖应出现胰岛素液滴。若不见胰岛素液滴,重复上述步骤②到⑤,直到针尖上出现液滴为止。(注:如果注射剂量不准确,应确保针尖可见到胰岛素液滴,否则注射的胰岛素剂量可能会不足。)

3. 剂量选择:①拔出注射旋钮。②旋转注射推键直至剂量指示的读数为所需要的剂量单位,奇数单位量在剂量显示窗中仅用刻度表示。一次注射的最大剂量为 60 个单位。若在调节剂量时不慎过量,可直接回旋注射推键直到指示为正确的剂量。如果本次注射所需剂量大于 60 单位,应将需要注射的全部剂量分为两次注射,先注射 60 单位,然后再注射一次,完成所需要的剩余剂量。

4. 实施注射,请遵循医生所教的注射方法实施注射:①针头刺入体内后,应完全地按下注射推键,直至听到或感觉到"滴答"声,剂量显示应为 0。②注射后,请不要立即拔针,针头应保留在皮下至少 6 s。这是为了确保所选择的胰岛素剂量已被准确无误地注入体内。③拔出针头,所选择的胰岛素剂量已经注射完毕,剂量显示窗刻度应回复到零。在拔出针头后,针尖可能出现胰岛素液滴,这是正常的,不会影响注射剂量。(注:小心被针头扎伤。医务工作者、患者亲属及其他有关人员,应妥善处理废弃针头,以免意外刺伤和交叉感染。)④注射后请立即小心地在针头上戴上外针帽,在没有旋下针头前,不要将内针帽戴在针头上。捏住笔芯架,旋下针头,遵照医护人员的说明,妥善处理废弃针头。每次注射后应将笔帽盖紧。(注:为避免注射剂量不准确,每次注射完成后,立即卸下针头,否则,温度变化会导致针头漏液。更为重要的是,当所注射的胰岛素类型为混悬液时,如此可导致笔芯中剩余量的胰岛素浓度改变,使注射剂量不准确。)

5. 笔芯快用完时的处理:笔芯架上的刻度是诺和笔芯中剩余胰岛素单位量的近似值,不可以用笔芯架上的刻度量取胰岛素注射剂量。如果诺和笔芯中胰岛素量低于 60 单位,剂量显示窗中可以精确显示剩余的单位量。

具体做法是:拔出注射推键,旋转注射推键直至不能继续转动,此时剂量指示的读数即为剩余的胰岛素单位量。如果显示的剂量位于两条刻度线之间,应以较低的刻度为准(注:绝对不可以用力转动注射推键,因为这样可能会损坏诺和笔4)。当胰岛素为混悬液(云雾状胰岛素)时,看到橡皮活塞的位置低于笔芯架上的白色刻度时,请千万不要开始注射。笔芯内的玻璃小珠必须有充分的空间来混匀胰岛素。

实际应用过程中,可能会遇到这种情况:本次注射所需剂量大于笔芯中的剩余量。如此,笔芯中的胰岛素就不能满足本次注射的全部剂量。这时,可以选择:①将需要注射的全部剂量分为两次注射:注射笔芯中剩余的胰岛素后,记录下已经注射的胰岛素单位量;然后更换一支新的同剂型的笔芯(参见更换笔芯);检查胰岛素流动性(参见胰岛素流动性注射前排气);调节到还需注射的余量,进行注射。②使用一支新的诺和笔芯注射全部剂量:取出正在使用的笔芯,装入新笔芯(参见更换笔芯);检查胰岛素流动性(参见检查胰岛素流动性注射前排气);调节到需注射的剂量,进行注射。

6. 更换笔芯:①旋下诺和针,在医务工作者指导下妥善处理废弃针头。②旋下笔芯架。③取出并丢弃用完的空笔芯,然后按安装步骤操作,装入新笔芯。

7. 存放及保养:诺和笔4可以精确、安全地注射胰岛素。虽然诺和笔4很结实,但仍然可能损坏。①诺和笔4需要爱护使用,谨防坠落,避免撞击坚硬物体。②每次注射完后卸下针头,并戴回笔帽。③请注意防水、防尘并保持清洁,避免阳光直射。④安装笔芯后的诺和笔4应在室温(最高30 ℃)保存,请仔细阅读笔芯包装盒内说明书,了解如何正确存放笔芯及可存放多长时间。⑤尽可能将诺和笔4存放于盒子中,该盒子还可同时存放一支备用诺和笔4、一支备用胰岛素笔芯(带包装)、备用的诺和针。

8. 清洁和维护:除清洁以外,诺和笔4无须其他维护措施。①用棉花球蘸温和洗洁剂后擦拭诺和笔4,切勿将诺和笔4浸入水中,如此可能损坏其他机械系统。②灰尘及污迹可用软毛刷去除。除清洁以外,诺和笔4无须其他维护措施。

9. 质量保修:①诺和笔4发生故障时,请勿试图自行修复。②请勿给诺和笔4上润滑剂。③请严格遵循本手册的操作规程使用诺和笔4,违反操作规程所发生的任何问题,制造商概不负责。如果诺和笔4出现故障,可以将诺和笔4交给诺和诺德公司检查,若确认该笔存在质量缺陷,诺和诺德公司将负责更换新的诺和笔4。

10. 诺和笔4的废弃:如果要废弃诺和笔4,请遵循以下安全及环保的方法步骤:旋下诺和针,慎重处理废弃针头,按照当地政府要求丢弃诺和笔4,诺和笔4没有任何对环境有危害的材料。

(吴雪梅)

第四节　眼科外用制剂用药指导

一、眼科外用制剂概述

眼科最常见的给药方式是眼局部给药,将滴眼液、眼用凝胶或眼膏等滴入或涂入结膜囊内,主要用于治疗眼部的疾患、预防眼科手术前或手术后感染、执行眼部检查。如果眼部治疗需要较高的药物浓度,医师还会采用眼局部注射方式,如球结膜下注射、眼内注射等。

常见眼科外用制剂包括以下几类:

（一）抗感染

包括以下三类:①抗菌药,如氯霉素滴眼液、庆大霉素滴眼液、妥布霉素滴眼液、氧氟沙星滴眼液(或眼膏)、红霉素眼膏等,主要治疗或预防眼部细菌感染。②抗病毒药,如利巴韦林滴眼液、阿昔洛韦滴眼液、更昔洛韦眼用凝胶等,用于单纯疱疹性角膜炎、流行性结膜炎等病毒性眼科疾病。③抗真菌药,如氟康唑滴眼液等,用于真菌引起的眼部感染。

（二）抗炎

如氟米龙滴眼液、醋酸泼尼松龙滴眼液、氯替泼诺混悬滴眼液等,可控制眼部炎症。眼部炎症是一种重要的病症,累及眼部各个部位,可以产生严重的后果。但需注意不宜长期应用糖皮质激素类眼药水,以免加重病毒性、细菌性、真菌性和阿米巴原虫眼部感染的病情,导致角膜溃疡,损伤视力,甚至失明,有的可能会继发糖皮质激素性青光眼、继发糖皮质激素性白内障,其风险随着用药剂量和持续用药时间的增加而增加。

（三）抗过敏

如吡嘧司特钾滴眼液、色甘酸钠滴眼液、奥洛他定滴眼液等,用于过敏性结膜炎及春季卡他性结膜炎。

（四）降眼压

如毛果芸香碱滴眼液、盐酸卡替洛尔滴眼液、盐酸倍他洛尔滴眼液、拉坦前列素滴眼液、酒石酸溴莫尼定滴眼液、布林佐胺滴眼液等，用于治疗青光眼。

（五）抗白内障

如吡诺克辛钠滴眼液用于早期白内障患者，牛磺酸滴眼液用于牛磺酸代谢失调引起的白内障。

（六）散瞳及睫状肌麻痹药

如阿托品滴眼液（眼膏或眼用凝胶）、后马托品滴眼液、复方托吡卡胺滴眼液，是眼科配镜验光和检查时的常用药物，也可用于防止瞳孔缘虹膜后粘连。

（七）人工泪液及眼部润滑剂

主要起润滑、缓解眼部干涩刺痛等作用，用于眼泪分泌减少或异常所引起的慢性眼部不适，如羧甲基纤维素钠滴眼液、玻璃酸钠滴眼液、聚乙二醇滴眼液、聚乙烯醇滴眼液、羟糖苷滴眼液、卡波姆滴眼液、维生素 A 棕榈酸酯眼用凝胶等。

（八）其他类

重组牛碱性成纤维细胞生长因子滴眼液具有修复再生作用，用于各种原因引起的角膜上皮缺损和角膜病变。

二、眼科外用制剂给药方法

（一）滴眼液

1. 洗净双手，核对滴眼液的药名、规格、外观及有效期，以防用错药。若是混悬液，应摇匀后使用。

2. 用消毒棉签擦净眼部分泌物，要轻轻地从眼内角向外侧擦洗。注意不要来回擦，一只棉签只能擦一只眼睛。

3. 旋开瓶盖，将瓶盖平放或瓶盖口向上放置，避免瓶盖口接触桌面，滴弃 1 滴滴眼液以冲洗瓶口。

4. 患者采取坐位或平卧位，头稍后仰，眼睛向上注视，头部略偏向用药一侧。

5. 用左手的食指或中指轻轻将下眼睑往下拉,暴露下结膜囊,形成一袋状,右手将药液滴入下结膜囊内。注意瓶口应距离眼部 1~1.5 cm,避免触及眼睑和睫毛,以免污染。

6. 轻提上眼睑使药液充分弥散,闭眼 2~3 min 以增加疗效。

7. 擦净溢出的药液,及时拧好瓶盖,避免污染。

(二)眼用凝胶及眼药膏的使用方法

1. 洗净双手,打开瓶盖,挤出约 1 cm 长的眼膏或眼用凝胶丢弃。

2. 头部后仰,眼向上望,用食指轻轻将下眼睑往下拉,暴露下结膜囊,形成一袋状,将约 1 cm 长的眼膏或凝胶挤进下结膜囊内。详见图 2-4。

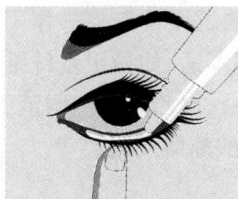

图 2-4　眼用凝胶及眼药膏的使用

3. 轻轻闭眼并转动几次眼球以增加疗效。

4. 擦去眼外多余药膏或凝胶,盖好瓶盖。

三、药师指导

(一)眼科外用制剂使用注意事项

1. 滴眼液如果是混悬液,应摇匀后使用。

2. 瓶盖应平放,避免瓶盖口接触桌面,以免污染。

3. 用棉签擦拭眼部分泌物时,注意不要来回擦,一支棉签只能擦拭一只眼睛。

4. 滴药时,眼睛向上注视,头部略偏向用药一侧,以免药液流入对侧眼;瓶口应避免触及眼睑和睫毛;切忌药液直接滴至角膜上,以免引起角膜刺激症状。

5. 滴眼液一次点 1 滴就够了，药水 1 滴的量约 50~70 μL,而结膜囊内可贮存的容量平常只有 7 μL,若不眨眼,也只容纳 30 μL 的液体,所以一次点几滴只是徒然浪费,必要时可增加滴眼次数以增加疗效。眼皮眨动会增加药水排泄的速度,点药水后闭目养神数分钟可以增加药水与眼球接触的时间,提高治疗效果。

6. 滴眼后轻压内眼角(即泪囊部)3 min,可减少药水经鼻道流入口腔内引起不适及其他不良反应,特别是散瞳药、缩瞳药、β-受体阻断剂等全身作用较强的滴眼液。

7. 注意使用时的顺序:

(1)如同时滴用多种滴眼液,每种滴眼液之间应间隔 10 min 左右。

(2)使用滴眼液的顺序依次为:①水溶性、②悬浊液、③油性。

(3)先滴刺激性弱的药物,再滴刺激性强的药物。

(4)滴眼液与眼药膏合用时,应先滴滴眼液,隔 10 min 后再涂眼药膏,因药膏会妨碍药水与眼球接触而影响吸收。眼药膏可遵医嘱在临睡前涂敷,这样附着眼壁时间长,药效作用持久。

(5)若双眼用药,先滴症状较轻的患眼,再滴症状较重的患眼,有条件的可两眼各用一瓶滴眼液,注意标识,避免交叉感染。

8. 滴眼液存留在眼内时间短，常规用法是每天 3 次，分早、中、晚各滴一次,对眼表组织的急性感染应视病情由医生决定用药频度,有时需每小时或每 2 h 用药一次。

(二)特殊人群的眼科用药指导

1. 佩戴隐形眼镜或其他角膜接触镜时禁止使用眼科药品。或遵医嘱使用前摘除,使用药品后至少 15 min 再佩戴。

2. 角膜溃疡、角膜裂伤者,滴眼时勿给眼球施加压力。

3. 滴眼液应专人专用,专眼专药,防止交叉感染。若为传染性眼病患者,需要实行药物隔离,用过的敷料应焚烧,用物要浸泡消毒。

（三）滴眼液的保管指导

1. 眼科药品宜存放在密闭、避光、常温处，夏季可放于冰箱的冷藏室。应注意看药品说明书，有的滴眼液需储存在冰箱的冷藏室内，但不宜放在冷冻层，可在使用前置于室温环境中 15 min，以避免过冷的滴眼液导致眼部不适。

2. 眼科外用制剂的有效期不等于保质期，眼科外用药外包装上注明的有效期限一般为 2~3 年，只适用于未开启使用前，在开启后一般只能保存 1 个月，剩余的应丢弃。有些不含人工防腐剂或特殊成分的滴眼液，可能要在更短的时间内用完，如人造泪液，需要在开启后 24 h 内用完。因此，眼科外用制剂拆封后应用笔标示开启日期。

3. 有些滴眼液稳定性差，需临时新配，如利福平滴眼液、白内障滴眼液，药物与溶剂分别存于包装内，用前再将药粉或药片放在溶剂中，全部溶化后方可使用。注意这类滴眼液不加药物只点溶剂是毫无治疗作用的，药片有的是放在溶剂瓶子顶端的小盖内，使用时不要忘记放入，这类药水配好应在一定期限内用完，过期后不宜再用。

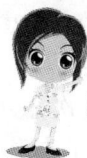

贴心药师

1. 滴眼液分好多种类，虽然许多眼部疾病都有红肿疼痛的症状，但其发病机理却可能完全不一样，眼部如有不适，应先于眼科医生就诊，作出诊断后再对症下药。

2. 由于绝大多数滴眼液中含有防腐剂，如长期频繁滴眼，会对眼表组织产生药物毒性反应，引发眼红、畏光、流泪和视力下降。

3. 激素类滴眼液副作用大，长期滥用可导致药物性青光眼、药物性白内障、单纯疱疹性角膜炎等,应在医师或药师的指导下用药,避免副作用的伤害。

4. 非眼科专用的药品的制剂标准与眼科用药不一样,滥用于眼部会产生不良刺激,造成严重后果。眼部禁用非眼科专用的药品,如皮肤科外用药品等。

5. 应向患者说明,有些滴眼液(如阿托品滴眼液、复方托吡卡胺滴眼液等)用后会出现视力改变,这是正常现象,停药后视力即可逐渐恢复,视力改变期间不宜驾驶车船、操作机器及高空作业。使用滴眼液后若有其他异常不适应向医生反映,确定是否为正常现象,必要时停药或采取相应处理措施。

（杨木英）

第五节　鼻部外用制剂用药指导

一、鼻部外用制剂概述

鼻部外用制剂常见的有滴鼻剂、喷鼻剂及软膏等,常用的药物有鼻减充血剂、糖皮质激素、抗组胺药,鼻部感染的还会用到抗菌药物。鼻部外用制剂主要起收缩鼻黏膜、湿润及消炎等作用。

一些新制剂也可通过鼻腔黏膜给药,达到全身治疗作用,可提高给药依从性,如鲑鱼降钙素鼻喷剂等。

常见的有以下几种:

(一)滴鼻剂

系指由药物与适宜辅料制成的澄明溶液、混悬剂或乳状液,供滴入鼻腔内用,也有厂家将药物以粉末、颗粒、片状的形式包装,另备溶剂,在临用前配成澄明溶液或混悬液。

常用滴鼻剂有 1%麻黄素滴鼻液、氯麻滴鼻液、呋麻滴鼻液、复方薄荷油滴鼻液、液体石蜡油滴鼻液等。

(二)鼻喷剂

是专供鼻腔使用的气雾剂,其包装带有阀门,使用时挤压阀门,药液以雾状喷射出来,供鼻腔外用。

常见的鼻喷剂有布地奈德鼻喷剂、丙酸氟替卡松鼻喷雾剂、曲安奈德鼻喷剂、左卡巴斯汀鼻喷剂、鲑鱼降钙素鼻喷剂(起全身作用)等。

(三)软膏

常见的有红霉素软膏、莫匹罗星软膏等,外用于鼻黏膜,治疗鼻腔局部破溃后导致的细菌感染。

二、鼻部外用制剂给药方法

(一)滴鼻液的使用方法

1. 使用前遵医嘱擤出鼻涕或回吸后从口中吐出鼻涕,如果鼻腔内有干痂,可用温盐水清洗,这样有利于药物发挥疗效。

2. 滴鼻时,患者可取仰卧位,肩与床沿平齐,头后仰下垂,使鼻孔垂直朝上;或肩下垫枕头,头尽量后仰,下巴朝上,使头部与身体成直角,头低肩高;也可采取坐位,头尽量后仰,鼻孔朝上。

3. 遵医嘱向每侧鼻孔滴入滴鼻液 3~5 滴,30 s 后头向左、向右偏斜各 30 s,然后头恢复原位维持 30 s,最后坐起将头向前低垂 30 s,采用这样的方式可使滴入的药液充分分布于整个鼻腔组织。也可遵医嘱根据病情采取合适的体位或适当延长各种体位的保持时间。

(二)鼻喷剂的使用方法

1. 使用前遵医嘱擤出鼻涕或回吸后从口中吐出鼻涕,如果鼻腔内有干痂,可用温盐水清洗,这样有利于药物发挥疗效。

2. 如药品性状中提及为混悬液的鼻喷剂,每次使用前均应先摇匀。

3. 头可保持直立或稍向前倾。

4. 手持药瓶,将喷嘴放入一侧鼻孔,喷嘴方向对着该侧眼内角,避免直接喷向鼻中隔,喷药的同时轻轻地用鼻吸气 2~3 次,另一侧鼻孔喷法同上。遵医嘱决定是否需要重复步骤。

5. 用毕后可用凉开水冲洗喷头。

三、药师指导

1. 使用鼻部外用制剂前,可遵医嘱先清洁鼻腔或清除鼻腔内分泌物,有利于药物发挥疗效。如有鼻涕,将鼻涕回吸后经口吐出是比较安全有效的方法。

2. 制剂性状描述为混悬液或混悬浮液的,用前需振摇药瓶,以获得浓度均匀的药液。

3. 喷雾剂在第一次使用时应先振摇药瓶,向空气中喷压数次,获得均匀的喷雾后再使用。

4. 药瓶口或喷头不应直接接触鼻黏膜,以免造成鼻黏膜的局部损伤。同样地,为了防止对剩余药品造成污染,滴瓶口也应尽量避免接触鼻黏膜。在抽出鼻喷器之前,要始终按压喷雾器,以防将鼻中的黏液和细菌吸入药瓶中。

5. 鼻部外用制剂使用时体位要正确,才可以让药液充分作用于鼻腔组织,发挥最佳疗效。用药时勿做吞咽动作,以免药液进入咽部引起不适。

6. 如果同时使用几种鼻部外用药,需间隔 20~30 min,但若几种药中包括具有减充血滴鼻作用的滴鼻液,如麻黄素滴鼻液时,应先使用具有减充血作用的滴鼻剂,间隔 5~10 min 后就可以再用其他鼻部外用药。使用的次数及滴数需遵医嘱。

7. 对于鼻侧切开和上颌骨切除的病人,为防止鼻腔或术腔干燥,滴鼻后,嘱病人向患侧卧位,使药液流入术腔。

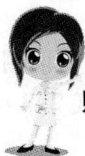

贴心药师

1. 关于减充血剂的使用

减充血剂如麻黄素滴鼻液、羟甲唑啉滴鼻液等,其临床效用主要为解除鼻塞,改善鼻腔通气引流,但不能长期滥用。这类药物一般连续应用不能超过七天,否则可能引起药物性鼻炎,使鼻腔更为阻塞。此外,由于鼻黏膜对药物具有一定的吸收作用,如果药量过大或患者耐受性差,可引起患者的心血管反应或中枢症状,故高血压患者应慎用。另外,糖尿病、青光眼、前列腺肥大以及肝肾功能不良的患者也应注意。小儿应用该类药物时浓度或剂量应根据年龄低于成人。

2. 关于鼻部抗菌药物的使用

鼻内给药不宜局部滥用抗菌药物。因为鼻黏膜表面有黏液纤毛毯的运动,黏膜表面成分不适于细菌滋生繁殖,故细菌感染性炎症主要发生在黏膜深层。因此,鼻内滴入或喷入抗生素多无明显作用,且很难进入鼻窦窦腔。但萎缩性鼻炎、鼻硬结、不动纤毛综合征等疾病,由于鼻黏膜表面黏液纤毛功能障碍,黏膜表面易形成结痂,细菌得以在痂皮下滋生,此时可考虑局部应用抗生素。为减少耐药菌株的产生,大部分抗菌药物均不宜鼻内局部使用。抗菌药物谨遵医嘱用在急性细菌性鼻窦炎和慢性鼻窦炎急性发作或有化脓性并发症的患者,或者遵医嘱在围手术期用药。

3. 关于激素的使用

糖皮质激素类如丙酸倍氯米松、丙酸氯替卡松、布地奈德、曲安奈德、糠酸莫米松等,均制成鼻腔用药,是临床治疗过敏性鼻炎、慢性鼻-鼻窦炎、鼻息肉的常用药物。在常规剂量下使用是安全、有效的,很少会产生全身多种不良反应,例如满月脸、水牛背等。应用时应严格按照推荐剂量,掌握正确方法。对儿童患者应选择生物利用度低的药物,如用地塞米松滴鼻液极易吸收至全身,用药时间长或剂量过大可产生明显全身副作用,应慎重选用。

4. 注意保管要求

一般置于阴凉处保存,不超过30 ℃即可,但不得冷冻。特殊要求的应仔细看说明书,如鲑鱼降钙素鼻喷剂(密盖息®)要求置于冰箱内(2~8 ℃),不得冷冻,一旦开启使用,必须直立于室温条件下(不超过25 ℃),最长可使用4周。

附:常用鼻喷剂使用指导

布地奈德鼻喷剂(雷诺考特)使用说明

左手喷右侧鼻孔,右手喷左侧鼻孔,避免直接喷向鼻中隔。注意:第一次用药前,振摇药瓶然后向空气中喷压药剂数次,以获得均匀的喷雾。若一整天不使用,再次使用前需重复上述操作,此次只需对空气喷压一次即可。

1. 擤鼻,振摇药瓶,打开棕色的保护盖。

2. 照图示姿势握住药瓶(可参考说明书中的图解)。

3. 将喷头插入鼻孔,喷压处方规定的剂量。同法在另一鼻孔喷药。

4. 盖上瓶盖,喷药次数不要超过医生处方量。

盐酸左卡巴斯汀鼻喷雾剂(立复汀®)使用说明

本品为微悬浮液,用前必须摇匀。患者在用药前必须清洗鼻道(如擤鼻涕等),喷药时将药物吸入。第一次喷药前将气雾泵源充满,直至能很好地喷出气雾,然后再开始使用。

鲑鱼降钙素鼻喷剂(密钙息®)给药装置使用说明

在首次使用鼻喷瓶前,按压驱动装置三次,以启动喷药泵(直到鼻喷瓶颈边缺口的计数窗显示绿色)。无论何时,若喷药嘴阻塞,请用力按压驱动装置以排除阻塞,但千万不要用针或其他尖锐的物体来排除阻塞,因为这样可能会损坏喷药装置。

1. 取下瓶盖。

2. 初次使用,手持鼻喷瓶,用力按压瓶帽,至出现"咔嗒"声,然后放松。重复操作三次,瓶帽缺口显示绿色,鼻喷瓶已准备好可以使用了。

3. 将头略向前倾,将鼻喷瓶口插入一侧鼻孔,确保瓶口与鼻腔成直线,以便鼻喷剂充分扩散。按压瓶帽一次然后松开,瓶帽缺口计数窗显示1。

4. 喷药一个剂量后,用鼻子深吸气几次,以免药液流出鼻孔。不要立即用鼻孔呼气。

5. 如果医生让你一次用药两喷,在另一个鼻孔重复操作一次。

6. 每次用完后盖好瓶盖,以免瓶口堵塞。

7. 喷药16次后,瓶帽缺口显示红色标记,并且按压瓶帽会感到明显的阻力(警告停止)。小部分药液(技术余量)残留在瓶中。

8. 任何情况下都不要试图用针或尖锐物品扩大喷嘴,这将损坏装置,不要拆开装置,如果有疑问请向医生咨询。为保证药量充足,在贮存和运输的过程中应直立放置。

9. 鼻喷瓶一旦开启使用,必须在室温放置,最长可使用4周。

(杨木英)

第六节 鼻饲给药用药指导

一、鼻饲给药概述

鼻饲给药是指对不能经口进食或给药的患者通过鼻饲法将肠内营养制剂和药物喂给患者,如昏迷、口腔疾患、口腔手术后、上消化道肿瘤、吞咽困难、早产、病情危重、拒绝进食等患者,以保证患者的营养和治疗的需要。

二、鼻饲给药的给药方法

(一)分次推注法

定时(4~6次/天)用注射器推注营养液,每次管饲量不超过200 mL。该操作简单易行,但温度不易控制,操作时易污染,易发生误吸、反流等并发症。

(二)间歇滴注法

在1~2 h左右的时间内将一瓶营养液给患者输注,4次/天,可按正常的用餐时间进行。

(三)连续滴注法

通过胃肠输注泵每天持续均匀输注营养液, 从每小时20 mL开始,逐渐增加,一般每小时不超过100~120 mL。

三、药师指导

(一)鼻饲管的选择

1. 临床上常用的鼻饲管根据导管尖端放置位置的不同分为鼻胃管和鼻十二指肠/空肠管 (简称鼻肠管)。长度分别为80 ~ 110 cm 和150~170 cm。

2. 在胃内吸收的药物应当经过鼻胃管将药物输注至胃内,如胃蛋白酶等制剂,而需要在肠中吸收的药物应经鼻肠管给药,如质子泵抑制剂、胰酶等。

（二）鼻饲药物剂型选择

鼻饲药物应尽可能使用液体制剂，若该药物没有液体剂型，可以将固体片剂研成粉末状，并在温水中充分摇匀后，用注射器经鼻饲推入胃肠道内，要注意尽量细腻均匀以防堵塞鼻饲管。

需要注意的是有些药物不能研碎，因为有些剂型研碎服用不但达不到应有的效果，还可能因为瞬时药物浓度过高，药物作用时间缩短造成药效降低，产生不良反应。这些剂型主要为以下几种：缓释、控释片(胶囊)，多层片和包衣片等。

（三）鼻饲药物的给药时间

有些药物会与食物相互作用而影响其吸收，需在鼻饲肠内营养液前用，而有些药物会刺激胃肠道，应在鼻饲肠内营养液后用。因此，在药物灌注的前后均需有一个中断喂养的间歇时间。应根据药物性质严格掌握给药时间，如临床上为了防止鼻饲时胃-食管反流的发生，常用多潘立酮，就需要在鼻饲营养制剂 30 min 前灌入。

（四）鼻饲药物相互作用

鼻饲给药同样要考虑药物间的相互作用，如肠内养液中的常见元素(钙、镁)与四环素、喹诺酮类药物可形成络合物，减少两药成分的吸收。酸性药物可使整蛋白型肠内营养剂(安素®、能全力®)中的蛋白质凝固，既影响药效，也易发生鼻饲管堵塞。因此一般情况下口服药物不能放入肠内营养液中混合滴注，应单独碾碎稀释在液体中缓慢注入。同时使用一种以上的药物通过鼻饲管灌入时，应分开注入。

（五）鼻饲给药的注意事项

1. 上消化道出血、食管静脉曲张或梗阻以及鼻腔、食道手术后的病人禁用鼻饲法。

2. 任何情况下鼻饲给药都不要使用用于肠外营养的输液泵，因为有可能将肠内、肠外营养制剂混淆使用。

3. 目前尚无专为鼻饲设计的药物剂型，也没有药物与药物、药物与肠内营养之间相容性的足够信息，因此要研碎某一药物给予鼻饲给药时，应先找到该药的药品说明书，仔细阅读，确定是否可研碎，胶囊是否可打开溶化。应根据具体的病情选用其他的药物或换用其他的剂型。

4. 鼻饲液应现配现用，严格无菌操作，低温冰箱保存放置时间不超过 24 h。在灌注时注意掌握"三度"，即鼻饲液的浓度、温度、速度，具体来说鼻饲液不宜过稠过浓，温度应在 38~40 ℃，流经鼻饲管的速度不宜过快，每次注入量不超过 200 mL。

5. 鼻饲时应遵循由少到多逐渐加量，速度由慢到快，营养液的温度由低到高的原则。鼻饲早期应采用连续缓慢滴注法，使病人胃部容易耐受，以后逐渐加速，直到过渡到间歇喂食，达到早期肠内营养支持成功的目的。

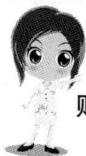

贴心药师

1. 鼻饲用物每日需消毒一次，鼻饲患者则需每日口腔护理二次，减少感染的发生率。

2. 鼻饲过程中应询问患者有无腹胀及腹部不适等感觉，如有异常应立即停止。

3. 每日检查胃管插入的深度，鼻饲前应检查胃管是否在胃内并检查有无胃潴留。当胃内容物大于 150 mL 时应减量或停止鼻饲。

4. 长期鼻饲者应定期更换鼻饲管。

5. 鼻饲前后均应用温开水冲洗鼻饲管。

（郑薇）

第七节 耳部外用制剂用药指导

一、耳部外用制剂概述

耳部常见的疾病有外耳道炎、中耳道炎及耵聍栓塞等,常见的外用制剂有洗耳液与滴耳液两种。

对于急、慢化脓性中耳炎伴有鼓膜穿孔的患者可先用洗耳液洗净分泌物,常用 3%过氧化氢溶液。该药液被组织中的过氧化氢酶分解,可在局部产生泡沫,释放出新生态氧,起杀菌作用。

常见的滴耳液有氧氟沙星滴耳液、环丙沙星滴耳液、5%碳酸氢钠滴耳液、硼酸酒精滴耳液、2%酚甘油滴耳液、氯霉素甘油滴耳液等,主要有软化耵聍、止痒、收敛、消炎、润滑等作用,用于治疗外耳道炎、中耳炎,以及耵聍栓塞,取外耳道昆虫等异物。

二、耳部外用制剂给药方法

(一)洗耳液的给药方法

鼓膜有穿孔的急、慢性中耳炎患者常常伴有流液或者流脓,需遵医嘱用洗耳液清洗患耳。清洗时用医用小棉签蘸取 3%过氧化氢溶液清洗患耳,再用干棉签拭干后使用滴耳液。

(二)滴耳液的给药方法

1. 用药前,最好将滴耳液用手捂热或放在温水中稍稍温一下,使其接近体温,过凉或过热容易刺激内耳,引起眩晕、恶心、呕吐等不适感。

2. 滴耳时患者取平卧位侧头或侧卧位为佳,也可取坐位,头偏向健侧,患耳朝上。成人滴耳时,将耳廓向后上方牵拉,充分暴露耳道。小儿滴耳时,耳廓应向后下方牵拉。

3. 向外耳道内滴入 3~5 滴药液,尽量避免瓶口碰触耳道。反复按压耳屏并拉耳廓数次,使药液流入中耳。

4. 滴耳液使用后保持原体位 10 min,让药液在耳道内充分作用,即通常所说的"耳浴",这样可增加滴耳液的局部作用时间,提高治疗效果。稍事休息,遵医嘱更换另一只耳朵。

三、药师指导

(一)用药注意事项

耳部器官狭小深在,构造精细,中耳鼓膜菲薄,中耳黏膜细嫩,有敏感神经分布,与内耳淋巴液有薄膜相隔,这些特点要求耳部用药应遵循下述原则:

1. 使用混悬药液前应先摇匀。

2. 反复按压耳屏并拉耳廓数次,以产生正负压力变化,有利于药液流入中耳,按压耳屏以感耳塞或鼻、咽部有药味为佳。

3. 滴入滴耳液后保持原体位 10 min,让药液在耳道内充分作用,即"耳浴",这样可增加滴耳液的局部作用时间,提高治疗效果。特别是治疗耵聍栓塞、软化耵聍的药物如碳酸氢钠滴耳液等,滴入药液量要多几滴,滴药后让药液浸泡耵聍 10 min 左右,同时拉耳廓数次,利于松动耵聍栓,便于取出。可事先告知患者滴药后可能有耳塞、闷胀感,以免患者不安。每日滴耵聍软化液 3~5 次,连续 3 d,等耵聍软化后再到医院用温水将耵聍冲出或用吸引器慢慢将耵聍吸出。

4. 如果需要用两种或两种以上的滴耳液时,使用一种后需间隔 30 min 左右再使用另一种。

5. 滴耳后有耳塞、刺痛或烧灼感等异常不适,应向医生反映,确定是否为正常现象,必要时停药或采取相应处理措施。医务工作者也可事先向患者说明一些用药后的正常反应,避免患者恐慌,例如 4% 硼酸酒精滴耳液在滴耳时若有短时间刺痛感,为正常反应。

6. 在药物选择方面可注意以下几点:具有耳毒性的药物如链霉素、庆大霉素、新霉素等滴耳液不宜使用,因其可透过圆窗膜进入内耳,容易损伤内耳神经;有腐蚀作用的药物不可随意使用,如鼓膜已有穿孔者禁用酚类制剂,因酚、苯酚等有一定的腐蚀性,可损伤中耳黏膜;尽量不要使用有色滴耳液,以免有色液体使鼓膜模糊,影响医生检查。

7. 外耳道炎和耳道霉菌病患者应找专科医生检查,取外耳道分泌物做细菌培养和药敏实验,根据检验结果选择合适的药物,做到对症用药。连续用药 3 d 患耳仍然疼痛,应停止用药,及时去医院就诊。

8. 中耳炎的治疗时要保持鼻腔及咽鼓管的通畅, 所以医师有时会在处方中使用减充血剂,如羟甲唑啉鼻喷剂或麻黄素滴鼻液用于鼻腔,药师要交代患者这药是用于鼻腔的,而不是用于耳朵的。

(二)特殊人群用药指导

1. 儿童滴耳时,可将患儿头部靠在家长的大腿上,患耳朝上,小儿应将耳廓向下牵拉进行滴耳。

2. 婴幼儿禁用氨基糖苷类抗生素滴耳液,如硫酸链霉素滴耳液,因为这类药物作用于中耳局部可引起内耳中毒,造成不可逆转的损伤,影响婴幼儿的听力。

3. 将滴耳液用手捂热或放在温水中稍稍温热再滴入患儿耳道,特别是冬天,这样做可避免冰冷的药液刺激耳道,减少患儿用药不适感,有利于配合治疗。

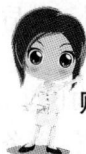

贴心药师

注意以下几点可在一定程度上预防中耳炎。

1. 有的人擤鼻涕时用两手指捏住两侧鼻翼, 用力将鼻涕擤出。这种擤鼻涕的方法不但不能完全擤出鼻涕而且很危险,鼻涕中含有大量的病毒和细菌,如果两侧鼻孔都捏住用力擤,压力迫使鼻涕向鼻后孔挤,到达咽鼓管引发中耳炎。

因此要注意正确的擤鼻方法:回吸鼻涕后经口吐出比较安全,这样不容易损伤鼻黏膜;也可用手指按住一侧鼻孔,稍用力向外擤出另一侧鼻孔的鼻涕,用同法再擤另一侧。如果鼻腔发堵鼻涕不易擤出时,可先用麻黄素滴鼻液滴鼻,待鼻腔通气后再擤。

2. 改变不良的哺乳习惯,哺乳时小儿不要平卧,头部要高一些,以防奶水经咽鼓管进入中耳而导致中耳炎。

3. 洗澡、游泳时避免污水流入外耳道,不慎流入的污水应及时清理干净。

4. 挖耳可损伤耳道,引起炎症,因此需避免挖耳等不良习惯。

5. 积极预防上呼吸道感染,注意休息,营养合理,增强机体抵抗力。

(杨木英)

第八节 口腔或咽喉给药用药指导

一、口腔或咽喉部位常用制剂概述

通过口腔部位及咽喉部位给药主要有两个治疗目的:一是经口服或舌下含服药物起全身治疗作用;二是在口腔及咽喉患处起局部治疗作用,如漱口液、口腔含片、喷雾剂、膜剂、散剂、凝胶剂、雾化溶液等。

口服给药及舌下给药在第二章第一节"口服制剂用药指导"中介绍,本章仅介绍经口腔或咽喉部位起局部治疗作用的给药方法。

(一)含漱剂及其作用

含漱剂即老百姓常说的漱口水,起口腔或咽喉部位清洗、去臭、防腐、收敛、止痛和消炎的作用。

含漱剂常为水溶液,含少量甘油和乙醇,溶液中常加适量着色剂,只可外用漱口,不可咽下。含漱剂可直接含漱,也可制成浓溶液,用时稀释,有的制成固体粉末,用时溶解。含漱剂要求微碱性,有利于除去口腔的微酸性分泌物,溶解黏液蛋白。

含漱剂一般分为保健性及治疗性两种。保健性含漱剂一般口感比较舒适,主要成分是口腔清新剂,用于去除口臭、清新口气等;治疗性含漱剂如醋酸氯己定溶液、3%硼酸溶液、复方硼酸溶液、呋喃西林漱口液、西吡氯铵含漱液、浓替硝唑含漱液等,有抗菌、消炎、防腐的作用。

(二)口腔含片及作用

口腔含片主要用于治疗口腔炎、口腔溃疡、咽炎及喉炎等。含片含有在口腔中释放的药物成分,起到缓解喉咙疼痛、止咳或杀菌的作用,如溶菌酶含片、西地碘含片、地喹氯铵含片、克霉唑含片,还有中成药口含片,如金嗓清音丸、双黄连含片、西瓜霜润喉片等,有清热解毒、化痰利咽、消肿止痛的功效。

(三)喉部喷雾剂及作用

喉部喷雾剂主要有金喉健喷雾剂、西瓜霜喷剂,有清热解毒、消肿止痛的作用。

(四)蒸汽吸入的药物及作用

如复方安息香酊、薄荷醑、苏打片、紫苏等,通过蒸汽吸入挥发性的药物,用于治疗鼻、咽、喉部疾病。

(五)其他

1. 膜剂:常用的有复方庆大霉素膜、利福平口腔药膜、甲硝唑膜、地塞米松粘贴片等,有抗菌、消炎、止痛的作用。

2. 凝胶剂:常用的有重组人表皮生长因子凝胶、重组牛碱性成纤维生长因子凝胶、重组干扰素喷雾剂等。

3. 散剂:常用的有珠黄散、青黛散、冰硼散、养阴生肌散、西瓜霜、锡类散等,有清热泄毒、收敛生肌的作用。

4. 液体制剂:常用药物为0.5%盐酸达克罗宁溶液、1%普鲁卡因溶液、2%利多卡因溶液,有局部麻醉止痛作用。

5. 其他:如碘甘油、地塞米松甘油糊等。

二、口腔或咽喉部位外用药给药方法

(一)含漱剂

使用含漱剂时应看清使用方法,用原液或按规定比例配制药品(或稀释药液),取 10~15 mL 含于口中,约 2~5 min 后吐去,不得将药液吞服。

刷牙后不要立即使用洗必泰漱口水,因为牙膏中的表面活性剂会抑制洗必泰的抗菌作用。幼儿及恶心、呕吐者不宜使用。

(二)口腔含片或口含滴丸

将含片或滴丸置于口腔内含服,尽量贴近舌根部。应让含片或滴丸在口中缓慢溶解,含服的时间越长,局部药物保持作用的时间越长,疗效就越好,所以使用口腔含片、口腔滴丸时不应咀嚼,也不宜将药物直接吞服。

(三)喉部喷雾剂

喉部喷雾剂直接喷于溃疡处或喉部。使用粉剂喷雾剂时,用前应振摇,同时别将嘴对着喷口呼气,以免药物因呼出的热气而受潮结块,导致药物难以喷出。将黏附在喉部的喷雾剂吞咽一般没有害处,但如果发现胃部不适,则不要咽下。

(四)蒸汽吸入

每日数次,可用蒸汽吸入器进行,也可用一个大口杯,盛满刚煮沸的开水,放入适量药物,患者张口对着热蒸汽作反复深吸气,至蒸汽消失为止。蒸汽的温度不可太高,以免烫伤。治疗后稍事休息再外出,以免受凉。

(五)其他口腔及咽喉部用药方法

口腔及咽喉部还经常使用膜剂、凝胶剂、散剂、液体、甘油剂等,在使用时可先用消毒棉签拭净患处,再将药剂直接置于局部使用。

1. 口腔溃疡膜:取略大于患处面积的药膜贴敷于患处,一日 3

次。药膜敷贴后,舌尖或口腔黏膜有轻微麻木感觉是药物的正常作用,作用过后即消失。频繁应用糖皮质激素类药物如地塞米松粘贴膜可引起局部组织萎缩,由皮肤、黏膜等部位侵入的病原菌不能得到控制,还可引起继发真菌感染等,对口腔内有真菌感染者禁用。

2. 重组人表皮生长因子凝胶、重组牛碱性成纤维生长因子凝胶、重组干扰素喷雾剂等,使用时遵医嘱要求喷涂于患处即可。

三、药师指导

1. 在进行口腔或咽喉部位的治疗后,30 min 内不能用清水漱口,也不宜立即饮水或进食,以免降低药物在局部的治疗浓度,影响治疗效果。

2. 健康人的口腔里存在一些正常菌群,长期局部使用治疗性的药物,会导致某一种类细菌被过度抑制,从而导致口腔内菌群失调,不利于口腔健康,会使味觉降低,并抑制唾液的分泌,造成口干、灼痛等不适症状。因此,口腔或咽喉部位的药物需要在医生的指导下有选择地使用,不能自行长期频繁使用。

3. 对于口腔溃疡及慢性咽炎等疾病,不建议患者擅自使用抗菌药物,必须在医生指导下明确感染后使用,以免引起耐药及二重感染。

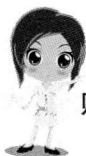

贴心药师

1. 为了防止口腔疾病的发生,应注意去除各种诱发因素,保持口腔清洁卫生,调节生活工作规律,调整情绪,均衡饮食,禁吃刺激性食物,戒除烟酒,改善工作和生活环境,避免吸入粉尘及有害气体,积极治疗鼻和鼻咽部慢性炎症,纠正便秘和消化不良,治疗全身性疾病以增强抵抗力,这些对防止口腔疾病的发生甚为重要。

2. 如果口腔溃疡经久不愈、反复发作且溃疡处或口腔内组织有糜烂、硬化等情况,或者在身体其他部位,如颈、背部、生殖器附近有溃疡发生,一定要及时就医,不可自行诊断随便用药,以免耽误病情。

3. 咽喉部神经敏感, 刺激性强的药物易引起咽反射如恶心、呕吐等。另外,咽喉部空气流量大,不宜长期用粉末剂以防加重咽部干燥感,每次量不宜太大,以免呛咳。

附:常见口腔及咽喉部位药品的使用指导

氯己定溶液

1. 药理作用:抗菌消炎防腐,减少牙菌斑的形成。

2. 用法:含漱。一次 15 mL,一日 3~4 次。

3. 注意事项:

(1)一般的牙膏中均含有阴离子表面活性剂,与氯己定可产生配伍禁忌,使用含氯己定的含漱剂均需间隔 30 min 后才可刷牙。

(2)长期含漱可使牙齿着色,停药后,经洁治可清除牙齿的色素,但义齿上的着色不易清除。

(3)用药期间舌苔可能成黑褐色,停药后自行消失,饮茶、饮酒等可加重这种现象。

(4)宜饭后使用。

(5)味苦,含漱后可使味觉有短时的改变,停药后恢复。少数患者用 0.2%溶液含漱后可有牙龈表面剥脱、发红、轻度不适或疼痛,停药后自愈,用 0.12%溶液可避免发生此现象。

聚维酮碘溶液

1. 药理作用:有抗菌消炎防腐作用。

2. 用法:取一份药液加 9 份凉开水稀释混匀后,一次 15 mL,一日 3~4 次,饭后含漱。皮肤消毒、口腔溃疡消毒,可用棉签蘸取少量,由中心向外周局部涂搽。

3. 注意事项：

(1)本品为外用药,切忌口服,如误服中毒,应立即用淀粉糊或米汤洗胃,并送医院救治。

(2)用药部位如有烧灼感、红肿等情况应停药,并将局部药物用清水洗净,必要时向医师咨询。极个别病例用药时创面黏膜局部有轻微短暂刺激,片刻后即自行消失,无须特别处理。

(3)对碘过敏者、孕妇及哺乳期妇女禁用。过敏体质者及甲状腺疾病患者慎用。

(杨木英)

第九节　生殖系统外用制剂用药指导

一、生殖系统外用制剂概述

生殖系统外用制剂常见的有阴道用的片剂、栓剂、洗液、坐浴溶液等,给药方式有阴道给药、外阴清洗、阴道冲洗、坐浴、会阴用药、直肠给药等,主要有治疗阴道炎、外阴炎、妇科手术预防感染等作用。

(一)外阴清洗

外阴清洗常用的有温开水、日舒安、皮肤康、高锰酸钾、新洁尔灭等,可保持外阴清洁。

(二)阴道冲洗

阴道用冲洗液常见的有 0.2%聚维酮碘溶液、1:5000 高锰酸钾溶液、0.02%苯扎溴铵溶液、0.05%醋酸氯己定溶液等,一般用于阴道手术前准备及阴道炎症,具有皮肤及黏膜局部清洗消毒的作用。

(三)坐浴

坐浴的常用药有中药洗液(日舒安、皮肤康等)、高锰酸钾溶液、醋酸溶液或乳酸溶液,用于治疗外阴炎、阴道炎、肛周瘙痒、肛裂、痔疮、前列腺炎等。通过坐浴能使人体局部血液循环改善,肌肉松弛,感觉良好,从而达到消炎、消肿、止痛的目的。

（四）阴道给药

阴道炎、宫颈炎患者需阴道给药进行局部治疗,单纯阴道给药可由患者经医护人员指导后自行完成,复杂的阴道或宫颈上药多由医护人员操作实施。

阴道给药可起到局部高浓度的治疗作用,常见的多为阴道片（或阴道泡腾片）、阴道栓、阴道用软膏和霜剂。特别是阴道泡腾片,加入了泡腾崩解剂,具有崩解快、起效迅速、提高药物与病变部位接触面积的特点。阴道用栓剂在常温下为固体,塞入人体腔道后,在体温下迅速软化、熔融或溶解于分泌液,逐渐释放药物产生局部或全身作用。

（五）会阴给药

会阴常用的外用药有软膏类如冰黄软膏、联苯苄唑乳膏以及干扰素喷雾剂等。如干扰素喷雾剂经皮肤或黏膜给药,可通过皮肤和黏膜上皮吸收,直接在局部发挥抗病毒作用,部分由皮肤分泌作用以原形清除,用于由病毒引起的生殖器疱疹及尖锐湿疣的辅助治疗。

（六）男性生殖系统用药

男性生殖系统疾病常见有细菌性、真菌性及滴虫性的阴茎炎或龟头炎,常为包皮过长、包茎或性伴侣交叉感染引起。

1. 液体:3%硼酸溶液、0.1%雷夫奴尔溶液、2%~4%碳酸氢钠溶液、0.5%~2%乳酸溶液、0.5%醋酸溶液、1:5000 高锰酸钾溶液等。

2. 软膏:如硝酸咪康唑软膏、克霉唑软膏等。

二、生殖系统外用药给药方法

（一）外阴清洗的方法

1. 日常清洗:每天晚上用干净的温开水清洗外阴。

2. 医嘱清洗:对于已有症状的患者,可遵医嘱用药液清洗。洗净双手,取适量药液,揉搓于外阴部,让药液在局部保留作用一会儿,再用温开水洗净即可。

(二)阴道冲洗的方法

阴道冲洗多在医院内由护士操作,带回家用的需配有简易的阴道冲洗器。使用时将尖端轻轻插入阴道,挤压冲洗器底部,药液流出冲洗阴道。

(三)坐浴的方法

1. 准备坐浴盆 1 个、温开水(40 ℃左右)3000 mL、干净毛巾一块。坐浴溶液水温应适当,防止温度过高引起局部烫伤。

2. 根据医嘱选择并配制坐浴溶液。坐浴制剂应遵医嘱选择,溶液严格按比例配制,浓度过高容易造成患者皮肤黏膜损伤,浓度过低则会影响治疗效果。

3. 患者将臀部和外阴部浸泡在一定浓度的药液或制剂中 15~30 min,一般坐浴液面应达耻骨联合上缘及尾骨尖。见图 2-5。

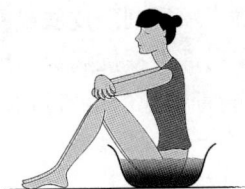

图 2-5　坐浴方法

4. 坐浴结束后用干净毛巾擦干患者外阴部及臀部。老人及体弱者坐浴时应有人在旁护理,注意保暖,防止滑倒、晕倒等意外发生。

(四)阴道给药的方法

1. 去掉药品外包装,取出药片或栓剂。如栓剂太软,则应将药品带着外包装放在冰箱的冷冻室或冰水中冷却片刻,使其变硬,除去外封物再使用。

2. 用清水或润滑剂润滑药片(或栓剂)的尖圆部。

3. 患者仰卧,将双膝屈起并分开,露出会阴部,可使用阴道放置器、戴消毒指套或清洁手指后将药物以向下、向前的方向轻轻置入阴道后穹窿深部。见图 2-6。

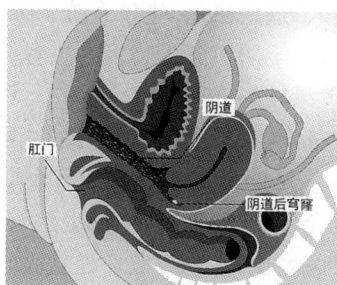

图 2-6 阴道给药

4. 置入药物后患者应合拢双腿,保持仰卧姿势约 20 min。以晚上临睡前放置药物为佳,可使药物充分作用,避免活动时药物脱落或药物遇热溶解后外流影响治疗效果。

另外,阴道用软膏和霜剂较少见,必须阅读使用说明。一般要求将给药器装在药管头上,然后从底部挤压药管直至给药器充满为止。仰卧,屈起双膝,使给药器保持水平,尖端微微向下倾斜,只要感觉正常即可,将给药器尽可能深地插入阴道,把活塞推下,将药膏或乳剂全部挤入阴道,最后取出给药器并冲洗干净备用。

(五)会阴给药的方法

遵医嘱直接将药膏或药液涂于患处,使用前清洗并擦干会阴后再行给药可提高治疗效果。

(六)男性生殖系统用药方法

男性患者使用液体制剂时可直接用溶液冲洗龟头和包皮内侧,也可用小杯盛装药液后将外生殖器浸泡 20 min 左右;使用软膏时应洗净患处,将软膏直接涂抹于患处。男性患者注意保持龟头及包皮内侧清洁,保持阴茎局部清洁,若包皮过长的患者待炎症控制后可进行包皮环切术,避免再发。

三、药师指导

1. 不能经常用碱性肥皂、高锰酸钾或新洁尔灭等清洗外阴或冲洗阴道,因为经常使用这类药物容易破坏阴道内酸性环境,致使其他致病菌乘机而入,造成泌尿、生殖系统感染。阴道冲洗必须在医师的医嘱下进行,对于阴道分泌物多的患者,可先行阴道冲洗再行阴道给药,治疗效果较好。

2. 以下情况一般不宜进行阴道治疗:女性月经期、妊娠期及产后 14 日内;阴道不规则流血患者处于流血期;外阴或臀部手术非感染性伤口未愈合者。对于无性生活史的女性用药需要在医生的指导下或由妇科医生执行,以免破坏处女膜,必要时需有家长陪同或签字许可。孕妇用妇科外用药需经医嘱,使用时注意动作轻柔,不可塞得过深,以免造成流产,或由医师进行,不使用投药器。特殊情况者需详细咨询医师。

3. 阴道或宫颈上药一般每日 1 次,患者应按医嘱所定疗程用药,即使症状迅速消失,也要完成治疗疗程。如滴虫或念珠菌生殖器感染者症状消失后还应于下次月经后继续用药 1 个疗程,巩固疗效,防止复发。

4. 用药期间一般禁止性生活,有些药物成分还会影响避孕套的避孕效果;阴道给药也存在全身吸收的特性,注意预防全身的副作用;含甲硝唑等成分的药物在阴道给药期间应注意避免饮酒及含酒精饮料,以免引起不适。

5. 阴道用的片剂或栓剂应在密封、干燥阴凉处保存,如果栓剂变软,可放入冰箱保鲜层保存,临用时取出。如干扰素喷雾剂需要放置在冰箱保鲜层。

贴心药师

生殖系统外用制剂治疗时还需要注意以下几点：

1. 注意看清用药途径：药品外包装上一般有注明用药途径，不要轻易更改，外用药切忌口服。

2. 注意个人卫生：擦拭外阴时，应从前向后擦，以免将肛门的脏物擦入阴道引起感染；清洗外阴的盆和擦布应专用，以免相互感染，尤其是患有脚癣者更不能用洗脚盆清洗，也不能用擦脚布擦拭外阴，以免引起霉菌感染；勤换洗内裤，可防止感染，将内裤及毛巾等煮沸 5~10 min 并在太阳下晒干有助于防止疾病复发。

3. 注意夫妻同治：男、女一方有生殖器感染者，可通过性生活相互传染，性生活时应使用安全套，性交后冲洗外阴部。对患者的配偶也应遵医嘱同时进行治疗，否则容易交叉感染，导致复发。

4. 注意过敏反应：对所用药品应注意看清成分，对其中所含成分过敏者慎用，用药部位如有烧灼感、红肿等情况应立即停药，将局部药物洗净并向医师咨询。

附：常见的坐浴药品介绍
高锰酸钾

机理：高锰酸钾又叫 PP 粉，是一种紫黑色固体颗粒，为强氧化剂，常配成各种浓度的水溶液作为消毒药而被广泛应用。高锰酸钾制成水溶液放出原子氧杀灭细菌。利用这个原理，在日常生活中用于蔬菜、瓜果的消毒，蛇咬伤的治疗，创面消毒，食物和药物中毒时的洗胃。将其配成 1:5000 水溶液可用于肛裂、内外痔疮、盆腔炎、阴道炎、肛瘘、前列腺炎等疾病的坐浴治疗。

方法：将盆洗净，倒入半盆温水，将适量高锰酸钾颗粒（或药片)放入水中制成 1:5000 的紫红色水溶液,浓度过浓或过稀都不合适。患者坐在盆内将患处浸泡溶液中 20~30 min 为宜,视病情每天可坐浴 2~3 次。

注意事项:

1. 取高锰酸钾时应保持干燥,以免手或接触物受氧化,氧化后产生的褐色斑会逐渐淡去,也可用双氧水或草酸拭去。

2. 高锰酸钾溶液应即配即用,久置或加温后可迅速失效,如水溶液变成褐色或砖红色,即失去效力,不可再用。

3. 高锰酸钾水溶液放出氧的速度慢,必须有足够时间与患处接触才能发挥疗效,所以,治疗时要让药液与患处充分接触 20 ~ 30 min。

4. 高锰酸钾是一种强氧化剂,注意密封保存,并防潮,保持干燥。不可和酒精、糖、碘、甘油等混在一起,以防爆炸和燃烧。

日舒安

成分:苦参、马鞭子、蒲公英、蛇床子、五倍子、百部、花椒、白矾。有清热解毒、利湿止痒的作用。

用法:外用,用时振摇,每晚睡前取本品适量加 10 倍量温开水稀释后坐浴,重症者可用药液直接涂擦患处。

附:常见的阴道给药药品介绍
双唑泰阴道泡腾片

成分:甲硝唑 200 mg、克霉唑 160 mg、醋酸氯己定 8 mg。

适应症:细菌性阴道病、念珠菌性外阴阴道病、滴虫性阴道炎以及细菌、真菌、滴虫混合感染性阴道炎。

用法:阴道给药。将本品置于阴道后穹窿部,一次 1 片,一日 1 次。连用 7 d 为一个疗程。停药后第一次月经干净后重复一疗程。用药期间不得饮酒或饮用含有酒精的饮料。

硝酸咪康唑阴道软胶囊(达克宁®)

成分:硝酸咪康唑 0.4 g。

适应症:局部治疗念珠菌性外阴阴道病和革兰氏阳性细菌引起的双重感染。

用法:阴道给药,洗净后将软胶囊置于阴道深处,每晚一次,一次一粒,连用 3 日为一疗程。即使症状迅速消失,也要完成治疗疗程。

聚甲酚磺醛阴道栓(爱宝疗®)

成分:聚甲酚磺醛 90 mg。

适应症:抗细菌、真菌和原虫感染。选择地作用于坏死组织和柱状上皮并使之变性,但对正常鳞状上皮无作用。通过使血浆蛋白凝固和显著的刺激血管收缩起到止血作用。治疗阴道炎、宫颈炎及其伴随症状(如细菌、滴虫和霉菌感染引起的白带增多)、尖锐湿疣及使用子宫托造成的压迫性溃疡等。

用法:可以隔日或每日使用一枚阴道栓剂,疗程请遵医嘱。使用时,最好取仰卧位,先将栓剂用水浸湿,然后插入阴道深部。通常以晚间睡前用药为宜。

克霉唑阴道片(凯妮汀®)

成分:克霉唑 0.5 g。

适应症:由真菌通常是念珠菌引起的阴道炎症,由酵母菌引起的感染性白带,以及由敏感菌引起的二重感染。

用法:阴道给药。睡前 1 片,1 片即为一疗程。用或不用投药器将药片置于阴道深处。一般用药一次即可,必要时可在 4 d 后进行第二次治疗。

(杨木英)

第十节 直肠给药用药指导

一、直肠给药概述

(一) 局部作用

将药物置入直肠或乙状结肠,让药物与肠黏膜密切接触,使之在病灶维持较高的浓度,可以发挥抗炎、消肿、止血、清洁等局部治疗作用。如直肠栓剂及直肠软膏直肠给药治疗痔疮,又如美沙拉嗪灌肠液经灌肠后在局部作用于肠黏膜和黏膜下组织治疗溃疡性结肠炎。

(二)全身作用

有些药物可经肠壁周围丰富的血管、淋巴管进入体循环,从而发挥全身治疗作用。如10%水合氯醛溶液灌肠用于儿童镇静,氨茶碱栓剂用于哮喘等。

药物经直肠进入血液循环。主要途径有以下几种:一是通过直肠中静脉、下静脉和肛管静脉,绕过肝脏直接进入大循环,既防止和减少药物在肝脏中发生变化,又避免了胃和小肠对药物的影响;二是通过直肠上静脉,经门静脉进入肝脏代谢后,再循环至全身;三是通过直肠淋巴系统吸收后,通过乳糜池、胸导管进入血液循环。三条途径均不经过胃和小肠,避免了酸、碱、消化酶对药物的影响和破坏作用,亦减轻药物对胃肠道的刺激,因而直肠给药有提高某些药物的生物利用度,降低某些药物副作用的优点。

二、直肠给药的给药方法

经直肠给药常见的剂型有直肠栓、直肠软膏、清洁灌肠剂以及保留灌肠剂。

下面介绍这几种剂型的使用方法及注意事项。

(一)直肠栓

直肠栓剂是将药物与适当基质混合制成的圆锥或圆柱形固体

制剂,栓剂在常温下为固体,在直肠内能迅速熔化,并与肠液混合、溶解释放出药物,发挥局部或全身的疗效。

直肠栓的使用步骤:

(1)使用前用肥皂及清水将双手洗净,并洗净肛门。

(2)将栓剂除去铝箔或塑料外包装。

(3)如栓剂有锐利的边缘,可以手紧握将之熔解。以清水或凡士林润滑栓剂的头部(尖圆的部分)。

(4)侧卧,下脚伸直,上脚膝盖向前向内屈曲,也可侧卧,双腿屈曲。儿童可伏在成人大腿上进行操作。

(5)放松肛门,用手指轻轻地将栓剂尖端朝前塞入肛门,塞入位置为栓剂尾部距肛门口 2 cm 的地方。见图 2-7。

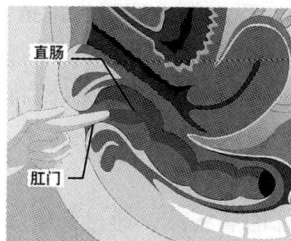

图 2-7　直肠给药

(6)慢慢地将双脚合上,保持侧卧或仰卧姿 15 min,避免栓剂滑出。

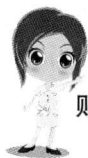

贴心药师

直肠栓使用时还需要注意以下几点:

1. 患者请尽可能于塞药前排净大便,塞药后 1 h 避免大便,这样有利于药物与肠壁接触,提高疗效。最好在睡前使用或者使用后保持 15 min 的侧卧或仰卧姿势,使栓剂不易脱出。

2. 栓剂必须贮存于阴凉处。在炎热的天气下,栓剂会变软而不易使用,可将其放入冰箱、凉水杯或流动的凉水中,直到变硬为止,通常这只需要几分钟,但要保证药品仍带有包装。请认真检查药品,如过期或已开始整体熔解均不宜使用。

(二)直肠软膏

直肠软膏多用于痔疮、肛裂等,直接作用于直肠局部,具有活血消肿、去腐生肌的作用。直肠软膏使用时患者应尽可能在用药前排净大便,用药后避免大便,有利于药物与局部组织接触,增加局部浓度,提高疗效。

1. 若需将药物涂于直肠较深部,将药盒中所附送的送药管接到软膏管上,将管口用石蜡油润滑或挤出少量软膏润滑管口,轻轻插入肛门,将合适剂量的药膏挤入即可。

2. 若药膏只需涂在肛周或浅表的患处,将药膏直接挤在清洁后的手指上或戴上指套涂抹于患处即可。

(三)清洁灌肠剂

清洁灌肠剂常用甘油灌肠液,通过润滑和刺激的作用促使肠道排便,减低肠压,达到排便或灌洗的目的。清洁灌肠常见的有大量不保留灌肠及甘油灌肠。大量不保留灌肠多在医疗机构内由医护人员执行,主要用于术前的肠道准备。患者在家中最常使用的是甘油灌肠剂,包括小剂量的开塞露(有 10 mL 和 20 mL 规格,用于治疗便秘)以及大剂量的甘油灌肠剂(有 60 mL 和 110 mL 规格,用于治疗便秘及清洁灌肠)。

清洁灌肠剂的使用步骤:

(1)打开灌肠剂,挤出少许液体润滑管口,患者侧卧,将灌肠剂管口缓缓插入肛门(成人插入 6~10 cm,小儿插入 3~6 cm)。

(2)轻轻挤压容器,将药液缓慢注入直肠内,观察液体流入及患者耐受情况。

(3)注完后,将注入管缓缓拔出,用清洁棉球按住肛门 1~2 min。

(4)嘱患者尽量忍耐,5~10 min 后排便。

(四)保留灌肠剂

保留灌肠是将保留灌肠剂自肛门灌入,保留在肠道内,通过肠黏膜吸收,起到局部及全身的治疗作用,用于镇静、催眠及治疗肠道感染。保留灌肠剂需较长时间地保留在肠道中发挥疗效。常用的有 10%水合氯醛溶液、中药灌肠剂及营养灌肠剂等。

保留灌肠疗法适用于以下情况:治疗结肠局部疾患,如溃疡性结肠炎等;药物容易被胃酸破坏或药物对胃黏膜有较强的刺激性;为了避免药物的肝脏首过作用,避免药物失效;由于各种原因,患者无法口服给药;让药物更好地作用于直肠临近器官组织,如用于治疗前列腺炎或不孕症等。

保留灌肠剂使用步骤:

(1)遵医嘱配制保留灌肠药液,混匀并温热,使其接近体温(39~41 ℃),需注意药液量以 50~100 mL 为宜,不宜超过 200 mL,药液过多不易保留。

(2)患者排便后,取左侧卧位,臀部移至床边,暴露臀部,右腿屈膝,左腿自然伸直,也可双腿屈曲,臀下垫毛巾,臀部可垫高约 10 cm,有利于药液的保留,必要时准备便盆。

(3)用石蜡油润滑肛管并插入 15~20 cm(图 2-8)。液面至肛门的高度应小于 30 cm,缓慢注入药液,如有便意,可稍后再注入。如果药液流入受阻,可边旋转边挤捏肛管。

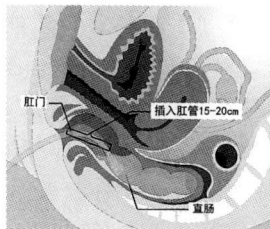

图 2-8　保留灌肠

(4)药液注入完毕后,反折肛管并拔出,擦净肛门。

(5)根据病情,遵医嘱取合适的体位休息,嘱患者尽可能忍耐,让药液至少保留 20~30 min,也可整晚保留,保留时间越久效果越好。

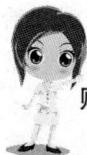

贴心药师

保留灌肠剂使用时还需要注意以下几点:

1. 将肛管口润滑后插入肛门,此时患者可以张口呼吸,使肛门括约肌松弛,减少不适感觉。插肛管时动作要轻柔,对有肛门疾病患者更应小心,以免造成损伤。

2. 要注意药液推注速度,一般 50~100 mL 的药液量完全注入应控制在 6 min 内。如果注入时间过长,药液温度下降,刺激肠黏膜,产生便意,药液无法保留较长时间;如果推注过快,同样会引起患者不适,导致腹泻,影响治疗效果。初次灌肠,药液量不宜过多,待适应后逐渐加量。灌肠时或灌肠后可能会出现腹痛现象,与灌肠的速度和药液温度有关,应适当调整。

3. 慢性菌痢患者病变部位多在乙状结肠和直肠,宜取左侧卧位,阿米巴痢疾患者病变部位多在回盲部,宜取右侧卧位。

4. 肠道感染患者在晚间睡前灌入药液为宜,因为此时活动量小,药液易于保留。灌肠前嘱患者排便,灌入的药液至少保留 20~30 min,保留时间越久,越有利于肠黏膜与药液的充分吸收,效果越好,最好使药液整晚保留以充分发挥疗效。

5. 家庭用保留灌肠剂可买简易的保留灌肠筒或者药品本身已经装在灌肠装置中,使用时请遵医嘱或仔细阅读说明书。开始灌肠时,有家属协助最好,待熟练后也可自行操作。

6. 对某些颅脑疾病,心脏病患者及老年人,小儿,妊娠初期、末期的孕妇,灌肠时应慎重,压力要低,速度要慢,并注意病情变化,以免发生意外。

(刘銮妹、杨木英)

第十一节　皮肤科外用制剂用药指导

一、皮肤科外用制剂概述

(一)皮肤常见疾病简介

皮肤病是机体对各种内外刺激的一种反应。主要有感染性皮肤病,包括病毒性、细菌性、真菌性等;变态反应或免疫相关性皮肤病,包括皮炎、湿疹、扁平苔藓等;自身免疫性疾病,包括天疱疮、大疱性类天疱疮等获得性大疱性皮肤病;还有许多皮肤病病因不明,无法按病因分类,而是按形态学的改变来命名及分类,如红斑鳞屑性皮肤病、角化性皮肤病、色素性皮肤病等。

皮肤病病种繁多,病因复杂各异,因此治疗手段也是多种多样的,有药物治疗(包括内服及外用)、物理治疗(包括光疗、水疗、药浴、激光、冷冻等)、放射治疗、手术治疗、辅助治疗等。

本节重点介绍皮肤病的外用药物治疗。外用药是皮肤病的一个主要治疗手段,它不仅能使外用制剂中的药物直接作用于皮肤损伤处,而且避免了病变部位与致病物质及外部恶化因子接触。但由于外用药剂型多,浓度不同,作用各异,所以正确掌握外用药的使用方法与实施治疗方案及达到治疗目的关系密切。

(二)皮肤科外用药剂型及特点

1. 乳膏

乳膏指药物溶解或分散于乳剂型基质中形成的均匀的半固体外用制剂。由于基质不同,可分为水包油(oil in water,O/W)型和油

103

包水(water in oil,W/O)型。乳膏的渗透性较好,又易于清洗,是目前最为常用的剂型。适于亚急性或慢性皮炎、湿疹等。

2. 软膏

软膏为药物与油脂性或水溶性基质混合制成的均匀的半固体外用制剂。油脂性基质常用凡士林及羊毛脂等,水溶性基质主要有聚乙二醇。软膏有保护、润滑、软化痂皮的作用。软膏的渗透作用较乳膏强,适用于慢性湿疹、神经性皮炎、银屑病等的治疗。有渗出的急性期皮损则不宜用软膏。

3. 溶液

溶液是药物的水溶液,有清洁、散热、消炎及促进上皮新生的作用。可用作湿敷清洗,适用于有渗出的急性皮炎、湿疹或有小片糜烂、溃疡的皮肤损害。常用的有 2%~4%硼酸溶液、1:5000 高锰酸钾溶液、0.1%依沙吖啶溶液等。

4. 洗剂

洗剂指含药物的溶液、乳状液、混悬液,供清洗或涂抹无破损皮肤用的外用液体制剂。洗剂一般轻轻涂于皮肤或用纱布蘸取敷于皮肤上。洗剂的分散介质为水或乙醇。洗剂有消毒、消炎、止痒、收敛、保护等局部作用。洗剂可分为溶液型、混悬型、乳剂型,其中最常见的为混悬型。混悬型洗剂中的水或乙醇在皮肤上蒸发,有冷却和收缩血管的作用,能减轻急性炎症。混悬型洗剂中常加入甘油和助悬剂,当分散介质蒸发后可形成保护膜,保护皮肤免受刺激。如复方硫黄洗剂等。混悬剂用前应充分振荡混匀。

5. 酊剂和醑剂

酊剂和醑剂为药物的乙醇溶液或浸液。非挥发性药物的乙醇溶液为酊剂,如 2.5%碘酊。挥发性药物的乙醇溶液为醑剂。酊剂或醑剂涂于皮肤后,乙醇挥发,溶于其中的药物均匀地分布在皮肤表面,发挥其药理作用。破损皮肤及口腔周围忌用。

6. 散剂（粉剂）

散剂有干燥、保护、散热等作用,适用于无渗出的急性、亚急性皮炎。常用的有滑石粉、氧化锌粉等。

7. 硬膏

硬膏又称贴剂,药物溶于或混合于黏着性基质中并涂布在裱褙材料如纸、布或有孔塑料薄膜上而成。由于硬膏贴于皮肤表面后,阻止了水分的蒸发,增加了皮肤的水合作用,从而有利于药物的渗皮吸收。适于慢性、局限性皮肤损害。有毛发部位不宜应用。

8. 油剂

油剂是以植物油或矿物油类为溶剂或以不溶性粉末混于上述油类而制成的剂型。常用的有 40%氧化锌油。适用于渗出不多的急性皮炎、湿疹,有清洁、保护、减轻炎症的作用。

9. 凝胶剂

凝胶剂指药物与能形成凝胶的辅料制成均一、混悬或乳状液型的稠厚液体或半固体制剂。局部涂后形成一层薄膜,清洁透明。

10. 涂膜剂

涂膜剂指药物溶解或分散于含成膜材料溶剂中,涂搽患处后形成薄膜的外用液体制剂。用时涂于患处,溶剂挥发后形成薄膜,对患处有保护作用,同时逐渐释放所含药物起治疗作用。涂膜剂一般用于无渗出液的损害性皮肤病等。

11. 搽剂

搽剂指药物用乙醇、油或适宜的溶剂制成的溶液、乳状液或混悬液,是可供无破损皮肤揉擦用的液体制剂。有镇痛、收敛、保护、消炎、杀菌等作用。起镇痛、抗刺激作用的搽剂,多用乙醇为分散剂,使用时用力揉擦,可增加药物的渗透性。起保护作用的搽剂多用油、液体石蜡为分散剂,搽用时有润滑作用,无刺激性。搽剂也可涂于敷料上贴于患处。

12. 气雾剂

气雾剂指含药溶液、乳状液或混悬液与适宜的抛射剂共同封装于具有特制阀门系统的耐压容器中制成的制剂。使用时,借助抛射剂的压力将内容物定量或非定量地喷出。皮肤用气雾剂主要起保护创面、清洁消毒、局部麻醉及止血等作用。

二、皮肤科外用制剂给药方法

(一)用药前

要清洗患部。对于痂皮,应先消毒并用食物油软化后拭去;对脓性分泌物多的患处,应先用生理盐水清洗,然后涂药;皮损处若见直径大于 0.5 cm 的水疱,要以消毒空针筒抽出内容物,保留疱壁。有毛发的部位用药前应先剃去毛发,然后再上药。

清洁局部涂药处,不宜用热水和肥皂,以免使局部受刺激;一般混悬剂用温水冲洗,糊剂用油类擦去。

(二)用药过程中

1. 液体药剂

倒出少量液体在小块棉片或纱布上,不要将液体倒在手中,也可用消毒棉签蘸药水涂于患处,涂药后可用消毒棉签稍加按摩,帮助药物渗入。外用液体药剂中常见为溶液剂型,如混悬剂,用前先摇匀。

水溶液除清洁创面外,主要用于开放性冷湿敷。

湿敷操作步骤:先用湿敷液或植物油将患处洗净,将 4~6 层纱布浸于药液中,取出挤去多余药液,挤至不滴水为度,敷于患处(务必紧贴皮损),根据药液的蒸发情况,定时加浸药液,保持敷料潮湿和清洁,渗液多时底层纱布每日需更换 2~3 次。除非另有医嘱,通常不再包扎绷带。冷湿敷时面积不宜过大,不得超过全身面积的 1/3。天气冷时应注意保暖,防止着凉。同时注意防止某些药物吸收而发生中毒现象。面部湿敷时,两耳内应塞以棉球,以防药液进入耳内而引发中耳炎。

2. 软膏或乳膏剂

可用包上纱布的压舌板或棉签涂药，也可酌情用手将软膏或乳膏直接涂于给药部位,涂敷后用食指轻轻按摩。由于皮肤的含水量增加,药物的穿透性能也可提高,因此可先将皮肤湿润于温水中约 2~5 min,软化皮肤角质层,然后再涂上软膏或乳膏。

3. 皮肤用气雾剂

使用前,振摇药罐,然后将药罐置于皮肤上 10~15 cm 高,按下喷嘴几秒钟后释放药物。不要在脸部或眼周使用气雾剂,若医生允许使用气雾剂治疗脸部部分区域,可将溶液喷在手中,然后涂抹于脸部,避免药液进入眼睛或沾到黏膜上。

4. 粉剂、水粉剂

粉剂用纱布或粉扑,撒在皮损处,每日 1~2 次;水粉剂用小毛刷蘸药水涂于患处,每日多次,用前要充分摇匀,一般不用于表皮糜烂及渗液过多处,亦不宜用于口腔附近及毛发长的部位。

(三)用药后

一旦发现红斑样或湿疹样皮疹,且有瘙痒等过敏反应,就应立即停药或及时去医院就诊。

注:以上为皮肤科外用药的一般使用方法,各剂型外用药物的具体使用方法请参照该药品说明书。

三、药师指导

(一)用药注意事项

1. 溶液涂擦与湿敷,应经常保持创面的清洁。在打开药瓶时,开口应远离自己。有些溶液在瓶中可能积聚一些压力,打开瓶盖时,液体会喷出。

2. 局部用软膏和霜剂应尽可能在皮肤上薄薄地涂一层药物,因为无论薄厚,药物的功效都是一样的,而少量用药会更经济。更重要的是,某些含类固醇的药膏和乳剂在大量使用时会产生毒副作用。

3. 如果医生要求在使用软膏或霜剂后将皮肤覆盖,应严格按照医生的指导操作。未经医生同意,不要使用覆盖物,有分泌物的破损处不应使用覆盖物。

4. 散剂忌用于表皮糜烂及渗液处;软膏忌用于急性皮炎;酊剂不宜用于损害范围广的患者,破损的皮肤及口腔附近也应避免使用。

5. 跌打扭伤后立即冷敷或用冷水冲洗(指皮肤无破损现象)以减少局部肿胀。24 h 后,再贴上治疗跌打损伤的止痛膏。粘贴前先摸准疼痛点,使止痛膏的中心能贴于最痛处,按部位大小,选择或剪裁膏药。

6. 将贴膜剂用于无毛发的或是刮净毛发的皮肤,避开伤口或结痂部位。选择一个不剧烈运动的部位贴膏药,关节活动部位粘贴膏药时,为防止脱落,可用布带固定。为使疗效最好、刺激最小,每次可将贴膜剂贴于身体的不同部位。如果膜的效力已尽,马上更换一张新的贴膜剂,以保持给药的连续性。

7. 光感性皮炎、红斑狼疮、皮肌炎、着色性干皮病、卟啉病等发病与日光或紫外线有关,应注意避免阳光直接照射,某些敏感患者甚至应避免日光灯照射。同样地,一些药物需要在晚间给药,如日光可加重维 A 酸对皮肤的刺激导致维 A 酸分解,动物实验提示维 A 酸可增强紫外线致癌能力,因此维 A 酸乳膏宜在晚间及睡前应用,治疗过程应避免日晒,或采用遮光措施。

8. 皮肤病常有不同程度的瘙痒,晚间尤甚,会影响患者睡眠和情绪,应向患者耐心解释,尽量避免搔抓、搓、擦,并避免用热水洗烫来止痒。此外可酌情予以抗组胺类或镇静安眠类药物。

9. 外用的皮质类固醇激素制剂禁用于化脓性和真菌感染性皮肤病,同时应注意外用的皮质类固醇激素制剂用药时间不宜过长,用药面积不宜过大,用药次数不宜过多。如面部不应选用强效制剂,而且只能短时使用,其他部位使用期限一般只限于一周或遵医嘱,以免引起皮肤萎缩、鱼鳞病样变化、毛细血管扩张、酒渣鼻样皮炎等不良反应。

10. 红药水与碘酒不能同时应用,也不能在同一部位先后使用,因为汞与碘相遇会产生有毒的碘化汞,它对皮肤、黏膜、组织均有强烈的刺激性,还会引起溃疡,甚至吸收中毒。

11. 涂布部位有瘙痒、发红、肿胀、出疹、灼热感、水泡、渗出等反应,应立即停药,将局部药物洗净,并到医院就诊。

12. 外用药物如果大面积使用,特别是用药浓度较高、使用面积较大、用药时间长时,由于经皮吸收量大,药物可以进入血循环而产生全身性的不良反应。这种情况易出现在皮肤屏障功能较弱的婴幼儿或因皮炎湿疹等病变造成皮肤屏障功能受损的患者。

(二)药品保管

1. 除另有规定外,皮肤科外用药应遮光密闭贮存。

2. 除另有规定外,凝胶剂应避光,密闭 25 ℃以下贮存,并应防冻。

3. 含凡士林的软膏、油包水型乳膏受温度影响较大,贮存时要保持适宜的温度,室温较高会发生有效成分的迁移,室温较低涂展性能较差。贮存温度请参考药品说明书。

注:皮肤科外用药品种繁多,不同药品的贮存条件请参照该药品说明书。

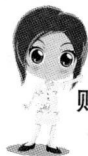

贴心药师

饮食对于皮肤病的发生、发展、变化起着重要作用。某些饮食可诱发皮肤病或使皮肤症状加重,故饮食护理必须重视。

1. 鱼腥海鲜等"发物":如海味、公鸡、鹅肉、苦菜、笋、豆芽、香菇、黄花菜等,发疹、瘙痒、过敏性疾病如银屑病、神经性皮炎、荨麻疹等患者忌食。

2. 浓茶、酒和辛辣刺激物如辣椒、花椒、生姜、葱、蒜等,发疹性疾病、痤疮、酒渣鼻、神经性皮炎、瘙痒症等患者忌食。

3. 化脓性、发热性皮肤病不宜服羊肉、牛肉、狗肉等。

4. 光敏性皮肤病应忌食黄泥螺、苋菜、甜菜、无花果等光敏感食物。

附:皮肤科常用药用药指导

米诺地尔酊(曼迪)

使用方法:局部外用,每次 1 mL(米诺地尔 50 mg,约 7 喷),涂于头部患处,从患处的中心开始涂抹,并用手按摩 3~5 min,不管患处的大小如何,均使用该剂量。每天的总量不得超过 2 mL。本品应在头发和头皮完全干燥时使用。使用本品后,应清洗双手。

注意事项:

1. 本品仅限于头皮局部使用,不能口服或将本品涂于身体的其他区域。

2. 本品对头皮有瘢痕或损伤的部位无效。

3. 尽管没有证据显示外用本品可导致全身作用,但部分米诺地尔会被皮肤吸收,并可致心动过速、心绞痛或增强由胍乙啶引起的直立性低血压,所以原有心脏病病史的患者应当意识到使用本品可能使病情恶化。

4. 使用本品时,应注意观察由米诺地尔引起的全身作用的一些征兆,如血压变化、头痛、头晕、胸痛等。一旦发生全身作用或严重的皮肤病反应,患者应停止使用本品,并与医生联系。

维 A 酸乳膏(迪维®)

使用方法:外用。

寻常痤疮:每晚 1 次,于睡前将药轻轻涂于患处。银屑病、鱼鳞病等皮疹位于遮盖部位的可一日 1~3 次或遵医嘱。用毕应洗手。

注意事项：

日光可加重维 A 酸对皮肤的刺激导致维 A 酸分解,动物实验提示维 A 酸可增强紫外线致癌能力,因此本品最宜在晚间及睡前应用,治疗过程应避免日晒,或采用遮光措施。

（曾晓芳）

第十二节　烧伤外用制剂用药指导

一、烧伤外用制剂概述

（一）皮肤烧伤知识简介

泛指由热力、电流、化学物质、激光、放射线等所致的组织伤害。

热烧伤是指热液(水、汤、油等)、蒸汽、高温气体、火焰、炽热金属液体或固体所引起的组织损害,即通常所指的狭义烧伤。

其他因素所致的烧伤则冠以病因称之,如电烧伤、化学烧伤等。

1. 烧伤面积估计方法

九分法(成人):头颈 9%(1 个 9%),双上肢 18%(2 个 9%),躯干(含会阴 1%)为 27%(3 个 9%),双下肢(含臀部)为 46%(5 个 9%+1%),共为 11×9%+1%=100%。

小儿也适用九分法:但小儿头大四肢小,随年龄而不同,计算如下:

头颈部体表面积(%)=9%+(12-年龄)%,双下肢体表面积(%)=46%-(12-年龄)%

2. 深度判断

烧伤的严重程度取决于受伤组织的范围和深度,通常采用四度五分法,可分为Ⅰ度、Ⅱ度(浅Ⅱ度及深Ⅱ度)、Ⅲ度和Ⅳ度。

Ⅰ度烧伤损伤最轻。烧伤皮肤发红,疼痛,明显触痛,有渗出或水肿。轻压受伤部位时局部变白,但没有水疱。

Ⅱ度烧伤损伤较深。皮肤出现水疱,水疱破溃后基底呈红色或红白相间,通常基底潮红的为浅Ⅱ度,基底红白相间的为深Ⅱ度,水疱内充满了浅黄色、黏稠的液体。通常水疱皮越厚,创面越深;水疱越大,创面越浅。烫伤创面出现密密麻麻的小水疱,触痛敏感的创面浅,触痛不敏感的创面较深。

Ⅲ度烧伤损伤达皮肤全层。烧伤表面可以发白或者呈黑色、炭化皮革状。

Ⅳ度烧伤损伤达皮肤全层及皮下,有血管、神经、肌肉、骨骼等深部重要组织及器官外露,通常需皮瓣转移修复。

(二)常见的烧伤外用制剂

1. 外用抗菌药物软膏

如磺胺嘧啶银乳膏、复方磺胺嘧啶锌凝胶等。磺胺嘧啶银乳膏具有磺胺嘧啶和银盐的双重药理作用,对多数细菌有抗菌作用,是目前创面外用药中抗感染能力最强的药物之一。需要提醒患者的是,创面使用磺胺嘧啶银后可能会出现浅黄色类似"脓"性的药痂,那是银离子和创面分泌物结合后所致,一般不用担心。

2. 生物制剂

如碱性成纤维细胞生长因子、酸性成纤维细胞生长因子。这类药物具有促进皮肤黏膜细胞修复和再生作用,可促进创面愈合,且具有促进毛细血管再生作用,改善局部血液循环,加速创面愈合。

3. 中药烧伤外用药

如复方紫草油、烫伤油等。此类药物多具有清热凉血、解毒止痛、收敛等作用。

二、烧伤外用制剂给药方法

1. 外用抗菌药物软膏

如磺胺嘧啶银乳膏可直接涂于创面, 涂药厚度为 1.5~2.0

mm，一日 1 次。或将软膏制成软膏纱布外敷包扎使用，每 1~2 日换药一次。感染严重时应每日换药。

2. 生物制剂

使用该类制剂应以生理盐水冲洗伤口后，再将成纤维细胞生长因子直接喷于患处，或以适当大小消毒纱布覆于患处，充分均匀喷湿纱布(以药液不溢出为准)，适当包扎。每日一次。

3. 中药烧伤外用药

如复方紫草油，使用时以适当量的油剂薄薄地涂擦于患处，以将患处涂布完全不流淌为度，尤其适用于面颈部、会阴部等部位，在面部使用时不宜淌入眼中。一日 3~4 次。

三、药师指导

(一)烧伤给药的注意事项

1. 烧伤局部用药一定要注意清洁干净，烧伤创面易细菌感染，故应保持创面清洁，同时要注意保持药物的清洁，避免污染。用药前应先清创，以无菌生理盐水清洗后再敷药物。

2. 碘酒、酒精、双氧水、重金属等蛋白变性剂可能会影响生物制剂的活性，因此，常规清创后，建议以生理盐水冲洗后再使用。

3. 烧伤药物多具有刺激性，应避免接触眼睛和其他黏膜如口、鼻等。用药部位如有烧灼感、瘙痒、红肿等情况应立即停药，将局部药物洗净，并向医师咨询。

4. 除非特殊医嘱，一般不宜大面积使用，以免增加吸收导致中毒。

5. 遵医嘱决定用药次数并注意使用间隔与顺序，如多种烧伤外用药同时使用时，两药应间隔 5 min 以上。先用液体药物，待药液吸收后再敷以膏状药物；先使用刺激性弱的药物，再使用刺激性强的药物。

(二)特殊人群用药指导

1. 新生儿用药：磺胺嘧啶银可能引起新生儿贫血和核黄疸，

故新生儿不宜使用。新生儿烫(烧)伤病人创面无感染指征可使用复方紫草油或由其制成的紫草油纱布。如创面有感染,建议使用莫匹罗星软膏,但应注意总量控制。

2. 过敏体质者慎用:对磺胺类药物及银盐过敏者不应使用磺胺嘧啶银乳膏。过敏体质者易出现过敏现象,对磺胺嘧啶银乳膏及中药烧伤外用药都应慎用。

3. 儿童用药:烧伤外用药禁止内服,且应避免接触眼睛和其他黏膜,儿童活泼好动,好奇心大,应在有成人监护下使用,避免儿童自行取用,避免误吞或误入眼睛等。

4. 妊娠、哺乳期妇女及严重肝肾功能不全者,禁用磺胺嘧啶银乳膏。

(三)保管

1. 烧伤外用药品宜存放在密闭、阴暗、避光处保存。

2. 生物制剂类的烧伤外用药不能置于高温或冰冻环境中,应储存在冰箱的保鲜层内,但不宜放在冰冻层,保存温度为 2~8 ℃。

3. 烧伤创面要注意防止感染,故用于烧伤创面的外用药物应保持洁净,防止污染。如发现包装有破损时,不可再使用该药。

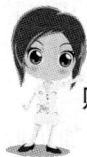

贴心药师

1. 烧伤治疗期间忌食辛辣刺激性食物。

2. 使用烧伤外用药时应注意全身情况,以下情况应及时去医院就诊:有恶寒、发热等症状;重症烧伤及大面积烧伤不宜自我治疗者;用药 1~2 d 后症状无改善或创面有脓苔者。

3. 烧伤后用冷水冷敷是很重要的,应马上冷敷,越快越好。可用冷水冲烫伤部位,水不要开得太大,可连续冲十几分钟,这样不仅可缓解疼痛,也可防止热力继续向深部作用。小面积烫伤创面可以将创面直接浸泡在冷水中。

4. 烫伤部位出现水泡,不要去挑破,而应该用干净的纱布垫着再用绷带包扎好,到正规烧伤单位处理。千万不要用牙膏、鱼露、酱油、花生油等土办法或有色药物如红汞、紫药水处理伤口,因为很容易引起伤口感染及影响医生对创面深浅的判断。如果身上有衣服黏附在创面上,应用清水完全浸润后小心脱去,可以用剪刀剪开,初步处理后应尽快去医院就诊。

5. 化学品烧伤要注意:立即用大量流动水冲洗,冲洗不少于20 min;尽早小心脱去被污染的衣物;不要用酸碱中和理论来减轻伤害,因为化学反应会产生更多的热;头面部被化学品烧伤应首先保护眼睛。

6. 使用生物制剂类药物,如成纤维细胞生长因子用于烧伤创面,用药时间最长不宜超过三周,用于慢性溃疡创面,用药时间最长不宜超过六周,因为该类患者(特别是较大面积烧伤时)局部较长时间使用本品的安全性尚不明确。

(林琦)

第十三节　冻伤常用制剂用药指导

一、冻伤常用制剂概述

(一)冻伤简介

冻伤是人体遭受低温侵袭后发生的损伤。冻伤的发生除了与寒冷相关外,还与潮湿、局部血液循环不良和抗寒能力下降有关。一般将冻伤分为冻疮、局部冻伤和冻僵三种。

冻伤的损伤范围和程度,随复温后逐渐明显。其临床表现如下:

一度冻伤最轻,亦即常见的"冻疮",受损在表皮层,受冻部位皮肤红肿充血,自觉热、痒、灼痛,症状在数日后消失,愈后除有表皮脱落外,不留瘢痕。

二度冻伤伤及真皮浅层,伤后除红肿外,伴有水疱,疱内可为血性液,深部可出现水肿,剧痛,皮肤感觉迟钝。

三度冻伤伤及皮肤全层,出现黑色或紫褐色,感觉丧失。伤后不易愈合,除遗有瘢痕外,可长期感觉过敏或疼痛。

四度冻伤伤及皮肤、皮下组织、肌肉甚至骨头,可出现坏死,感觉丧失,愈后可有瘢痕形成。

(二)冻伤常用制剂

1. 中药冻伤外用药:①紫云膏,由紫草、地榆、当归、冰片制成,为紫红色的油膏,具冰片香气,有消热解毒、去腐生肌的功效,用于水火烫伤、溃烂化脓。②樟脑软膏,可增进局部血液循环以缓解肿胀,并有止痛、止痒作用。

2. 其他外用软膏:①肌醇烟酸酯软膏,可选择性地使病变部位和受寒冷刺激敏感部位的血管扩张,解除血管痉挛,改善末梢血液循环,作用缓和而持久。②氧化锌软膏,对皮肤有弱收敛、滋润和保护作用,又有吸附及干燥功能。③红霉素软膏、克林霉素软膏、鱼石脂软膏等,合并感染的冻伤患者,应清洗患处后及时加用抗生素类软膏,以控制细菌感染。

3. 口服用药:①烟酸片,可扩张血管,改善血液循环,用药后可出现局部和面部的温热感。②维生素E及芦丁片,可促进肌肉生长。③瘙痒严重者可加用抗过敏药物如氯苯那敏或赛庚啶等。

4. 外用消毒洗剂:依沙吖啶溶液和0.02%高锰酸钾溶液等,可用于清洗水疱、糜烂和溃烂患处。

二、冻伤常用制剂给药方法

1. 对未形成溃疡的冻疮,轻轻按摩或温水湿敷,以促进血液循环,切忌以热水敷或热火烘烤。按摩后外用紫云膏,轻轻涂抹于患处1~2 mm厚,一日1次。

2. 对一度冻伤者选用 10%樟脑软膏涂敷患处，一日 2 次。或以 1%肌醇烟酸酯软膏涂敷患处，一日 1~2 次。对一、二度冻伤者，可用 10%氧化锌软膏，一日 2 次。

3. 对局部发生水疱或糜烂者，可涂敷 10%氧化锌软膏或依沙吖啶氧化锌糊剂。对发生溃疡感染者，局部以 0.02%高锰酸钾溶液浸泡清除溢出的黏液后涂敷红霉素软膏、林可霉素软膏或 10%鱼石脂软膏，以控制细菌感染。

4. 可同时用口服药：如烟酸可促进血液循环，口服一次 50~100 mg，一日 1~3 次；维生素 E 可促进肌肉生长，一次 50~100 mg，一日 1~3 次，连续三个月；芦丁片一次 20 mg，一日 3 次；对瘙痒严重者，可加服抗过敏药如马来酸氯苯那敏或赛庚啶。

三、药师指导

(一)冻伤给药注意事项

1. 冻伤药物如樟脑具有刺激性，对已破溃的冻疮不宜使用，并避免接触眼睛和其他黏膜(如口、鼻等)，樟脑软膏连续使用一般不超过 1 周，症状未好转请咨询医师或药师。

2. 用药部位如有烧灼感、瘙痒、红肿等情况应停药，并将局部药物洗净，必要时向医师咨询。

3. 局部应用樟脑软膏、肌醇烟酸酯软膏后可稍用力搓擦以帮助渗透，强度达到皮肤发红即可。

4. 不宜大面积使用，以免增加吸收中毒。

5. 氧化锌软膏不宜密封包扎使用。

6. 鱼石脂软膏宜用于急性炎症的早期，对于已经化脓的软组织炎症不宜使用。与酸、碱、生物碱、碘化物、铁和铅盐有配伍禁忌，应避免与这些药物合用。

(二)特殊人群的冻伤给药

1. 儿童用药：冻伤外用药应避免接触眼睛和其他黏膜，儿童应在成人监护下使用，避免误吞或误入眼睛等。

2. 樟脑有挥发性,可透过胎盘屏障,妊娠期妇女慎用。

3. 对内服肌醇烟酸酯过敏者禁用肌醇烟酸酯软膏。

(三)保管

1. 冻伤外用药品宜存放在密闭、阴暗、避光处保存。

2. 冻伤外用药如发现包装有破损时,不可再使用该药。当药品性状发生改变时禁用。

3. 此类药品应放在儿童不能接触的地方。

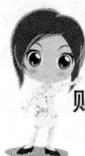

贴心药师

1. 冻伤治疗期间忌食辛辣刺激性、高脂肪、酸、腥的食物。

2. 使用冻伤外用药应注意全身情况,如有恶寒、发热等症状时应及时去医院就诊。大面积冻伤不宜自我治疗,也应去医院就诊。

3. 发生冻伤时,如有条件可让患者进入温暖的房间,给予温暖的食物,使其体温尽快提高。同时将冻伤的部位浸泡在 38~42 ℃的温水中,水温不宜超过 45 ℃,浸泡时间不能超过 20 min。如果冻伤发生在野外,无条件进行热水浸浴,可将冻伤部位放在自己或救助者的怀中取暖,同样可起到热水浴的作用,使受冻部位迅速恢复血液循环。

4. 在对冻伤进行紧急处理时,绝不可将冻伤部位用雪涂、擦或用火烤,这样只能加重损伤。

5. 除药物治疗外,严寒季节应注意对肢体的保暖且不宜在室外久留。

6. 冻疮极易复发,如在儿童时期患发,每年到冬季后就会出现,对年年复发者可在夏季开始逐渐养成用冷水洗脸、洗足、擦身的习惯,提高耐寒能力。

(林琦)

第十四节　透皮给药制剂用药指导

一、透皮给药制剂概述

（一）透皮给药制剂简介

药物以一定的速率通过皮肤，经毛细血管吸收进入体循环并达到有效血液浓度，实现疾病治疗或预防的制剂称为透皮给药制剂。广义的透皮给药制剂包括发挥局部作用的软膏、硬膏、涂剂和气雾剂等，而狭义的透皮给药系统一般是指经皮给药发挥全身治疗作用的新剂型，即透皮贴剂。本章主要针对透皮贴剂的应用进行讨论。

（二）目前临床上应用的主要品种

1. 作用于中枢神经系统透皮制剂：抗晕药东莨菪碱贴剂、治疗抑郁症的透皮贴剂司来吉兰、治疗帕金森氏症的透皮贴剂罗替戈汀和卡巴拉汀、尼古丁贴剂等。

2. 镇痛药：吲哚美辛透皮贴剂、芬太尼透皮贴剂、丁丙诺啡贴剂等。

3. 用于心血管疾病：硝酸甘油贴剂、可乐定贴剂、硝酸异山梨酯贴剂、尼莫地平贴剂、尼群地平贴片等。

4. 激素类药物：雌二醇贴剂、睾酮贴剂等。

5. 中药透皮贴剂：穴位透皮聚氨酯敷贴剂脑栓通。

（三）透皮给药系统特点

1. 可避免肝脏的首过效应和药物在胃肠道的降解，药物的吸收不受胃肠道因素的影响，减少用药的个体差异。

2. 一次给药可以长时间使药物以恒定速率进入体内，减少给药次数，延长给药间隔，提高患者依从性。

3. 按需要的速率将药物输入体内，维持恒定的有效血药浓度或生理效应,避免口服给药引起的血药浓度峰谷现象,降低毒副反应。

4. 使用方便,可以随时中断用药,去掉给药系统后,血药浓度下降,特别适合于婴儿、老人或不宜口服的病人。

5. 透皮给药系统的缺点在于皮肤的屏障性能使很多药物通过皮肤的量不能达到治疗剂量;一些药物对皮肤有刺激性或使皮肤产生过敏反应;药物通过皮肤时可能被表皮中的酶降解;皮肤的通透性与用药部位的角质层厚度有关,同时存在个体间差异等。

二、透皮给药制剂给药方法

1. 用前将所要贴敷部位的皮肤清洗干净,并稍稍晾干。

2. 从包装内取出贴片,揭去附着的薄膜,但不要触及含药部位。

3. 贴于皮肤上,轻轻按压使之边缘与皮肤贴紧,不宜热敷。

4. 每日更换 1 次或遵医嘱。

三、药师指导

(一)透皮给药注意事项

1. 贴剂一经开启要立刻使用。

2. 一般选胸部、背部、肋腹或上臂等平坦且不进行剧烈运动的部位贴敷。如果于耳后使用,应贴于耳后无发干燥皮肤部位。阴囊部位应用时应局部剃毛,皮肤有破损、溃烂、渗出、红肿的部位不要贴敷,皮肤皱褶处、四肢下端也不适合。

3. 如果发现给药部位出现红肿、局部皮疹、瘙痒感、肿胀等刺激症状,可向医生咨询,部分患者对贴剂内的某些成分有可能过敏。

4. 如果贴剂效力已尽,应马上更换一张新的贴剂以保持给药的连续性。

5. 为使疗效最好、刺激最小,每次将贴剂贴于同一部位的不同位置。反复应用于同一位置可能会产生斑疹。

6. 角质层厚度会影响到药物经皮吸收的速度和程度,人体不同部位的厚度比较为:足底和手掌>腹部>前臂>前额>耳后和阴囊,角质层越厚，吸收越慢，应注意贴剂应用于不同部位对药效的影响。尽可能选择角质层厚度相同的部位使用药物，以免药效产生波动。

（二）特殊人群的用药指导

1. 婴幼儿皮肤娇嫩，药物吸收速度较成人快，应根据说明书谨慎使用。

2. 经皮给药系统中，药物可透过皮肤进入全身循环，因此用药时需注意进入循环的药物可能会通过胎盘屏障对胎儿产生影响；同时也会通过乳汁排泌，进入婴儿体内，因此必要时应暂停母乳喂养。

（三）保管

应注意光线、温度、湿度会影响贴剂中药物分布的均一性，引起贴剂中药物的迁移，进而影响药物疗效，请根据说明书要求于凉暗处保存。

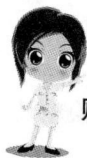

贴心药师

使用透皮贴剂时需要注意以下几点：

1. 贴剂在使用前可进行皮肤局部清洗，用水清洗局部并擦干，避免使用肥皂、油、霜和酒精（这些物品会加快药物在皮肤中的渗透速度）。

2. 在贴剂使用前，如需清除毛发，应使用剪刀等工具剪除，勿用剃须刀剃除，以免割破皮肤，增加刺激及增加药物的渗透程度。

3. 使用贴剂时可洗澡或淋浴。

4. 皮肤温度升高时，贴剂中药物的透皮速度会加快，因此发热的患者应注意可能会因吸收加快而出现不良反应，必要时应调整给药剂量。使用贴剂，应避免与热源接触，如加热毯、电热毯、加热水床、烤灯或日照灯、强烈的日光浴、热水瓶、长时间的热水浴、蒸汽浴或矿泉浴等。

附:常见的透皮贴剂用药指导

芬太尼透皮贴剂(多瑞吉®)使用说明

芬太尼透皮贴剂为一种圆角长方形半透明的薄膜贴剂,用于治疗中度到重度慢性疼痛以及那些只能依靠阿片类镇痛药治疗的难消除的疼痛。使用方法如下:

1. 贴剂应在躯干或上臂未受刺激及未受照射的平整皮肤表面贴用,如有毛发,应在使用前剪除(勿用剃须刀剃除)。

2. 在使用本品前可用清水清洗贴用部位,不能使用肥皂、油剂、洗剂或其他可能会刺激皮肤或改变皮肤性状的用品。在使用贴剂前皮肤应完全干燥。

3. 本品应在打开密封袋后立即使用。

4. 在使用时需用手掌用力按压 30 s,以确保贴剂与皮肤完全接触,尤其应注意其边缘部分。

5. 本品可以持续贴用 72 h。在更换贴剂时,应更换粘贴部位。几天后才可在相同的部位重复贴用。

6. 本品按照麻醉药品管理,请于取药时详细咨询注意事项,并将用过的底衬保留,于下次取药时交予就诊的医疗机构,便于留底备查。

7. 不能将本品切割或以其他任何方式损坏。

8. 本品可能会影响从事如驾驶汽车或操纵机器等具有潜在性危险工作所需的脑力或体力。

9. 孕妇和哺乳期妇女禁用,可能引起新生儿戒断综合征。不推荐在分娩过程中使用本品,因为芬太尼可透过胎盘,引发新生儿呼吸抑制。在儿童中使用的有效性和安全性尚未明确,不建议应用。运动员慎用。

10. 药物过量时会引起呼吸抑制,应立即采取措施治疗,包括去除贴剂,对患者进行躯体刺激或言语刺激,可使用特异性阿片类药物拮抗剂如纳洛酮。

11. 芬太尼透皮贴剂需要 12~16 h 才能充分发挥镇痛作用,在此期间,可暂时通过其他途径给予阿片类药物辅助镇痛,如经胃肠外途径补充芬太尼或速效吗啡片剂等。

东莨菪碱贴片(可弥特)使用说明

东莨菪碱贴片为圆形,直径 18.0 mm。粘贴面为铝箔银色,涂有黏胶层,背面为浅橙色聚酯药膜,用于预防晕船、晕车、晕飞机所致的眩晕、恶心、呕吐等症状。

1. 在需要发挥抗晕动病作用前至少 4 h,将本品贴在一侧耳后没有头发的干燥皮肤上。

2. 成人需 1 枚,8~15 岁的儿童需半枚。

3. 因东莨菪碱接触到眼睛时可能引起一过性的扩瞳和视力模糊,贴附贴剂后,应以肥皂和水彻底清洗双手。

4. 除下贴剂时,应以肥皂和水对双手及用药部位进行彻底清洗,以防止任何残留的东莨菪碱直接接触到眼睛。

5. 如果贴剂发生移动,则应弃去不用,另换一枚新的贴剂贴在另一只耳后无毛发的皮区。

6. 如果治疗需要 3 d 以上的时间,应弃去第一枚贴剂,另取一枚贴在另一只耳后无毛发的皮区。

7. 应用于儿科患者时,应由成人负责贴放贴剂,7 岁以下儿童禁止使用本品。

8. 如旅程结束,可提前去除贴片。

9. 因可能出现嗜睡、定向障碍,从事需要保持头脑警觉的职业,如驾驶车辆或操作危险仪器的患者应慎用。

10. 过量可能导致定向障碍、记忆力障碍、不安、幻觉或精神错乱。如果出现此类症状,应立即摘下贴剂。

可乐定控释贴使用说明

可乐定控释贴为敷贴面具有黏性药膜的贴片,规格 2.5 mg,用于治疗高血压病。

1. 本品为外用,揭去本品保护层,贴于上胸部无毛完好皮肤上。夏季也可贴于耳后乳突处或上臂外侧等,每 7 d 在新的皮肤处更换新贴片。见图 2-9。

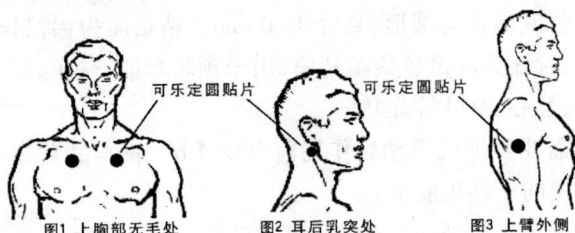

图1 上胸部无毛处　图2 耳后乳突处　图3 上臂外侧

图 2-9　可乐定贴敷部位

2. 首次剂量:首次均应贴一片,服用其他抗高血压药物的患者,不可马上停药,原来的药物剂量应逐渐减少,使用可乐定控释贴 3 d 后才可停服原药。

3. 剂量调整:用药后 4 周内为剂量调整期,每周进行一次调整,疗效不佳时可增一片,最大剂量为同时贴用 3 片。

4. 为减少局部的皮肤刺激,每次更换贴片时应更换贴用部位。

5. 在手术期间可乐定控释贴不应停用,手术时应仔细监护血压,手术准备采用可乐定控释贴时医生需考虑应用 2~3 d 后才能达到治疗浓度。

6. 病人未经医生同意不能停药,在敷贴部位发生中重度红斑、局部疱疹或全身性皮疹应立即与医生联系,决定是否取下贴片。

7. 药物过量的症状和体征包括低血压、心动过缓、嗜睡、烦躁、乏力、困倦、反射减低或丧失、恶心、呕吐和通气不足,过大剂量可有可逆性心脏传导障碍或心律失常、短暂高血压。此时应首先揭下药片,低血压时应平卧,抬高下肢,必要时静脉输液,给多巴胺升血压。

(吴雪梅)

第十五节　注射制剂用药指导

一、注射制剂概述

注射制剂是指将药物与适宜溶剂或分散介质制成供注入体内的灭菌溶液、乳状液或混悬液以及供临用前配成溶液或混悬液的无菌粉末。具有以下特点:

1. 注射剂给药不经消化系统,多数不经过肝脏,无首关效应,吸收快,尤其静脉注射不经吸收阶段直接入血,剂量准确,作用迅速可靠。

2. 可发挥全身或局部定位、定向作用。

3. 适用于昏迷、抽搐、肠梗阻等不能口服给药的病人。

4. 适用于不宜制成口服制剂的药物,如青霉素、胰岛素等。

5. 其质量要求高,生产过程复杂,价格相对较高,给药不便,注射时易引起疼痛,生理作用难以逆转,安全性相对较差。

注射制剂按分散系统分为以下几类:

1. 溶液型注射剂:包括水溶液型和油溶液型,分别适用于在水溶液和油溶液中稳定且易溶的药物。水溶液注射剂为最常见的注射剂类型;油溶液注射剂如黄体酮注射液、丙酸睾酮注射液,多用于肌内注射。

2. 溶胶型注射剂:由疏水性固体药物微粒(大小在 1~100 nm

之间）分散在液相中形成，其稳定性主要靠胶粒的双电层结构维持。其对电解质很敏感，因为双电层结构的维持需要少量电解质提供正负电荷,过多又会破坏双电层结构,使胶粒凝结沉淀。常用的有蔗糖铁注射液和用于显像或肿瘤治疗的放射性胶体药物,如胶体金[198Au]、胶体磷[32P]酸铬、胶体磷酸铟[113mIn]注射液等,多直接注射或只能用适量注射用生理盐水作溶媒。

3. 乳剂型注射剂:水不溶性液体药物制成注射用乳剂,因液滴分散度很大,具有分布快、药效迅速、准确、有靶向性的特点。常用的有脂溶性维生素注射液(Ⅱ)(维他利匹特)、各种静脉营养脂肪乳注射剂、前列地尔、氟比洛芬酯等脂微球注射液、丙泊芬注射液等。

4. 混悬型注射剂:适用于水难溶性或需要延长药效作用的药物,此类注射剂绝大多数不可用于静脉给药(特殊的如喜树碱注射液),一般仅用于局部范围注射给药,如肌内注射、皮下注射、关节腔注射等。常用的有醋酸泼尼松龙注射液、精蛋白胰岛素注射液等。

5. 注射用无菌粉末(亦称粉针):适用于在溶液状态下稳定性较差的药品，依生产工艺不同分为注射用冷冻干燥制品和注射用无菌分装制品。前者常见于生物制品如辅酶、核糖核酸等,后者常见于抗生素类药品,如青霉素类、头孢菌素类药品。

二、注射制剂给药方法

结合注射用药物的理化性质、药效特性、剂型特点和医疗需要,注射剂进入体内的途径有以下几种,有其各自的特点。

(一)皮内注射

皮内注射注射于表皮和真皮之间，注射部位常选在前臂内侧和三角肌下缘部位，一次剂量在 0.2 mL 以下。此部位血管细少,吸收差,常用于过敏性试验、疾病诊断及局部麻醉的前驱步骤,如青霉素、头孢菌素类皮试液、门冬酰胺酶皮试液、白喉诊断毒素等。皮试时皮肤消毒忌用碘酊、碘伏,以免影响结果判定。

（二）皮下注射

皮下注射注射于真皮和肌肉之间的软组织内，注射部位常选上臂三角肌下缘、上臂外侧、腹部、后背及大腿外侧方，一次剂量1~2 mL。皮下血管较少,血流速度亦较慢,且药物需先通过结缔组织再扩散进毛细血管,故吸收较慢。皮下感觉神经末梢分布广泛,故不宜使用具有刺激性的药物,多使用水溶液型注射剂,常用于预防接种、局部麻醉、不能或不宜口服或需要延效的小剂量药物的注射给药,如胰岛素注射液、植入剂等。

（三）肌内注射

肌内注射注射于肌肉组织,注射部位以臀大肌最为常用,其次为臀中肌、臀小肌、股外侧及上臂三角肌,一次剂量 1~5 mL。因肌肉内血管丰富,流速快且对疼痛刺激敏感性较小,适用于皮下注射不能满足要求的刺激性较强、药量较大或需药效迅速发挥的药物。水溶液型注射剂一般在 10~30 min 内吸收,吸收程度与静脉注射相当,油溶液、混悬液、乳浊液则具有一定的延效作用且乳浊液有一定的淋巴靶向性。各注射部位吸收速度:上臂三角肌>股外侧>臀大肌。

另外,肌内注射时还需注意溶媒的选择:

1. 肌内注射时溶媒一般仅可选用注射用水、0.9%氯化钠注射液、0.5%~1%的利多卡因注射液及药品本身附有的专用溶媒。

2. 葡萄糖注射液因分子结构大,在肌肉中难吸收。

3. 含钾、钙盐的电解质溶液对肌肉有强刺激性,均不能用于肌注。

（四）静脉注射

静脉注射又分静脉推注和静脉滴注, 前者用量小, 一般 5 ~ 50 mL,后者用量大,可达数千毫升。临床常采用连续静脉滴注或微注泵推注,可使血药浓度维持在稳定范围。因直接入血,无吸收过程,药效迅速,生物利用度 100%,常用于急救,补充体液和营养。静脉注射最理想的部位为前臂内侧的近端大静脉,因为该部位血流可迅速稀释药液,且血管疼痛感较弱。对于刺激性较大及高渗的药物,因血液的稀释作用多用静脉注射。

(五)脊椎腔注射

注射于脊椎四周蛛网膜下腔内,一次剂量一般不超过 10 mL。因脊椎液缓冲容量小,循环慢,易出现渗透压紊乱,且神经组织比较敏感,可很快引起头痛、呕吐等,故脊椎腔注射剂必须等渗,pH值应在 5.0~8.0 之间,注入宜缓慢,适用于在血液中难透过血脑屏障的药物。

(六)其他注射途径

1. 动脉内注射,即将药物注入靶区动脉末端,用于诊断药物和抗肿瘤药物的靶向应用。

2. 腹腔内注射,即将药物注于胃肠道浆膜以外、腹膜以内,药物主要经门静脉吸收入肝再向全身分布。

3. 关节腔内注射、穴位注射等。

三、药师指导

(一)注射液的配伍问题

1. 溶媒对配伍的影响

(1)葡萄糖注射液

①葡萄糖注射液在生产过程中加入了盐酸,pH 值为 3.2~5.5,偏酸性,可作补充能量用。

②青霉素类的 β-内酰胺环及大环内酯类的内酯键在葡萄糖液的酸性环境下易发生水解失效。

③部分头孢菌素类在 pH 较低的葡萄糖注射液中可析出头孢菌素沉淀(多见于头孢哌酮钠、头孢唑啉钠、头孢噻肟钠等,可加少量碳酸氢钠调节 pH 值后恢复澄明)。

④呋塞米、布美他尼、苯妥英钠、阿昔洛韦钠、磺胺嘧啶钠等属

有机弱酸盐或弱酸强碱盐,这类药物因在葡萄糖注射液中溶解度小,有时会析出沉淀。

⑤奥美拉唑等苯并咪唑类具有亚磺酰基,在碱性条件下比较稳定,在酸性条件下易分解为砜化物和硫醚化物,并出现变色、浑浊或沉淀。

⑥环磷酰胺 pH 值在 4.0~6.0 时,磷酰胺基不稳定,易分解失去生物烷化作用,该药物不宜使用葡萄糖注射液作溶媒。

⑦葡萄糖的中间代谢物乙酰辅酶 A 为合成乙酰胆碱提供乙酰基,会加重有机磷中毒的症状,有机磷中毒者需注意。

⑧葡萄糖会增加二氧化碳的潴留,加重呼吸性酸中毒、肺性脑病的症状。

⑨糖尿病人使用葡萄糖注射液时可酌情加入适量的胰岛素。

⑩心肌酶高者多选用葡萄糖注射液作溶媒。

(2)0.9%氯化钠注射液

①0.9%氯化钠注射液的 pH 值接近中性,是强电解质溶液。

②盐酸雷尼替丁、盐酸胺碘酮、盐酸普罗帕酮、盐酸异丙肾上腺素、盐酸多巴胺、重酒石酸美托洛尔、盐酸利多卡因、硫酸阿托品、盐酸精氨酸、甲磺酸培氟沙星、依诺沙星及氟罗沙星等为有机弱碱盐或酸碱两性化合物,pH 值多为 3.5~4.5, 在 pH 值接近中性环境中,游离出有机弱碱,因在水中溶解度小而析出沉淀或浑浊。

③中药注射液因成分复杂且不明确,在 0.9%氯化钠注射液中可能发生盐析或因 pH 值改变而析出(如生脉、参麦、七叶皂苷钠注射液等)。

④注射液为亲水胶体的药物如两性霉素 B、多烯磷脂酰胆碱、部分蛋白制剂等在电解质溶液中易盐析。

⑤奥沙利铂在 0.9%氯化钠注射液中会因氯离子置换奥沙利铂的部分草酸基团(转换为顺铂)而降低疗效,故不宜使用 0.9%氯化钠注射液做溶媒。

⑥氯化钠注射液会增加水钠潴留,加重碱中毒、肝性脑病、高钠血症的症状,不宜作为地塞米松、硝普钠等药的溶媒。

⑦使用0.9%氯化钠注射液作溶媒时同时亦应考察病人的肾功能。

(3)复方氯化钠注射液和乳酸钠林格注射液

①复方氯化钠注射液和乳酸钠林格注射液中含有钙离子,应注意配伍问题,如头孢曲松禁用含钙溶液作溶媒。

②不能用作含硫酸根离子、碳酸根离子、枸橼酸根离子的药物(生成不溶物析出)及四环素类(生成螯合物)等的溶媒。

③含乳酸钠的溶媒中的乳酸根离子能加速青霉素类的分解。

(4)20%甘露醇为高渗的过饱和溶液,若加入电解质类药物如氯化钠、氯化钾、地塞米松等,易盐析结晶。

(5)脂肪乳剂中若加入电解质类药物可发生破乳、分层。

2. 与合用药物的理化配伍

联合用药除考虑体内相互作用外,还应考虑不同药物配伍后是否会引起溶解度、pH值改变,是否会相互吸附,是否会发生氧化、还原、聚合、分解等反应而致药效降低、毒性增加、不溶性异物产生等问题。由于其中的理化配伍复杂,请参考具体的药品说明书。列举以下常见的问题:

(1)青霉素与蛋白类药物合用会与之结合,从而增加变态反应的发生。

(2)氨基糖苷类在青霉素类输液中易分解降效。

(3)维生素C有较强的还原性,与胰岛素、维生素K_1等合用可发生氧化还原反应。

(4)碳酸氢钠碱化输液促使肾上腺素等儿茶酚胺类药物迅速氧化变色。

(5)普鲁卡因等酯类有机碱在碱性输液(碳酸氢钠、氨茶碱)中可析出有机弱碱,且其酯键可发生水解后又氧化变色。

3. 辅料的配伍

(1)常见辅料

注射剂中常加入一些附加剂来增加主药的溶解度，或提高主药的稳定性和有效性。常用的辅料列举如下：

①非水溶剂：乙醇、丙二醇、甘油、酯类、植物油。

②增溶剂：吐温 80 等(中药注射剂中常用)。

③助溶剂：水杨酸钠、碳酸氢钠等有机酸盐类，维生素类，尿素等。

④乳化剂：卵磷脂、豆磷脂等。

⑤抗氧剂：亚硫酸钠、硫代硫酸钠等。

⑥pH 值调节剂：盐酸、枸橼酸、氢氧化钠、磷酸氢二钠等。

⑦等渗调节剂：氯化钠、葡萄糖、甘油等。

⑧填充剂：甘露醇、乳糖等(粉针常用)。

⑨络合剂：依地酸钙钠等。

⑩局部止痛剂：苯甲醇、普鲁卡因等。

(2)辅料对注射剂安全性的影响

辅料的使用亦直接关系到注射剂的安全性,当年的"齐二药"事件即为辅料丙二醇被有毒的二甘醇代替生产造成的。因此,在注射剂选用时亦应考察辅料的生理特性,合用药物、主药与辅料及辅料之间是否存在配伍禁忌。

①苯甲醇有一定溶血作用,禁用于静脉注射。因其不易被人体吸收,长期积蓄在注射部位,会导致臀肌挛缩症,禁用于儿童肌内注射。

②氢化可的松注射液采用乙醇作溶剂,禁用于乙醛脱氢酶缺乏者,以防引起二硫仑反应。

③复合辅酶(贝科能)辅料含有葡萄糖酸钙,与头孢类常用辅料碳酸钠不宜配伍,否则将有沉淀或微粒析出。

④为确保安全,一般一瓶(袋)静脉输液中只加一种药品,先后

输注的输液间可能存在配伍禁忌的应执行冲管操作。

(二)溶媒用量及输注速度的问题

溶媒的用量与注射剂的稀释浓度直接关联，与输注时间一般呈正相关。稀释浓度与药物的溶解情况、稳定性、对机体的刺激性直接相关。

1. 氢化可的松(溶解度 0.028%)、氯霉素(溶解度 0.25%)等溶解度小的药物需保证最低的相应溶媒量，否则会产生不溶性沉淀或微晶。

2. 氨苄西林钠溶液浓度愈高，分解愈快。

3. 蔗糖铁注射液每 1 mL 最多只能稀释到 20 mL 0.9 %氯化钠注射液中，否则可能使胶粒凝聚。

4. 静脉滴注液含钾浓度一般不超过 0.3%。浓度高可抑制心肌且对静脉刺激性大，并有引起血栓性静脉炎的危险。

5. 胸腺肽等生物提取制剂若浓度太大或输注过快，易引起变态反应或诱发炎症反应。

6. 输注时间应与药物配制后的稳定时间，在体内分布、代谢的速度和程度，达到和维持有效血药浓度的时间相匹配。

7. 前列地尔脂微球注射液在输液中稳定性差(说明书注明稀释后 2 h 内必须输注完)，半衰期仅 5~8 min，一般使用少量溶媒稀释后静脉缓慢推注或快速滴注，以保证有效的血药浓度和剂量。

8. 氨基糖苷类不宜静推或过快滴注，以防血药浓度过高发生神经肌肉阻滞而致呼吸骤停等不良反应。

(三)热原及微粒的控制

注射剂的配制和输注必须严格执行无菌操作规程，并尽可能减少操作中带入的热原、可见异物和不溶性微粒。

1. 配制前需认真检查

(1)每一支药品是否过期(注射剂的最小包装均标有批号和有效期)。

(2)药品性状是否与说明书标示的相同,是否存在变色、异物、分层等。

(3)直接接触药品的外包装(玻璃或塑料)是否存在破损、裂隙;软塑包装的可稍用力挤压看是否存在渗漏;用于胶塞封口的铝盖是否松动、脱出。

(4)用于配制的一次性器械(注射器、加药针头等)外包装是否密闭(稍用力挤压看是否漏气)。

2. 配制过程做好消毒隔离工作

(1)配制人员配制前应洗手消毒,穿戴手套、口罩、头罩、防护器具等,有条件的宜在专用的配制环境,如静脉药物集中配制中心或小规模洁净配制台中进行,极大地减少配制人员和空气中带入的细菌、热原、微粒,也可有效防止操作过程中药品喷溅、洒落等造成的污染和对人体的损害,尤其是化疗药、抗菌药物等细胞毒性药物。

(2)配制和输注过程中消毒的部位主要有安瓿颈部(需擦拭消毒)、输液瓶口(加药口和输注口)、西林瓶口(擦拭或喷洒消毒)、皮肤穿刺部位等。常用75%酒精消毒 1 min 左右,确保有效杀菌,因其易挥发,可减少在消毒部位的残留。若使用含碘消毒液,则需注意消毒部位残留的碘可经穿刺带入,对部分药物稳定性可能造成影响(如碘的强氧化性可使奥美拉唑输液变色),应用酒精脱碘完全后穿刺。

3. 配制操作中胶塞碎屑、玻璃屑等异物和不溶性微粒等的控制

(1)应尽量减少穿刺次数。

(2)需要在同一胶塞多次穿刺时亦应避免在同一部位,尤其是丁基胶塞,因其脆性相对较大,易造成渗漏。

(3)在抽取量和抽取速度匹配的前提下,尽量使用小号的针头。

(4)尽量使用侧面开口专用加药针头。

(5)使用斜面针头时,用斜面背侧加压法可有效减少碎屑。

(6)割锯安瓿用砂轮采用酒精浸泡消毒。

(7)控制安瓿割锯痕长≤1/4周,然后用酒精擦拭或喷洒消毒以及尽可能使用"易折型"安瓿,可有效控制微粒污染。

(8)抽吸药液时应尽量避免针头碰触安瓿口,减少针梗表面与安瓿口断面的摩擦,防止药液浸润于微粒散落最多的安瓿口附近表面,同时亦要防止抽吸入底部较大的玻璃屑。

4. 其他保障配制准确安全的控制方法

(1)配制注射用粉针应先加适量溶媒振摇至完全溶解后再注回。

(2)一些药品(如两性霉素、乳糖酸红霉素及配有专用溶媒的粉针)的初步溶解不可直接使用输液用的溶媒,应采用"两步稀释法",以防不能完全溶解或形成不溶物,如乳糖酸红霉素宜先用灭菌注射用水溶解后再加到0.9%氯化钠注射液中,若直接用后者溶解,可形成溶解度小的红霉素盐酸盐,产生胶状不溶物。

(3)部分易起泡的药品(如替考拉宁、紫杉醇白蛋白结合型、七叶皂苷钠等)溶解时应沿壁缓慢注入溶媒,静置、轻摇或转动至溶解完全后再加入输液中,以防气泡过多影响抽取量的准确性。

(4)配制好的药液若不立即使用或需分次使用的,应注明开启时间,最好置于冷处保存,通常应在24 h内使用(说明书有注明稳定性情况或有足够临床研究证据的以实际为准),含糖或脂肪乳等的营养输液易滋生细菌,使用时更应注意。

(5)配制完成及输注前应再次检查药液的澄明度、颜色、性状,有异常的均不得使用。

(6)软袋装输液可搭配无导气针的输液器,组成全封闭的输液通路,相较于玻璃瓶装或硬塑装的半开放式输液,可杜绝输液过程中的空气污染,特别对于需长时间滴注、含有易氧化药品的输液,可有效保证输液稳定性,减少输液反应。

（四）注射液容器材料的选择

直接接触注射剂药品的容器材料主要有玻璃、塑料、橡胶等，不同材料理化性质不同，在注射剂的生产、贮存、使用环节均可对药品品质产生一定影响。各容器材料在生产、使用中均会带入一定量的微粒。

1. 玻璃

（1）玻璃（尤其低硼硅玻璃）可释放一定量碱性离子而改变药液 pH 值从而影响药物稳定性（如生物碱类、肾上腺素等）。

（2）蛋白质、多肽类药物（如胰岛素、疫苗等）可被吸收。

（3）不同温度（尤其冷冻干燥）、酸碱度可能导致玻璃脱片。

2. 塑料

塑料主要有聚氯乙烯（PVC）和聚烯烃类（PE、PP 等）两大类高分子聚合物，常用于输液袋、一次性输液器、一次性注射器。

（1）塑料具有较强的透气、透湿性（尤其 PVC 材料），故塑料包装的注射剂外包装膜破损后不宜长期保存，尤其易被氧化的注射剂（常见有脂肪乳类的"力文"、"克凌诺"等），使用前应确保氧化指示剂显色正常方可使用。

（2）对部分药物（如硝酸甘油、地西泮、胰岛素、维生素 A、紫杉醇等）具强吸附作用，从而影响剂量准确性，故此类药物长时间使用时（滴注或微注泵入）需注意调整剂量。

（3）此外，PVC 材料中有毒的增塑剂（DEHP）、聚合物单体等易被脂溶性药物洗脱出。

（4）推荐选用非 PVC 复合膜软袋配合聚乙烯（PE）输液器，其具有良好的惰性、水气隔离性，无增塑剂，低吸附性，能有效保证输注过程的稳定性。

3. 橡胶材料

如常用的卤化丁基胶塞含硅油等杂质，与部分药物如头孢类长期作用易产生不溶性微粒，带胶塞包装的药品应避免倒置存放或过度振摇,建议选用覆膜丁基胶塞的注射剂。

(五)注射液的不良反应与应对

1. 过敏反应

青霉素类、蛋白类、生物大分子物质等易引起过敏反应,多发作迅速,轻则皮疹、哮喘、发热,重则发生休克,危及生命。因此注射剂选用、发药均需询问病人过敏史。药典规定青霉素类、抗毒血清类、细胞色素 C、降纤酶、胸腺素、玻璃酸酶、α-靡蛋白酶、鱼肝油酸钠使用前必须做皮试。头孢菌素类等说明书规定需做皮试的(如头孢替安、头孢米诺等)也需确认皮试阴性,且皮试液要用原药稀释制备,参考浓度为 300~500 μg/mL。

2. 热原反应

热原反应是致热原(如细菌内毒素等)进入人体后作用于体温调节中枢而引起的发热反应,患者会突然出现发冷、寒战、面色苍白、四肢冰冷,继之出现高热,严重时可伴有恶心呕吐、头痛、皮肤灰白色、低血压、休克以至危及生命。主要由生产及使用操作过程中的污染所致,因此注射剂配制及输注过程应严格执行无菌操作加以预防。

3. 静脉炎

静脉炎是静脉输液常见的并发症,是由于输入浓度较高、刺激性较强的药物或输注速度过快,静脉内放置针的时间太长或针未固定好导致与血管长时间摩擦,无菌操作不严以及反复使用同一血管而引起血管壁发炎。静脉局部可发生疼痛、红肿、水肿,重者局部静脉条索状,甚至出现硬结的炎性改变,给患者带来很大的痛苦,也给后续的穿刺造成一定的困难。

可采取以下方法减少静脉炎的产生:

(1)应选择血管口径粗,弹性好,回流通畅,走行直,便于穿刺、固定、观察的部位进行静脉输注药物,避免多次穿刺。

(2)输注操作应规范,避免各种发生因素。

(3)在输注浓度高、刺激性大的药液时可局部使用血管扩张药（如硝酸甘油、2%山莨菪碱外敷）加以预防。

(4)依静脉炎的程度可适当采用红外线照射、硫酸镁湿热敷、中药湿敷等加以治疗。

4. 静脉渗漏性损伤

影响渗漏性损伤程度的主要因素为药物的理化性质，轻则局部肿胀、疼痛，重则出现局部组织坏死和神经、肌腱与关节的损害。

(1)减少渗漏的方法：①提高穿刺技术；②使用留置针等软体针以避免机械损伤；③对化疗药等细胞毒性药物先行诱导穿刺再输注；④对易损伤血管的药物要控制好浓度和输注速度等加以预防。

(2)药物渗漏的处理方法：①一般性药物渗漏早期,可热敷促进液体的吸收,改善早期缺血情况,不适于严重缺血性损害；②抗肿瘤药物和非缩血管药物引起的渗漏,可局部封闭（多用普鲁卡因和地塞米松）、冷敷（可用20%~40%碳酸氢钠）减轻疼痛,减少炎症渗出和药物的扩散,从而减轻局部组织的损害；③还可采用拮抗剂对抗药物的损伤效应,如血管收缩药物采用酚妥拉明拮抗,以扩张血管,改善局部血液循环,促进恢复。

5. 输注药物自身药动学、药效学特性所致的不良反应

常见列举如下：

(1)大剂量青霉素类可直接刺激大脑皮层引起"青霉素脑病"。

(2)喹诺酮类易通过血脑屏障引起精神失常、癫痫发作。

(3)氨基糖苷类注射易引发耳毒性。

(4)两性霉素 B、去甲肾上腺素、咪康唑滴注过快可引发心律失常。

(5)磺胺嘧啶、头孢拉定、阿昔洛韦等易产生结晶尿而致血尿。

(6)右旋糖酐、羟乙基淀粉等胶体注射液可引起凝血功能障碍、肾功能障碍等。

6. 不溶性微粒造成的不良反应

不溶性微粒是指不溶于水、肉眼看不见（一般小于 50 μm）的不溶颗粒。如上所述，不溶性微粒在注射剂的生产、保存、配伍、配制、输注全过程中均可能引入，其不被人体代谢，可造成潜在而持久的危害，如血管栓塞、静脉炎、肉芽肿、热原样反应、过敏反应甚至肿瘤或肿瘤样反应等。因此，在注射剂使用的各环节均要秉持减少不溶性微粒的意识，规范操作。

使用终端过滤器截留任何途径污染的微粒是防范不溶性微粒危害的理想措施，一般输液器所配终端过滤器（滤膜孔径小于15 μm）能可靠滤过 10 μm 以上的微粒，但对 10 μm 以下的微粒滤除较差。同时，滤膜多为纤维材料，不能进行精确的孔径分离，对部分药物（如阿托品）尤其在低剂量时存在显著的特异性吸附，且遇酸遇碱时纤维本身可能脱落产生微粒造成污染。

推荐使用核孔膜材质的精密过滤器，其滤孔规则，对孔径有严格的分级，不会产生异物脱落，对药物吸附性小，可根据临床需要选择合适孔径（5 μm、3 μm、2 μm、1.2 μm、0.2 μm）。注意过小孔径的精密输液器难以达到预期的滴速，孔径小于 1 μm 的精密过滤器可能影响脂乳的输注。

此外，静脉推注药液应增加过滤装置。

（六）贮存和运输

1. 注射剂的贮存和运输是注射剂生产和使用之间的时间迁移和空间转移过程。光线、高温、高湿或极端干燥等因素均会促进药物之间或药物与直接接触药物的容器间发生一定的理化变化，随着时间的累积效应，可能引起注射剂质量的巨大变化，故应严格按说明书要求的光线、温湿度条件（一般为温度 2~30 ℃，湿度 45%~75%，密闭，多数要求避光）贮存。

2. 有特殊保存要求的更应注意。如生长激素、胰岛素类、球蛋白类、疫苗等具有生物活性的注射剂多需要冷藏，同时多数又要防止冻结,特别是乳剂型注射剂。

3. 对光不稳定甚至会产生光毒性的注射剂不仅在运输、保存中需严格避光,在输注过程中亦要采取避光措施。如喹诺酮类、尼莫地平、两性霉素 B、肾上腺素等,尤其是硝普钠注射剂要求严格避光。

4. 放置方向应按说明书或包装上注明的相应标识放置,含胶塞的包装一般要求胶塞向上竖立放置,以避免药品与胶塞长期接触发生反应或带入不溶性微粒。

5. 对注射剂要实行严格的效期管理,尽量避免药品的效期太近或过期。

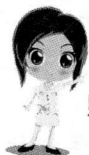

贴心药师

1. 患者在治疗时不能一味追求治疗效果的立竿见影,在能满足治疗需求的前提下,应遵循能口服给药就不要注射给药的原则。过度使用和滥用注射剂导致医疗资源浪费,增加费用,并使患者增加某些不必要的风险和不良反应,如过敏和热原样反应、静脉炎、肺动脉炎、肿瘤、硬结、局部感染、输液微粒造成肺组织肉芽肿、栓塞等。

2. 注射剂在下列情况下可使用:患者存在吞咽困难、明显的吸收障碍(如呕吐、严重腹泻、胃肠道病变)或潜在的吸收障碍;口服明显降低生物利用度的药物;没有合适的口服剂型的药物;需要很高的组织药物浓度,而口服给药不易达到高浓度的情况;疾病严重、病情进展迅速,需要给予紧急治疗的情况;患者的口服治疗依从性差。

3. 由于注射剂直接注入体内,尤其是静脉注射和脊椎腔注射的药物,在产生迅速、高效的作用效果的同时,也因其作用多难逆转,作用因素的复杂性,可能存在较大的风险,因此注射给药应尤其重视其安全性。确需注射给药的,应结合各给药途径的特点和临床实际,选择安全性较高者。安全性高低顺序一般为:皮下注射>肌内注射>静脉注射及脊椎腔注射。

4. 安全、合理使用注射剂的指导原则:注射剂均应视为处方药,患者使用注射剂,需持有医生处方,且尽量在医疗机构内使用,以便出现不良反应时能得到及时处置;凡是口服可以收到效果的就不要注射;在不同用药途径的选择上,能够肌内注射的就不静脉注射;必须注射的应尽可能减少注射次数,应积极采用序贯疗法(即急性或紧急情况下先用注射剂,病情控制后马上改为口服给药);应严格掌握注射剂量和疗程,如抗菌药物使用 3 天后无效,方可考虑换药;应尽量减少注射剂联合使用的种类,以避免不良反应和配伍禁忌的出现。

5. 注射剂的生产过程中对原辅料的来源及工艺等进行严格控制使之达到相应的质量要求:无菌、无热原、无可见异物、无降压物质,pH 值、渗透压、不溶性微粒等需符合相应标准;人尿制品如尿激酶、绒促性素、乌司他丁需检查是否含有乙肝表面抗原;重组品种如重组人生长激素、重组人胰岛素等需检查菌体蛋白残留量、外源性 DNA 残留量;含有皂苷的植物提取注射剂等还需进行溶血与凝聚检查。

6. 在注射剂贮存和运输时间和空间及选用配伍、配制加药、输注等使用过程中的方方面面应严格控制可能影响注射剂给药品质的各种因素。

(林升禄)

第十六节　临床营养制剂用药指导

一、临床营养概述

(一)临床营养简介

临床营养支持是指在不能正常进食的情况下，通过消化道或静脉将特殊制备的营养物质送入患者体内的营养治疗方法。它是现代临床综合治疗方法的一个重要组成部分，有提高免疫力、纠正代谢异常状态、缩短病程、促进病人康复的作用。根据其输注途径不同，可分为肠外营养(Parenteral Nutrition, PN)和肠内营养(Enteral Nutrition, EN)。这两种营养支持均包括脂肪、糖类、氨基酸、平衡的多种维生素、平衡的多种微量元素等成分。

目前普遍认为，肠外营养和肠内营养需要联合应用，而肠内营养相对并发症发生率低，且有助于缩短住院时间，是胃肠功能正常的患者进行营养支持首选的治疗手段。

是否需要给患者营养支持，是临床的具体问题。目前中华医学会肠外、肠内营养学分会推荐用营养风险筛查和结合临床来考虑是否有适应症。营养风险的定义是现存的或潜在的与营养相关的因素导致患者出现不良临床结局的风险，是以临床结局为终点，而不是以出现营养不良为终点。

当评分大于等于 3 分时，患者有营养风险。该筛查的评分来源有三个方面：一是疾病(包括将要进行的手术)评分；二是营养状况受损评分；三是年龄评分，如 70 岁以上的患者对饥饿的耐受性差，更需要营养支持。

当有营养风险时(评分大于等于 3 分)，应结合临床确定是否需要为患者制定营养支持计划，具体操作方法见中华医学会肠外、肠内营养学分会 2006 年和 2008 年的指南和规范。

但并非所有存在营养风险的患者均需接受营养支持，应结合

临床进行具体分析,下列情况一般不给予肠外或肠内营养支持:

(1)不可治愈、无存活希望的终末期患者,考虑用水、电解质维持。

(2)急诊手术患者。

(3)低 BMI 值(身高体重指数)的特殊个体。

(二)肠内营养

1. 肠内营养简介

肠内营养是指需少量消化过程或不需消化过程就能吸收的营养液,通过消化道置管(或造口)或少量多次口服的方法,为患者提供所需的营养素。肠内营养的消化和吸收过程能够增加胃肠道的血液供应,刺激内脏神经对消化道的支配和消化道激素的分泌,除为全身和胃肠道本身提供各种营养物质外,还能保护胃肠道的正常菌群和免疫系统。这些作用对维持肠黏膜屏障,维持胃肠道正常的结构和生理功能,减少细菌移位,以及预防肝内胆汁淤积均具有重要意义。

2. 肠内营养制剂的分类和特点

肠内营养制剂种类繁多,按氮源可分为三大类:氨基酸型、短肽型、整蛋白型。前两类也称为成分型,最后一类也称为非成分型。上述三类从临床使用的角度又可以分为通用型(平衡型)肠内营养剂和疾病适用型营养剂。此外,尚有组件型(模块型 module)制剂,如氨基酸/短肽/整蛋白组件、糖类制剂组件、长链及中长链脂肪制剂组件、维生素制剂组件和 ω-3 脂肪酸组件等。

(1)氨基酸型、短肽型肠内营养剂

氨基酸型、短肽型肠内营养剂同属成分型肠内营养制剂,是单体物质氨基酸或短肽、葡萄糖、脂肪、矿物质和维生素的混合物。

该类制剂成分明确,营养全面,在应用中有利于对其进行选择,可以根据病理生理需要,增减营养素成分或改变其比例,以达到治疗效果。无须消化即可直接或接近直接吸收和利用,适用于消化吸收功能较弱的病人。配方中一般不含有膳食纤维和乳糖,适用于乳糖不耐受者。

但由于其主要成分为氨基酸和短肽,导致口感不佳,故以管饲效果为佳。同时由于其各成分的分子量较小,因而渗透压较大,使用不当可导致腹泻。

氨基酸型肠内营养制剂主要为低脂的粉剂,可减少对胰腺外分泌系统和消化液分泌的刺激,无渣,不需要消化液或只要极少消化液便可吸收利用。

短肽型肠内营养制剂所含的蛋白质为蛋白水解物,营养液中的短肽可经小肠黏膜刷状缘的肽酶水解后进入血液,容易被机体利用。

(2)整蛋白型肠内营养剂

该类肠内制剂以整蛋白或蛋白质游离物为氮源,营养均衡完整,渗透压接近等渗,口感较好,适于口服,亦可管饲。适用于胃肠道功能较好的患者。

3. 肠内营养制剂的选择

选择肠内营养时应考虑以下因素:

(1)患者的年龄:如婴幼儿应采用母乳或接近母乳的配方,其肠道耐受性较差,因此肠内营养的渗透压不能过高,最好采用等渗液体。

(2)胃肠道功能:对于胃肠道功能正常者,应采用整蛋白为氮源的制剂,因为其不但价格便宜,而且大分子物质刺激肠黏膜生长的作用大于小分子,可以避免肠黏膜萎缩;对于胃肠道功能低下者(如胰腺炎、短肠综合征、炎性肠道疾病等),则应采用氨基酸型或短肽型,因为它们容易吸收,刺激消化道分泌的作用较弱。

(3)脂肪吸收状况:对于脂肪吸收不良或乳糜胸腹水的患者,由于其消化吸收长链脂肪酸的能力下降,因此应以中链三酰甘油代替长链三酰甘油,同时间断补充长链三酰甘油,以避免必需脂肪酸缺乏。

(4)糖的耐受情况:有些患者不能耐受乳糖、蔗糖、单糖或双糖,则应避免在肠内营养制剂中含有上述物质,以免患者不能耐受肠内营养。

(5)患者疾病情况:对于有肝、肾、肺等脏器功能障碍和先天性代谢缺陷的患者,应选择相应组件的膳食,以避免出现代谢并发症,在条件允许情况下可考虑使用相应疾病适用型制剂。

①如肝衰患者血中芳香族氨基酸(AAA)(苯丙氨酸、酪氨酸等)增高,而支链氨基酸(BCAA)(缬氨酸、亮氨酸、异亮氨酸)降低,宜选用 BCAA/AAA 为 14.0 (标准型为 3.0~3.5)的肠内营养制剂,不仅不增加肝脏负担,还可降低血氨的浓度,纠正负氮平衡。

②肾衰病人血中必需氨基酸(EAA)降低,非必需氨基酸(NEAA)偏高,呈现"必需氨基酸缺乏症",故肾衰病人强化 EAA,减少 NEAA,既可减轻氮血症,又有助于合成人体蛋白质。

③呼吸道疾病用肠内制剂宜选用能量密度高、脂肪比例高、碳水化合物低的品种,可显著减少 CO_2 生成,降低肺部排出 CO_2 的所需通气量。

④胰腺炎患者宜选用低脂肪肠内营养制剂,可减少对胰腺的刺激。

⑤处于应激状态的高代谢病人应使用高能量密度、高蛋白的肠内营养才能达到正氮平衡。

(三)肠外营养

1. 肠外营养简介

肠外营养支持是营养支持的重要组成部分。肠外营养是经静脉途径为经胃肠道摄取和利用营养物质不能或不足的患者提供包括氨基酸、脂肪、糖类、维生素及矿物质在内的营养素,为患者的康复或生长需求提供必要的基质。

肠外营养既可作为肠内营养不足的补充,也可以作为患者唯一的营养来源。是否需要肠外营养支持,可以借助营养筛查工具,结合临床,以了解是否具有营养支持适应症。凡有营养支持适应症的患者,如接受肠内营养不能或不足,都是肠外营养的适应症,如短肠综合征、肠外瘘等。

2. 肠外营养制剂的分类和特点

肠外营养制剂种类很多,内含成分、剂量及渗透压各有差异,应根据患者病情选择使用。

(1)氨基酸制剂

氨基酸是合成蛋白质和其他生物活性物质的底物,每天都必须补充一定量的氨基酸。健康成人氨基酸基本需要量是一日 0.8~1.0 g/kg 体重,在严重分解代谢、明显的蛋白质丢失或重度营养不良时需要适当增加一些补充量。合适的氨基酸溶液可使机体更好地接受和利用外来氮源并保存体内蛋白质,改善创伤、感染后伴随的分解状态。

复方氨基酸注射液在临床上应用广泛,可分为:

①平衡型:含有 13~20 种氨基酸,包括 8 种必需氨基酸,适用于无特殊代谢情况限制的患者;无确定最佳配方,使用时应查看说明书了解含氮量以计算剂量。

②疾病适用型:主要为肝病用氨基酸(3AA、6AA、17AA-H 等)和肾病用氨基酸(9AA、18AA-N,通常包括 8 种 EAA 和组氨酸),其特点同肠内营养部分。

③小儿用氨基酸:小儿的代谢特点与成人相异且肝酶系统不完善,酪氨酸和胱氨酸对其而言是必需氨基酸。

④谷氨酰胺是人体内最丰富的氨基酸,约占全身游离总氨基酸的 60%。从分子结构上看它有两个氨基,是蛋白质、核苷合体物质,是肝脏糖异生的底物,也是快速增殖细胞如肠黏膜上皮细胞、免疫细胞等的主要燃料。谷氨酰胺是一种条件必需氨基酸,在分解代谢疾病过程中是一种营养必需氨基酸。对于需要肠外营养支持

的重症患者,推荐在肠外营养配方中添加谷氨酰胺双肽,常用剂量为0.5 g/(kg·d)。

(2)脂肪乳剂

脂肪是肠外营养中的重要营养物质,其作用是为机体提供能量(每克脂肪提供9千卡热能)和必需脂肪酸。根据不同的原料用油与脂肪酸特点,可分为:

①长链脂肪乳剂

包括:a.脂肪乳注射液(C14~24):以静脉注射标准的大豆油为基础;b. ω-3鱼油脂肪乳注射液:以精炼鱼油为基础;c. 长链脂肪乳注射液(OO),是指橄榄油和大豆油按比例混合的脂肪乳剂。

30%浓度的脂肪乳中磷脂/甘油三酯比例较低,其乳糜微粒的水解较完全,因此较之20%浓度的脂肪乳对患者脂肪代谢的扰乱更少,输注后患者血胆固醇、甘油三酯水平也相对稳定。

ω-3鱼油脂肪乳用于肠外营养补充长链ω-3系多不饱和脂肪酸(EPA、DHA),需要与其他脂肪乳混合后使用。调整患者ω-3脂肪酸和ω-6脂肪酸的比例到1:3左右,有改善患者免疫功能和改善临床结局的作用,适用于全身炎症反应综合征较严重但又需要肠外营养的患者。

②中链及长链脂肪乳剂(C6~24 或 C8~24)

由大豆油和椰子油物理混合而成,其中中链和长链甘油三酯各占50%;有些配方(C8~24Ve)加入维生素E,有抗甘油三酸酯氧化的作用。中链脂肪酸分子量小,水溶性高,无须载体即可进入线粒体,无须额外耗能,故其血清廓清和氧化速率均高于长链脂肪酸。

③结构脂肪乳注射液(C6~24)

是将长链和中链甘油三酯水解后,再重新经一系列化学加工与甘油分子化学结合后得到的脂肪乳剂。这种制剂中的甘油三酯分子同时包含长链和中链脂肪酸。

（3）糖、水、电解质、维生素、微量元素

葡萄糖是循环中重要的碳水化合物能源，可被机体大部分细胞利用。但在创伤应激情况下，葡萄糖的转换率提高，增加了葡萄糖产量，并能诱发组织胰岛素抵抗减少葡萄糖的利用，从而直接导致应激高血糖，又因氧化代谢不完全，破坏代谢平衡，严重影响预后（尤其是危重病人）。因此，营养支持时应重视控制糖和脂肪双能量来源的比例（脂肪功能占非蛋白热量的 30%~50%），并及时采取措施控制血糖水平。

水、电解质基本需要量是维持生命所必需。多种疾病在其发生、发展过程中常出现水、电解质和酸碱平衡失常，出现相应的临床表现，有些甚至危及生命，必须及时予以纠正。对于摄入不足患者，若经过营养风险筛查不需要营养支持，则合理、安全、简便的水电解质补充及酸碱失衡纠正是最基础的治疗。

维生素与微量元素是人体必需营养素，虽然总量很少，但参与多项代谢与功能，且人体无法自身合成，需要每天补充。目前肠内营养配方、肠外营养复合维生素与微量元素制剂中各组分含量主要参照标准为正常人的推荐需要量（RNI），因此选用时应根据病人实际情况做相应调整，同时控制剂量不超过可耐受最高摄入量（UL），防止发生相应维生素和微量元素中毒。

（4）"全合一"肠外营养液（AIO）

即将氨基酸、葡萄糖、脂肪乳、电解质等预先稳定混合于一个容器内，再进行输注。临床常用有多腔袋类复方营养制剂（配方固定，使用前解除腔袋间的分隔即可迅速配成"全合一"营养液）和由医护人员在洁净环境中将各单品种制剂即时混合于同一输液袋而成的肠外营养液（剂量个体化），具有均匀输入、增加利用率、减少空气栓塞及污染的机会、管理方便等优点，但对输液的稳定性要求高。

二、临床营养制剂给药方法

(一)肠内营养制剂给药方法

接受完全肠内营养支持的患者首选管饲的方法。目前常用的管饲方法有鼻胃管、鼻肠管、食道(咽)造口、通过手术或内镜途径行胃造口和空肠造口以及经肠外瘘口途径等。选择哪种途径需视患者的情况和喂养时间长短等因素而定。其选择原则包括:满足肠内营养需要;置管方式尽量简单、方便;尽量减少对患者损害;患者舒适和有利于长期带管。

肠内营养支持的输注方法有营养泵持续输注法、输液器输注法(连续滴注法、间歇重力滴注法)、注射器间歇输注法,条件允许的情况下宜首选营养泵持续输注法。

(二)肠外营养制剂给药方法

用于肠外营养输注的静脉置管途径可分为周围静脉导管(PVC)与中心静脉导管(CVC)。中心静脉置管又可分为经外周静脉穿刺置入中心静脉导管(PICC)、直接经皮穿刺中心静脉置管、隧道式中心静脉导管(CVTC)、输液港(PORT)。选择何种输注途径,需考虑以下因素:患者以往静脉置管病史、静脉解剖走向、出凝血功能、预计肠外营养持续时间、护理环境、潜在疾病等。

肠外营养制剂如等渗或稍高渗溶液可经周围静脉置管(PVC)输入,高渗溶液应从中心静脉置管(CVC)输入。经周围静脉缓慢均匀输注能够耐受常规能量与蛋白质密度的肠外营养配方全合一溶液,但不建议连续输注时间超过 10~14 d。

三、药师指导

(一)肠内营养制剂给药注意事项

1. 每次喂养前应先确认鼻饲管的位置。

2. 最好现配现用或现开现用,无菌操作,避免污染营养液。打开的配方营养制剂室温下存放不超过 6 h,在冰箱内储存不应超过 24 h。

3. 做好营养液的加温和保温：一般温度为 38~40 ℃,过热可致黏膜损伤,过冷易致腹泻。

4. 进行肠内营养时把床头抬高大于 30°或取半卧位,灌注完毕后维持该体位 30~60 min, 可有效防止因体位过低食物反流发生误吸及吸入性肺炎等并发症的发生。若发生误吸,应立即停止鼻饲,取右侧卧位,头部放低,吸出气道内吸入物,并抽吸胃内容物,防止进一步反流。

5. 尽可能匀速持续输注, 通过重力滴注最好是营养泵连续 12~24 h 输注肠内营养液,有利于减小血糖水平的波动,减少胃肠道并发症,降低吸入性肺炎的发生率,特别是对于危重病患者及空肠造口病人。

6. 为避免管饲综合征,在开始进行肠内营养时应从低浓度低容量开始,逐渐提高浓度,增加输入量(两者一般不同时调整)。通常起始浓度 6%, 每小时 40~60 mL,30 min 后按照每小时 10~15 mL 递增,直到预期的液量,然后再增加浓度,最终浓度可达 25%,速度可达每小时 100 mL。

7. 若能在 3~5 d 内达到维持剂量, 即说明胃肠道能完全耐受这种肠内营养。前期肠内途径提供营养不足可适当通过肠外途径补充。

8. 所有肠内营养管均可能堵管,含膳食纤维的混悬液制剂较乳剂型制剂更易发生堵管,因此在持续输注过程中,每隔 4 h 即用 20~30 mL 温水冲洗导管,在输注营养液的前后也应给予冲洗。营养液中的酸性物质可以引发蛋白质沉淀而导致堵管, 若温水冲洗无效,则可采用活化的胰酶制剂、碳酸氢钠冲洗,也可采用特制的导丝通管。

9. 经鼻饲管喂养时,应注意口腔护理。由于导管对鼻咽部的刺激,且营养液不从口入,易引起唾液分泌减少,口腔黏膜干燥。宜每天用生理盐水棉球清洁口腔,或用清水漱口,以保持口腔湿润,防止发生口腔感染。

10. 对胃造口、空肠造口者,应保持造口周围皮肤干燥、清洁。

11. 胃内喂养应定时检查胃潴留量,其是评价肠内营养支持安全性及有效性的一个重要指标。放置鼻胃管的危重病患者胃底或胃体的允许潴留量应≤200 mL,而胃肠造口管的允许潴留量应≤100 mL。经胃喂养的患者第一个48 h内应每4 h检测胃内残留量,胃内残留量>200 mL,可应用促胃肠动力药,或暂时停止输注,也可降低输注速度。

12. 长期肠内营养后,机体对肠内营养产生依赖,突然停用可导致低血糖,应缓慢停止。

13. 长期应用肠内营养可导致凝血时间延长,可给予维生素K预防。

(二)肠外营养制剂的给药注意事项

1. 肠外营养制剂给药常用中央静脉置管的方法,而感染是中心静脉置管的主要并发症之一,严格无菌操作,由具有资质的护理人员实行置管与维护操作,是减少导管相关感染的重要手段,可根据情况考虑预充抗菌素或输液间歇期定期以抗菌素加肝素冲管。穿刺局部消毒,2%洗必泰优于10%聚维酮碘。

2. 导管栓塞也是较为常见的中心静脉置管并发症,置管前肝素涂层导管能够有效预防导管内血栓形成。

3. 长期肠外营养的并发症包括胆汁淤积、胆结石和肝功能异常等。肠外营养期间应定期评定脏器功能、血脂和电解质状况。

4. 支链型氨基酸静脉滴注速度应小于40滴/分钟,应用时应注意能量的补充。对于肝病患者,高度腹水时,要注意水的平衡,避免输入量过多。

5. 复方氨基酸注射液9AA静滴速度过快能引起恶心、呕吐、心悸、寒战等反应,滴速以每分钟不超过15滴为宜,复方氨基酸注射液18AA-N静脉滴注时15~25滴/分钟。

6. 脂肪乳制剂选用

(1)应用肠外营养的成人患者,其肠外营养配方中常规推荐使用脂肪乳,但对于有高脂血症或脂代谢障碍的患者,应根据患者的代谢状况决定是否应用脂肪乳,使用时充分权衡其可能的风险与获益。重度高甘油三酯血症(>4~5 mmol/L)应避免使用脂肪乳。

(2)脂肪乳在肠外营养中的供能比例应根据患者的脂代谢情况决定,无脂代谢障碍的创伤和危重症患者应适当提高脂肪比例,其脂肪构成应使用中长链脂肪乳或鱼油脂肪乳替代部分长链脂肪乳。

7. "全合一"营养液因成分复杂,应充分考察加入药品的相容性、药品与容器材料间的相容性及空气、光线、温度、pH 值等因素的影响。

8. "全合一"营养液的配制应严格遵守正确的混合顺序:先将电解质、微量元素、水溶性维生素加入葡萄糖和氨基酸中,将磷酸盐加入另一瓶葡萄糖或氨基酸中,脂溶性维生素注入脂肪乳中;然后将上述氨基酸、葡萄糖溶液先输注入一次性静脉营养袋中混合均匀,并确认无浑浊或异物后,再将上述脂肪乳溶液输注入营养袋内,混匀,并再次检查;确认无浑浊或异物后拔除多余导管,排气,锁紧锁扣。操作过程应严格执行无菌操作及消毒隔离制度,有条件的应在尽量洁净的环境中进行(最好在静脉药物配制中心,可达局部 100 级的洁净度)。

9. "全合一"营养液输注时尽量使用终端过滤器,不含脂肪乳的采用 1.2 μm 的滤除空气过滤器,含脂肪乳的采用 2.2 μm 的滤除空气过滤器。

10. "全合一"营养液配制完成后最好现配现用,暂不用时可放冷藏,保存时间最好不超过 24 h(特别是含维生素制剂的营养液)。

(季菁霞、林升禄)

第十七节 其他新型制剂用药指导

一、其他新型制剂概述

药品制剂日新月异,本节中仅介绍植入型控释制剂以及缓释微球制剂。

(一)植入型控释制剂

植入型控释制剂指一类经手术植入或经针头导入皮下或其他靶部位的控制释药系统,包括固体载药植入剂、植入输注泵和注射植入剂。植入型控释制剂可在体内持续释放药物,适用于半衰期短、代谢快、不适于通过其他途径给药的药物。植入制剂最早用于避孕药,近年来在抗肿瘤、糖尿病治疗、心血管疾病治疗、眼部给药及抗疼痛等方面获得了广泛的关注和较深入的研究。

目前已上市的植入剂包括左炔诺孕酮硅胶棒、醋酸戈舍瑞林缓释植入剂、氟尿嘧啶植入剂等,均属于固体载药植入剂。植入输注泵多限于胰岛素制剂。本节主要讨论固体载药植入剂的使用。

植入型控释制剂具有以下优点:

1. 长效作用。其释药期限长达数月至数年,减少了连续用药的麻烦。

2. 恒速作用。系统中药物常呈恒速释药,消除因间歇给药和药量不均匀而产生的峰谷现象,可维持稳定的血药浓度,减少药物的毒副作用。

3. 可以避免口服给药造成的胃肠道因素影响和肝脏首过作用,获得较一致的生物利用度。

4. 植入型制剂通过植入皮下或体内释放药物达到治疗作用,不存在表皮吸收障碍,可快速到达体循环;药物作用于靶位,可避免对体内其他组织的副作用。

5. 避免一些药物迅速代谢，延长其体内半衰期。

6. 在使用过程中若发现有严重的过敏反应或副作用可随时中止治疗。

7. 可在特定的作用部位以恒定的速率持续释药并维持治疗浓度，具有较小剂量即可达到疗效的作用。

植入制剂也存在一些缺点，如需手术植入给药，患者不能自主给药，植入剂的存在可能引起疼痛及不适感，以及价格等因素均影响患者的用药依从性。

（二）缓释微球

微球(microsphere)是指药物溶解或分散在高分子材料中形成的粒径为1~40 μm的微小球状实体，一般制备成混悬剂供注射或口服用。微球技术作为一种新型给药技术，具有以下优点：

1. 通过调节和控制药物的释放速度实现长效的目的，延长了药物在体内的作用时间（可达1~3个月），大大减少了给药次数，明显提高了患者的用药依从性。

2. 可以保护药物，特别是蛋白质、多肽类药物免遭破坏，掩盖药物的不良口味，减少给药次数和药物刺激性，降低毒性和副作用，提高疗效。目前临床应用较多的有多肽微球注射剂和疫苗微球注射剂，已上市的微球制剂包括注射用醋酸亮丙瑞林微球、注射用双羟萘酸曲普瑞林、破伤风类毒素微球注射剂、注射用利培酮微球、醋酸奥曲肽微球等。

二、新型制剂给药方法

（一）植入型控释制剂给药方法

1. 植入剂使用前应确保包装无破损，打开包装后立即使用。

2. 植入剂需在专业医师指导及操作下使用，植入前应清洁植入部位皮肤，必要时以酒精或碘酒在注射皮肤部位进行消毒，消毒面大小视植入范围而异，严格无菌操作，防止感染。

3. 根据不同的部位应掌握好植入剂的植入深度，不可伤及血管和神经。

4. 植入剂不可暴露在皮肤表面。

5. 植入剂缓控释给药剂型,剂量较一般剂型大,应严格按照说明书所规定的疗程给药,不得随意增加给药频次,以免因剂量过大出现中毒现象,必须按照说明书规定的给药间隔用药。

6. 植入部位应注意预防感染,应以绷带、纱布或创可贴包扎或覆盖,并保持干燥。

(二)缓释微球制剂给药方法

1. 多数制剂用于皮下注射或肌内注射,一般不得静脉给药(会引起静脉栓塞)。

2. 缓释微球制剂不同于普通注射液,注射用微球制剂加入溶剂后为混悬液,粒子一般为 $1{\sim}500~\mu m$,多数药品包装内有专用注射器和针头,应选择专用注射器配制和注射药物。如没有配备专用针头,应根据说明书选择合适规格的针头给药。针头选择不合适可能引起针头阻塞。

3. 应选择包装内配备的专用溶剂配制药物溶液,溶剂内含有助悬剂,有利于微球混悬均匀,不建议应用其他溶剂。

4. 皮下注射部位应选上臂部、腹部、臀部,注射部位应无感染,注射后不得揉搓注射部位。

三、药师指导

(一)植入型控释制剂

植药部位可能出现红肿、硬结、疼痛、局部溃疡、皮下粟粒状硬结、局部皮肤色素沉着等现象,应视情况到专业医疗机构进行处理。

(二)缓释微球制剂

1. 缓释剂型剂量较一般剂型大,应严格按照说明书所规定的疗程给药,不得随意增加给药频次,以免因剂量过大出现中毒现象。必须按照说明书规定的给药间隔用药。

2. 所用载体应可生物降解且具有生物相容性，药物通过扩散、溶蚀等机制缓慢释放，减少了给药次数，方便依从性差的患者应用。目前常用辅料为丙交酯-乙交酯聚合物和聚乳酸-羟基乙酸共聚物。

3. 复溶后的悬浮液不得与其他药品混合。

4. 注射前应将制剂放置在室温下，使其温度与室温相同，避免因过冷引起注射部位刺激性疼痛。配制后的本品溶液应当立即使用。

5. 多次给药时应注意不断变更给药部位，如臀部给药，应当在左右两侧半臀交替注射。

6. 目前应用的微球制剂以多肽类和疫苗居多，故其贮存条件对保持药物的活性极为重要，应保存在 2~8 ℃的冰箱内，并避免冻结和光照，或根据说明书在凉暗处密封保存。非多肽类药物微球可根据说明书规定低温、避光、防震保存。

附：常见的植入剂用药指导

氟尿嘧啶植入剂(中人氟安®)使用说明

氟尿嘧啶植入剂为白色或类白色圆柱形颗粒，以玻璃管制注射剂瓶包装，皮下给药。

给药方法如下：

1. 患者双上臂内侧、外侧，双下腹部腹壁等可植药部位作为植药区域，植药区应无急、慢性皮肤疾病或结节状疤痕。

2. 植药部位常规消毒后，用 0.5%利多卡因在植药区域皮下做辐射状组织浸润麻醉，浸润范围视植药区域大小而定。

3. 局麻后持专用植药针沿深筋膜与肌肉之间缓慢进针，穿刺 3~5 cm 后，将植药针后退 1 cm，植入本品约 20 mg(一管装药量)，植药针再后退 1 cm 植入第二个 20 mg，依次植入。一个植药通道不得超过 80 mg。

4. 完成第一植药通道植药后,呈辐射状进行第二植药通道穿刺,植药程序同 3。

5. 一个植药区域呈辐射状分布植药通道 5~6 个。每一植药区域植药总量在腹部不超过 460 mg,上臂不超过 300 mg。

6. 植药完毕后,穿刺点用 75% 酒精棉球压迫 1~2 min,用创可贴保护创面。

7. 局部不良反应:

(1)每一植药通道给药量超过 80 mg 时,植药部位可能出现红肿、硬结、轻度疼痛,多发生在植药后第 4~8 d,一般情况下 8~15 d 逐渐自行消失。

(2)每一植药通道给药量超过 150 mg 时,植药部位可能出现重度疼痛,产生局部溃疡,多发生在植药后的第 4~10 d,约 20 ~ 60 d 恢复。

(3)皮下植入过浅时,可使上述不良反应加重,约两周后皮下可触及粟粒状硬结,以后逐渐软化,部分病人可出现局部皮肤色素沉着。

醋酸戈舍瑞林缓释植入剂(诺雷得®)使用说明

醋酸戈舍瑞林缓释植入剂为无菌、白色或乳白色柱形聚合物,置于一具防护套管的注射器中,单剂量给药,腹前壁皮下注射本品一支,每 28 d 1 次,聚合物可在体内逐渐降解。用于前列腺癌、乳腺癌和子宫内膜异位症。

给药方法如下:

1. 将患者置于舒适的体位,上身略微抬起,将注射部位准备好。

2. 打开包装取出注射器,将注射器斜对着光线略成角度观察,应能看见至少一部分诺雷得植入剂。

3. 捏住塑料安全夹卡向外拉出,丢弃。除去针套,与液体注射剂不同的是无须赶走气泡,这样做可能会将植入剂压出。

4. 在防护套管处握紧注射器,捏紧病人皮肤,以小角度(30°~45°)进针。进针时注射针头斜面朝上,将注射针刺于脐下腹前壁处的皮下组织,直至防护套管触及患者的皮肤。

5. 不得刺入肌肉或腹膜。

6. 将针筒的活塞完全推入,以便注入植入剂并启动防护套管。届时会听到"咔嗒"一声,并感到防护套管自动滑出以覆盖针头,如未全部推入针筒活塞则不会启动防护套管。

7. 握紧注射器,抽出注射针使防护套管滑下覆盖整个针头,将注射器弃至许可的锐物收集装置。

左炔诺孕酮硅胶棒使用说明

本品为乳白色含药硅橡胶且具弹性的圆柱状棒,外包装为无色透明的硅橡胶,两端用黏合剂封口。Ⅰ型每根含左炔诺孕酮36 mg,每套6根。Ⅱ型每根含左炔诺孕酮75 mg,每套2根。用于育龄妇女,要求长期避孕者。

给药方法如下:

Ⅰ型:于月经来潮的第一周内(从月经来潮的第一天算起),局部麻醉下在上臂内侧或股内侧作一长度约为2 mm的横切口后,用埋植针将药棒呈扇形植入皮下,每人每次6支,伤口外敷创可贴,纱布包扎即可。有效避孕期5年。

Ⅱ型:于月经周期的第一周内(从月经来潮的第一天算起),局麻无菌条件下,在上臂或股内侧皮肤上做一个2 mm切口,用套管针将埋植物放入皮下。外敷创可贴,纱布包扎即可。每人每次2支,有效避孕期4年。

应用注意事项如下:

1. 应在县级医院或计划生育指导站以上的医疗单位进行植入、观察和取出。手术操作人员必须经严格的技术培训取得资格后方能开展此项手术。

2. 植入部位以左上臂内侧为宜,左撇子者可埋于右手上臂内侧,术后可进行日常活动。伤口局部可能出现肿胀、疼痛和轻度皮下淤血,无须特殊处理。避孕药埋植后应保持埋植部位干燥。手术当天施术手臂不要用力,手术侧上肢 1 周避免提重物,术后 3 d 可去除绷带和纱布,5 d 去除创可贴。

3. 手术后 24 h 方可进行性生活,取出后 24 h 失去避孕作用;计划妊娠者,需在取出 6 个月后方可受孕,在此期间可采用避孕套、外用避孕药避孕;埋植期间,如植入者发生妊娠,建议人工流产终止妊娠,并取出埋植物。

4. 植入本品的妇女应定期到上述医疗单位进行随访观察:手术后 1 个月随访一次,了解局部有无异常;6 个月时再随访一次,了解有无副反应;此后,每年随访一次。随访时应做妇科检查,测血压、查乳房等。出现阴道出血、腹痛、手术局部出血、化脓、疼痛、埋植剂脱出、早孕反应等症状时,应尽快复诊。

5. 取出埋植物时,需谨慎仔细,降低破损率。

附:常见的缓释微球用药指导
注射用醋酸奥曲肽微球(善龙®)使用说明

本品为白色或类白色粉末微球制剂,聚合物可在体内逐渐降解,释放出药物,每隔 4 周给药 1 次。本品仅用于臀部肌肉深部注射,需在注射前做好准备,并由有经验的医务人员严格按下列指导操作:

1. 将本品置于室温下,使其温度与室温相同。揭开本品小瓶的小帽,轻敲小瓶以确保粉末在小瓶的底部。

2. 打开一支溶剂安瓿。如果开瓶时安瓿破损,应丢弃并使用包装中的备用安瓿。给 5 mL 注射器(包装内)安装上针头。将 1 支安瓿内的溶剂吸入注射器,并调整至 2 mL。

3. 将针头从本品小瓶的橡皮塞中心插入,小心地将溶剂沿小瓶内壁注入小瓶,抽出小瓶内多余的空气。

4. 不要晃动小瓶直到本品粉末完全被溶剂浸湿(2~5 min)。一旦完全浸湿,轻旋小瓶直到形成均一悬浮液。不要猛烈地摇动小瓶。不要倒置药瓶,避免形成絮状凝结物,否则不可使用。

5. 立即将 2 mL 空气吸入注射器,将针头从橡皮塞插入。将 2 mL 空气注入小瓶,针头朝下,小瓶呈 45°角斜置,缓慢将瓶内所有的溶液吸入注射器。

6. 立即更换针头(包装内提供),轻轻倒置注射器以保证悬浮液的均一。

7. 注射前应迅速倒置注射器一次,排出空气,消毒注射部位。将针头扎入左侧或右侧臀部肌肉并回抽以确保没有穿入血管。立即深部肌内注射。

注射用醋酸亮丙瑞林微球(抑那通®)使用说明

本品为白色或类白色粉末微球制剂,用于子宫内膜异位症、子宫肌瘤。包装内附助悬剂 2 mL,成人每 4 周给药 1 次。使用方法如下:

1. 临用时应用附加的 2 mL 溶媒将瓶内药物充分混悬,混悬后立即使用。给药前,注意勿起泡沫。

2. 在混悬液中发现有沉积物,轻轻振荡使颗粒再度混悬均匀后使用,在振荡时要避免形成泡沫。

3. 注射针头用 7 号或更粗者注射药物。

4. 本品只作为皮下给药(静脉注射可能会引起血栓形成)。注射部位应选择上臂、腹部或臀部的皮下。注射部位应每次变更,不得在同一部位重复注射。检查注射针头不得扎入血管内。嘱咐患者不得按摩注射部位。

注射用双羟萘酸曲普瑞林(达菲林®)使用说明

本品为淡黄色的冻干块状物或粉末,规格为 15 mg,是 3 个月缓释制剂。肌注,每 3 个月 1 次,用于局部晚期或转移性前列腺癌。包装内配有专用无菌注射用具包,由一支注射器和两支注射针组成,2 mL 专用溶剂 1 支,请严格按以下步骤进行操作:

1. 患者准备:患者应俯卧,臀部皮肤消毒。

2. 注射准备(粉红色针,直径 1.20 mm)在冻干粉顶部出现气泡属产品的正常现象。打破小安瓿瓶的颈部,用粉红色针取所有溶剂到注射器内,去除小瓶颈部的绿帽,将溶剂转至冻干粉小瓶中。拔起针头高于液面,不要将针从小瓶中取出。摇动小瓶直到获得均匀的混合物,不要倒置小瓶。在吸取混悬液之前检查有无成块的物质(如有成块的,继续摇动直到完全均匀)。吸取所有混悬液,不要倒置小瓶。去除粉红色针,将绿色针装在注射器的尖端(拧紧),仅抓住彩色的轴心部分将针装上。将注射器中的空气排出。

3. 注射(绿色肌内注射针,直径 0.80 mm)立即注射至臀部肌肉内。

4. 如果注射针带有安全防护罩,注射之后,立即采用以下任意一种方法锁住注射针的安全防护罩:用单指向前推安全防护罩以盖上针头并锁住防护罩,食指或拇指应一直在注射针尖后面。或将安全防护罩放在平面上,向下压将其盖上并锁住,借助平面锁住。仅抓住彩色的轴心部分将注射针与注射器拆开。

5. 注意事项如下:注射用具包如有破损,禁止使用;无菌,限一次性使用;注射部位应无感染。

(吴雪梅)

参考文献：

[1]崔福德.药剂学(第6版).北京:人民卫生出版社,2008.

[2]李大魁,彭名炜.口服缓控释制剂的研究进展及临床应用.北京:中华医学电子音像出版社,2006.

[3]蔡映云.慢性阻塞性肺疾病.北京:科学出版社,2010.

[4]《中国国家处方集》编委会.中国国家处方集.北京:人民军医出版社,2010.

[5]国家药典委员会.临床用药须知(化学药与生物制品卷).北京:人民卫生出版社,2005.

[6]许曼音.糖尿病学(第2版).上海:上海科学技术出版社,2010.

[7]国家食品药品监督管理局执业药师资格认证中心.国家执业药师资格考试应试指南(药学综合知识与技能).北京:中国医药科技出版社,2008.

[8]全国卫生技术资格考试专家委员会.全国卫生专业技术资格考试(药学中级).北京:人民卫生出版社.2008.

[9]刘淑贤.同仁眼科专科护理操作技术规范与评分标准.北京:人民卫生出版社,2009.

[10]韩杰,杜晓霞.耳鼻咽喉头颈外科-临床护理手册.北京:科学技术文献出版社,2007.

[11]孔维佳.耳鼻咽喉头颈外科学.北京:人民卫生出版社,2005.

[12]席淑新.耳鼻咽喉科-护士手册.北京:人民卫生出版社,2009.

[13]陈新谦,金有豫,汤光.新编药物学(第17版).北京:人民卫生出版社,2011.

[14]丁佩玉.现代医院护理常规.合肥:安徽大学出版社,2004.

[15]俞森洋.危重病监护治疗学.北京:中国协和医科大学出版社,2001.

[16]安立彬.实用妇产科护理学.北京:人民军医出版社,2009.

[17]中华人民共和国卫生部,中国人民解放军总后勤部卫生部.临床护理实践指南(2011年版).北京:人民军医出版社,2011.

[18]杨国亮,王侠生.现代皮肤病学.上海:上海医科大学出版社,1996.

[19]文海泉,朱晓明.实用皮肤病性病手册.湖南科学技术出版社,2003.

[20]王侠生.皮肤科手册(第4版).上海:上海科学技术出版社,2003.

[21]陈孝平.外科学.北京:人民卫生出版社,2005.

[22]陆彬.药物新剂型与新技术.北京:化学工业出版社,2005.

[23]汤光.临床药学百科.北京:化学工业出版社,2006.

[24]李家泰.临床药理学(第2版).北京:人民卫生出版社,1998.

[25]徐莉.两种配药方法致密封瓶碎屑脱落的比较.中国实用护理杂志,2004,20(11):30.

[26]张碧淦,钟惠玲.防止瓶塞碎屑产生的方法.中国实用护理杂志,2003,19(4):45.

[27]李家育,李玉梅,宋金斗,等.砂轮的消毒与安瓿药液微粒污染的研究.中华护理杂志,1999,34(3):142~143.

[28]吴洁芳.注射剂的溶媒选取分析.中国医药指南杂志,2011,9(7):71~73.

[29]王艳,陈慧敏.静脉渗漏性损伤的药源性因素分析及其护理对策.护理学杂志,2009,24(7):95~97.

[30]蒋朱明,于康,蔡威.临床肠外与肠内营养(第2版).北京:科学技术文献出版社,2010.

[31]中华医学会.临床技术操作规范.肠外肠内营养学分册.北京:人民军医出版社,2008.

[32]贾伟,高文远.药物控释新剂型.北京:化学工业出版社,2005.

[33]赵炳礼.计划生育/生殖保健培训教程.北京:中国人口出版社,2003.

[34]任海霞,朱家壁,汤玥.微球制剂的应用研究进展.药学进展,2007,31(2):59-63.

第三章 中药用药指导

第一节 中药煎煮指导

一、煎煮相关知识

（一）煎药器具

煎药应采用陶瓷器皿中的砂锅、砂罐。它们化学性质稳定，不易与药物成分发生化学反应，且导热均匀，保温性能良好。也可用不锈钢锅来煎煮中药，忌用铁、铜、铝等金属器具。金属元素容易与药液的成分发生化学反应，可能使疗效降低或产生毒副作用。

（二）煎药用水

煎药用水的选用原则是无异味，洁净澄清，含矿物质及杂质少。生活中用于饮用的水都可以煎煮中药。

（三）水的用量

水的用量应为饮片吸水量、煎煮过程中蒸发量及煎煮后所需药液量的总和。实际操作中加水很难做到十分精确，根据饮片质地疏密、吸水性能及煎煮时间长短来确定水的用量。

通常用水量为将饮片适当加压后，液面淹没过饮片约 2 cm。质地坚硬、黏稠，或需久煎的药物加水量可比普通药物略多；质地疏松或有效成分容易挥发，煎煮时间较短的药物，则液面淹没药物即可。

（四）煎前浸泡

煎前浸泡中药饮片可以使有效成分充分溶出，缩短煎煮时间，

163

同时避免因煎煮时间过长导致的有效成分损失。多数药物宜用冷水浸泡，普通药物可浸泡 20~30 min，以种子、果实为主的药可浸泡 1 h。夏天气温高，浸泡时间不宜过长，以免腐败变质。

（五）煎煮火候及时间

煎煮中药还应注意火候与煎煮时间适宜。煎煮通常先武火后文火，即未沸前用大火，沸后用小火保持微沸状态。这样可以避免药汁溢出或过快熬干。解表药及其他芳香性药物，通常先用武火迅速煮沸，再改用文火煎煮 10~15 min 即可。矿物类、骨角类、贝壳类、壳甲类及补益药，通常宜用文火久煎，以利有效成分的充分溶出。

（六）绞渣取汁

汤剂煎煮后应尽快绞渣取汁。通常药物煎煮后都会吸附一定量的药液，同时药液中的有效成分也可能被药渣再吸附，特别是遇高热有效成分容易损失或破坏而不宜久煎的药物，其药渣所含有效成分更多。

（七）煎煮次数

通常一剂药可煎三次，最少应煎两次。煎药时药物的有效成分会先溶解在进入药材组织的水分中，再扩散到药材外部的液体中。当药材内外液体浓度平衡时，有效成分就不再溶出了。此时只有将药液滤出，重新加水煎煮，有效成分才能继续溶出。

二、入药方法

普通药物可同时入煎，但部分药物因其性质、性能及临床用途不同，其煎煮时间也不同，有时同一药物煎煮时间长短不同，其性能与临床应用也不同。有些药物在入药时还需进行特殊处理，因此，中药煎煮应讲究入药方法。

（一）先煎

磁石、牡蛎等为矿物、贝壳类药物，其有效成分不易煎出，应先武火煮沸后改文火慢煎 30 min 左右再倒入其他药物同煎；川乌、附子等药性毒烈,久煎可以降低毒性,宜先煎;制川乌、制附片也应先煎半个小时再入其他药同煎,以保证用药安全。

（二）后下

薄荷、白豆蔻、大黄、番泻叶等,其有效成分煎煮时容易挥散或破坏而不耐煎煮,入药宜后下,即起锅前 5~10 min 投入,煎煮几分钟即可。大黄、番泻叶等也可以直接用开水泡服。

（三）包煎

蒲黄、海金沙等药材质地过轻,煎煮时易漂浮在药液面上或成糊状,不利于煎煮及服用;车前子、葶苈子等药材较细,含淀粉、黏液质较多,煎煮时容易粘锅、糊化、焦化;辛夷、旋覆花等药材有毛,对咽喉有刺激性。这几类药物煎煮时宜用纱布包裹入煎。

（四）另煎

人参等贵重药物宜另煎,即切成小片,放入加盖盅内,隔水炖 2~3 h,服时再兑入药液内,可防止有效成分被其他药渣吸附,造成浪费。

（五）烊化

阿胶等胶类药容易黏附于其他药渣及锅底,这样既浪费药材,又容易熬焦。烊化就是将煎好的药液保持微沸状态,再将此类药物捣碎后倒入,不断搅拌,使之溶解。需烊化的药物不宜与其他药材同煎。

（六）冲服

如芒硝等入水即化的药以及竹沥等汁液性药材,宜用煎好的其他药液或开水冲服。

三、特殊药材的煎煮

（一）毒性中药煎煮

毒性、烈性中药应先煎,最好使用单独的煎药器具。当与普通药材共用煎药器具时,器具使用后应反复擦洗,必要时煮过后再用,以免毒性、串味、串色而影响药物疗效和煎剂质量。

（二）儿科煎药注意

小儿内服药应少而浓，以便喂服。可将头煎、二煎液合并静置并澄清，取上清液再加热浓缩至合适量。

（三）外用药的煎煮

外用熏洗药通常用药量大，多含药性猛烈或毒性的中药。煎煮时要适当增加水量，武火、文火交替煎煮，煎出液要比内服药多2~3倍，通常趁热使用，以利有效成分透皮吸收。

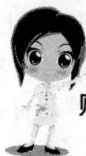

贴心药师

1. 中药煎煮前清洗药材是错误的做法。粉末状药材（如滑石粉）、水溶性成分（如芒硝）、炮制辅料（如蜂蜜）在清洗的过程中会与水一起流失。

2. 为避免有效成分的损失，煎药器具在煎煮时应加盖，尤其煎煮含芳香成分的药材。煎煮过程中应适当搅拌，并根据药材的特点确定搅拌间隔时间。煎煮完成后，应趁热过滤。

3. 煎药机煎煮中药有很多优点，包括：服用、携带方便；根据药量和类别设定煎煮温度和时间；药渣经过压榨可使药液残留量减少；主动过滤分装省时省力。同时也存在以下缺点：与传统煎煮相比药液较清稀；挥发性成分容易散失；不耐高温高压的化学成分易发生变化。药师认为，患者有相应的条件煎煮中药时，自煎中药是很好的选择，当患者不能自煎中药时，医院提供的代煎服务无疑方便了群众。

（赵志常）

第二节 中药服用方法指导

一、服药时间

服药时间应根据患者胃肠的状况、病情需要及药物特性来确定。服用中药,不论饭前饭后,服药与进食都应间隔1 h,以免影响药物的吸收、药效的发挥和食物的消化。

（一）清晨空腹

此时胃及十二指肠内均无食物,所服药物未与食物混合,能迅速进入肠道,充分发挥药效。峻下逐水药宜晨起空腹时服药,这不仅有利于药物迅速入肠发挥作用,且可避免晚间频频起床影响睡眠。

（二）饭前

饭前胃中空虚,此时服药有利于药物的消化吸收。驱虫药、攻下药及其他治疗胃肠道疾病的药物宜饭前服用。

（三）饭后

饭后胃中存有较多食物,药物与食物混合可减轻其对胃肠的刺激。因此对胃肠道有刺激性的药宜饭后服,消食药也宜饭后服用,以利药效的充分发挥。

（四）特殊用法

部分中药应在特定的时间服用,以充分发挥药效。包括：

1. 用于治疗失眠的安神药,宜在睡前0.5~1 h服用。

2. 缓下剂宜睡前服用,以便清晨排便。

3. 涩精止遗药应晚间服一次药。

4. 截疟药应在疟疾发作前2 h服用。

5. 治疗急性病的药物不拘时服。

二、服药多少

服用中药,通常每日一剂,每剂分两次服或三次服。病情急重者,每隔 4 h 左右服药一次,昼夜不停,以使药力持续,利于顿挫病势。

服用发汗药、泻下药,应中病即止。通常以得汗、得下为度,不必尽剂,以免过汗、过下,损伤正气。

服用止吐药,宜少量频服。小量药物对胃的刺激小,不致药入即吐,频服才能保证一定的服药量。

三、服药冷热

临床用药时,服药的冷热应根据具体情况区别对待。汤药多宜温服。治寒证所用热药宜热服,特别是辛温发汗解表药用于外感风寒表实证时,不仅药宜热服,服药后还需温覆取汗。治热病所用寒药,如热在胃肠,患者欲冷饮可凉服,如热在其他脏腑,患者不欲冷饮,仍以温服为宜。此外,用从治法时,也应根据情况热药凉服或凉药热服。

对于丸、散等个别药剂,除另有规定外,都宜用温开水送服。

四、饮食禁忌

1. 服药时宜少食豆类、肉类、生冷及不易消化的食物。

2. 热性疾病应禁止或减少食用酒等刺激性食物。

3. 服用解表透疹药时宜少食生冷、酸味食物。

4. 服用滋补药时宜少饮茶。

贴心药师

1. 神志不清的患者可采取鼻饲法。小儿患者喂药时,应注意防止药液灌入气管,引起窒息,丸剂应研末调服。

2. 服用大黄、巴豆等泻下药时,患者应记录排泄次数,有无恶心、呕吐、腹痛、腹泻等症状,及大便的色、质、量等。腹泻不止的患者,应立即停药。

3. 服用生川乌、生草乌、生南星等毒性较强的中药时,医师及家属应密切观察患者的神志反应,有无抽搐,唇、舌、肢体发麻,心律失常等中毒症状。一旦患者出现中毒症状,应立即停药并针刺内关,同时用绿豆衣、金银花、甘草等煎汤频服,必要时应中西医结合及时抢救。

4. 服用酒剂前,医师应详细询问患者酒量及有无酒精过敏史,酌量使用。

5. 服用驱虫药时,患者应注意腹痛情况、大便次数、排泄量及排除的虫体数量。

(赵志常)

第三节 中药滋膏使用指导

一、组成

滋膏通常由四个方面组成:补益药、健脾助运药、去邪扶正药、矫味药和赋形剂。

药物的用量比平常处方用量大 10~20 倍,一料膏方的质量约为 5 kg。

矫味药是各种糖类,常用基质包括糖、蜂蜜、甜味剂及赋形剂等。

常用糖类包括冰糖、红糖、白糖、饴糖等。冰糖是晶型规整的蔗糖,质量优于白糖。由于水分存在,各种糖类都会有不同程度的发酵变质,以饴糖为最。

蜂蜜采集后杂质、水分较多,为避免膏剂返砂,需过滤并炮制成炼蜜才能作为基质使用。

常用甜味剂包括木糖醇、元贞糖等。木糖醇是从玉米芯、甘蔗等植物中提取的一种新型甜味剂,甜度与蔗糖相当。它是人体糖代谢的中间体,能透过细胞膜被组织吸收利用,并促进肝糖原合成,改善肝功能,适用于肝炎与糖尿病患者。元贞糖是以麦芽糖糊精、甜菊糖、罗汉果糖及甘草甜素等组成的蔗糖代用品,适用于糖尿病、高血压、高血脂、冠心病患者。

赋形剂通常是蛋白胨胶类,如阿胶、鹿角胶、龟板,它们质地黏稠又是血肉有情之品,可以大补精血。

二、制作方法

(一)煎煮

通常膏方中的药材要浸泡 12 h 左右,大火煮沸后,改用小火,煎煮的同时不断搅拌去除表面泡沫,3~6 h 后滤出药液,药渣加水再煎。反复 3 次后,绞渣取汁。合并各次所得的药汁,过滤两次,静置取上清液。

(二)浓缩

将药汁倒入砂锅或不锈钢设备中,大火煮沸后改小火并保持沸腾状态,煎煮的同时不断搅拌去除表面泡沫,直至浓缩成合乎要求的清膏。

判断标准:

1. 清膏滴于桑皮纸或滤纸上,无渗润水迹;

2. 清膏用棒挑起后,呈片状落下;

3. 测定比重。

(三)收膏

胶类烊化后与基质混合,缓缓加入清膏中,小火煎煮并不断搅拌,出现蜂窝状或鱼眼泡状气泡。

判断标准:

1. 室温高于 20 ℃时以挂丝为度,当室温低于 20 ℃时以挂旗为度。

2. 膏滋滴入水中不扩散成珠。

当基质为糖或蜂蜜时,用量是清膏的1~2倍或原料的1/5。胶类不宜多加,以免滋腻碍胃。

收膏时,以木糖醇、冰糖、元贞糖为基质的膏滋比以蜂蜜为辅料时要嫩一些;以白糖、红糖、饴糖为基质的,应比以蜂蜜为辅料时要老一些。加胶的应该比不加胶的要嫩一些。

收膏时,还可根据个人的喜好和体质加入核桃肉、龙眼肉、黑芝麻、人参、西洋参、鹿茸、珍珠等的粉末或浓汁。

三、用法用量

膏滋通常在冬至前一周至立春前服用。第一周早、中、晚空腹服用,一周后改为早、晚空腹服用。膏滋可以用少量开水烊化服用,也可用温热黄酒冲服。成人每次服一汤匙,约30 g;少年减半;儿童、婴儿禁服。

四、适用人群

膏滋适用于病后身体虚弱的人、产后正在哺乳的妇女、正在成长发育的少年、调节机能出现障碍的老人、久病体虚和手术后的病人及亚健康的人群。

五、服用禁忌

在服用膏滋药时,服药者应忌食生冷、油腻、辛辣等不易消化及有较强刺激性的食物,且不宜饮浓茶、牛奶。因茶和牛奶中的化学成分易与滋补性中药中的有机物质发生化学反应,生成难溶的化合物,影响疗效甚至产生毒副作用。服用含有人参的膏滋时要忌食萝卜,服用含何首乌的膏滋时要忌猪、羊血及铁剂。

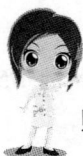

贴心药师

1. 服药期间，服药者如感冒、发热、咳嗽多痰，应暂时停药，治愈后再服用。

2. 服药期间，服药者如出现胃肠炎或呕吐、腹泻、厌食等症状，应暂时停药，咨询开方医师对症处理。

3. 本身已有脾胃疾病者，如湿浊重者、舌苔厚腻者，在急性发病期不得服用。

4. 高血脂、高血尿酸、脂肪肝以及高血压患者，病情未稳定时暂不宜服用。

5. 膏滋药启用后要及时存放冰箱，若发现有霉变，则不宜再服用。

6. 膏滋进补是个体化用药过程，必须一人一膏方，不可全家同用一种膏方。

7. 膏滋进补具有周期性。虚损不是一日所成，也不可能一次补足，只有坚持连年冬季都滋补养生，身体才会逐步强壮。

8. 进补的同时要注意调神养生和饮食的调理，药物不可以替代正常饮食，应该"五谷为养、五果为助、五畜为益、五菜为充，气味合而服之，以补益精气"。

（赵志常）

第四节　中药保管指导

一、中药饮片的贮藏

（一）中药配方饮片的保存

中药配方饮片应在通风干燥,避免阳光直射,25 ℃以下室温,45%~75%以下相对湿度处保存。新鲜中药才应放置在冰箱保鲜层,10~15 ℃保存为宜。

在炎热的夏季或者梅雨季节,取药量宜小于 3 剂,在干燥季节,也不应超过 7 剂。霉变的中药应及时丢弃,不可服用。

（二）单味中药保存

随着保健意识的增强,人们会购买大量单味中药饮片,如菊花、枸杞等,冲泡饮用。这些药材应置于严密封口的铁罐、铁桶、玻璃罐中贮存,但不宜久存,以免霉蛀变质。药材一旦出现霉蛀,应及时丢弃。

二、常用贵细药材的保管

（一）麝香

麝香具有特异强烈的香气,极易挥发耗损。麝香应与当归一起贮存,当归的挥发油能抑制麝香成分的挥发并可保持麝香湿润。先将切片晾干的当归放入陶瓷罐内,再将麝香用薄皮油纸包裹数层包埋其中,密闭置阴凉干燥处贮存。梅雨时节当归容易发霉,应及时更换。

（二）人参

先将95%乙醇倒入杯中(每千克人参用 10 mL 的 95%乙醇),杯口用纸封扎牢,并在纸面上扎孔数个。然后将人参置入瓷坛,再在瓷坛的中心放上事先准备好的杯子,封严坛口,置阴凉处贮存。

（三）冬虫夏草

冬虫夏草往往先从内部蛀起,蛀口小,不易察觉。贮存时,先用

95%乙醇(每千克药材用 20 mL 的 95%乙醇)喷洒于药材表面,再装入坛或箱内密封,置干燥处。

(四)三七

应在存放三七的容器内放置适量樟脑密闭贮存。

(五)鹿茸

鹿茸在贮存前应充分干透,置于木箱中,用纸糊严,在木箱四周放适量樟脑粉和公丁香,以防止虫蛀霉变和风干碎裂,同时可保持鹿茸的光泽。

三、代煎中药的保存

将中药液放凉后放入冰箱保鲜层,2~8 ℃保存。代煎中药可保存 7 d,一旦出现变质、变色应立即丢弃,不可服用。

四、中成药的保管

(一)丸剂

丸剂可分为蜜丸、水丸、糊丸、浓缩丸、微丸等。

1. 蜜丸

蜜丸应密封后,贮存于干燥处,同时注意防潮、防霉变、防虫蛀。夏秋季节应经常检查药品,一旦发现变质,立即拣出。如果药品表面吸湿,则应立即采取措施干燥除湿。梅雨季节,药品可置于石灰缸或石灰箱内干燥(通常置 3~5 d)。蜡皮包装的蜜丸性脆易破裂,且易软化塌陷,应防止重压与受热。

2. 水丸

水丸颗粒疏松,与空气接触面积较大,易吸收空气中的水分导致霉变、虫蛀、松碎等。宜密封置于干燥处贮存。

3. 糊丸

糊丸的赋形剂是米糊或面糊,吸潮变软后易发霉、虫蛀。生产时必须充分干燥,装于密封容器中贮存。

4. 浓缩丸、微丸亦可同水丸、糊丸一样保管养护。

（二）散剂

散剂的吸湿性与风化性较显著,需充分干燥,并使用防潮性能好的包装。通常散剂用防潮、韧性大的纸或塑料薄膜包装封口或熔封后,再装入外层袋内,封口。含有挥发性成分的散剂应使用玻璃管或玻璃瓶装,塞紧,沾蜡封口。含糖、贵重药材及急救使用的散剂如紫雪散、安宫牛黄散,宜密封在铁质容器内贮存,必要时还需放入吸潮剂。大量散剂贮存时,可酌加防腐剂,以防发霉变质。部分散剂还需避热、避光,防鼠害、虫蛀。

（三）片剂

片剂含药材粉末或浸膏较多,温度过高,药品极易吸潮、松片、裂片以致粘连、霉变等;温度过低,药片易干裂,影响质量。片剂常用无色、棕色玻璃瓶或塑料瓶封口加盖密封,或用塑料袋包装密封,置于阴凉、通风、干燥处贮存。

（四）膏剂

膏剂分内服和外用两类。内服的膏剂多叫煎膏剂(俗称膏滋);外用的膏剂分为药膏(软膏剂)和膏药两种。

1. 煎膏剂(膏滋)

煎膏剂保管不当,可出现结皮、霉变、发酵、变酸、糖晶析出等现象,不宜药用。膏滋的盛器以陶瓷罐、玻璃瓶或搪瓷锅为宜。膏滋的服用时间长,易受污染,应使用多个小量容器分装,贮存于冰箱中。贮存容器必须事先洗净并用开水煮沸,倒入膏滋,待盛器冷却后加盖。除另有规定外,煎膏剂应密封,置阴凉处贮存。

2. 膏药

膏药中常含有挥发性药物,如冰片、樟脑、麝香等。贮存过久,有效成分易散失;贮存环境过热,膏药容易渗透到纸或布外;贮存环境过冷或湿度过低,膏药黏性易降低,贴时容易脱落。除另有规定外,膏药应密闭,置阴凉处贮存。

3. 软膏(油膏)

软膏的熔点较低,受热后极易熔化,质地变稀薄,甚至外溢。软膏种类多,组成复杂,性质各异,稳定性主要决定于所用基质(脂肪油和植物油)和所含药物的理化性质。因此软膏剂应避光密闭,置于阴凉、干燥处贮存。

(五)合剂

合剂成分复杂,久贮易变质,生产中应注意清洁,必要时可加入防腐剂,灌装后密封,置于阴凉处保存。合剂在贮存期间允许有少量轻摇易散的沉淀。

(六)颗粒剂

颗粒剂含浸膏及一定量的蔗糖,易吸潮,发霉。颗粒剂应密封,在干燥处贮存,防止受潮。

(七)胶囊剂

胶囊易吸收水分,导致膨胀,表面浑浊、发霉、粘连,甚至软化、破裂。胶囊应置于室内阴凉干燥处密封贮存。

(八)糖浆剂

糖浆剂中含有蔗糖、水分,易被霉菌、酵母菌等所污染,导致药品酸败、浑浊。应灌装入棕色瓶中密封,置阴凉处贮存。

(九)注射剂

注射剂易受到光、热影响,逐渐出现浑浊和沉淀。应密封于中性硬质玻璃安瓿中,避光,防冻结,防高热,并按说明书规定的条件贮藏。

(十)胶剂

温度过高或受潮时,胶剂易发软发黏,甚者粘连成团,发霉变质。胶剂如受潮发软,不可曝晒或火烘,应置于石灰缸内保存数日,使之除潮。胶剂应置于室内阴凉干燥处密闭贮存。

(十一)酒剂

在贮藏期间允许有少量轻摇易散的沉淀。除另有规定外,酒剂应密封,置阴凉处贮存。

(十二)露剂

露剂如包装不严或受热,挥发性物质易于散发,使香味走失,疗效降低,同时发霉或产生大量的絮状沉淀而变质。除另有规定外,露剂应密封,置阴凉处贮存。

(十三)栓剂

栓剂的基质是可可豆酯或甘油明胶一类低熔点的物质,遇热容易软化变形。湿度过低时,易析出水分而干化。故应以蜡纸、锡纸包裹,放于纸盒内或装于塑料或玻璃瓶中,置于室内阴凉干燥处30 ℃以下贮存。同时应注意防止挤压,以免栓剂互相接触发生粘连或变形。

(十四)其他剂型

1. 锭剂:除另有规定外,应密闭,置阴凉干燥处贮存。

2. 贴膏剂:除另有规定外,应密封贮存。

3. 滴丸剂:除另有规定外,应密封贮存。

4. 酊剂:除另有规定外,应置遮光容器内密封,置阴凉处贮存。

5. 流浸膏剂与浸膏剂:除另有规定外,应置遮光容器内密封,流浸膏应置阴凉处贮存。

6. 凝胶剂:除另有规定外,应避光、密闭贮存,并应防冻。

7. 茶剂:应密闭贮存,含挥发性及易吸潮药物的茶剂应密封贮存。

8. 搽剂、洗剂、涂膜剂:除另有规定外,均应密封贮存。

9. 鼻用制剂:除另有规定外,应密闭贮存。

10. 眼用制剂:除另有规定外,应避光密封,置阴凉处贮存。

11. 气雾剂、喷雾剂:除另有规定外,均应置阴凉处贮存,并避免曝晒、受热、撞击。

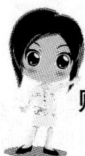

贴心药师

实际工作中,常有患者取药超过 7 剂,特别是一些外地的患者取药量最高达到 30 剂。此时药品的保管极为重要,但是合理保管大量中药对普通患者来说要求过高。因此在有条件的情况下,我们提倡患者就近购药;如果没有就近购药的条件,则应交代患者将药材用塑料袋、塑料盒密封后放入冰箱(2~8 ℃),离壁 3~5 cm 保存。

(赵志常)

第五节　中药使用误区

一、认为中药安全性好

中药所含的有效成分是药物作用的物质基础,这些成分在发挥疗效的同时也会产生药物不良反应。一些需要经肝脏代谢、肾脏排泄的成分,长期服用可能导致药源性肝损害或药源性肾病。

实际上,中药所致的肝损害占临床药物性肝损害总病例数的 4.8%~32.6%。目前的研究发现,可致肝脏损害的中草药有 100 多种、中成药 30 多种,如五倍子、川楝子、石榴皮、茯苓、蜈蚣、壮骨关节丸、复方青黛胶囊等。发生在 20 世纪 90 年代欧洲的马兜铃酸事件就曾造成了中药的空前危机:1990 年至 1992 年,在比利时有 1741 人服用了由同一家诊所开出的减肥药"苗条丸",服用期都在一年以上,有的长达三年,结果在 150 名女性服用者中,有 70 位被查出肾损害,严重的还需要进行血液透析治疗和肾移植。后经分析,证实为马兜铃酸所致。现已查明含马兜铃酸的中药材有:关木通、广防己、马兜铃、青木香、天仙藤、寻骨风等,中成药有冠心苏合丸、纯阳正气丸、龙胆泻肝丸、排石颗粒、小儿金丹丸、止咳化痰丸、导赤丸等。

在临床实践中,中药表现出高安全性、低不良反应发生率主要有两个方面的原因。首先,是中医药强调辨证施治、整体治疗。一种汤药组方常常由多种药物组成,且每一味药的剂量均不大,所含可能产生不良反应的成分有限,尚未达到引起副作用的阈值。其次,多数中药的安全性较高,毒性大的药物只是少数。由有经验的中医师严谨组方,开处药味不多,含毒性中药的方剂服用时间不长,且在不同病情阶段重新辨证、重新处方。

因此,那些随意延长中药疗程、加大药物剂量的用药者,就会放大中药的副作用,最终给患者造成伤害。

二、盲目进补

现代生活节奏快,工作和生活压力大,不少人常出现乏力、头晕、眼花、心悸、失眠、健忘、食欲下降、免疫力降低等症状。有些人认为多吃补药,有病治病,无病强身,在办公室或家里泡上一杯药茶,盲目进补,长期进补。

中医进补必须讲究科学,因人而异,因时而异。中药补益药分补气、补血、补阳、补阴等,在进补前首先要辨证论治,明确是否需要进补和怎样进补。否则药不对证,只会增加药物不良反应发生率,甚至还会加重患者的病情。

三、不对疾病进行辨证,仅根据药名和适应症选用药物

中成药应用时需辨证施治,仅根据药名或适应症选择药物,很可能会适得其反。例如,进补就选十全大补丸;视物不清就选石斛夜光丸;咽喉不好就选黄氏响声丸;胃肠不好就选健胃消食片。这些都是对中成药错误的理解和使用。因此在购药前一定要仔细阅读说明书,应认真核对自己是否对证,如感冒就要分清寒、热,咳嗽也要分清热咳、寒咳、伤风咳、内伤咳等。而普通的老百姓缺乏中医基础,很难辨证施治,因此中成药最好在有经验的医师指导下使用。

四、中西药随意合用

在临床实践中,许多医生同时开处西药和中成药处方。

研究已证实,有些中药与西药合用会产生毒副作用,降低药物疗效。例如对损害肝功能的中药四季青、黄药子与四环素合用不仅降低药物疗效还增强了中药的毒性;石榴皮、地榆、诃子、五味子等与红霉素联用时,易发生药物中毒性肝炎;川乌、草乌、附子以及含有这类药物的中成药如小活络丹、三七片、元胡止痛片、黄连素等与氨基糖苷类药物合用时,可增强其对听神经的毒性;复方丹参注射液与抗癌药物如环磷酰胺、氟尿嘧啶、阿糖胞苷、丝裂霉素等合用后,不仅不能抑制肿瘤细胞,还可能促进恶性肿瘤的转移。

有些中成药是中药与西药组成的复方制剂,在联合用药时应该更加注意药物的相互作用。例如珍菊降压片是由野菊花膏粉、珍珠层粉、盐酸可乐定、氢氯噻嗪、芦丁等组成的中西药复方制剂,与其他含有氢氯噻嗪的降压药合用,就会造成氢氯噻嗪过量,诱发低血压、电解质紊乱并增加肾功能损害的风险。消渴丸也是中西药复方制剂,由葛根、地黄、黄芪、天花粉、玉米须、南五味子、山药、格列本脲等组成,格列本脲为降糖作用较强的化学药物,服用这类复方制剂时不宜与其他磺酰脲类药物合用。

中西药之间合用所产生的相互作用复杂,不应轻易合用。

(赵志常)

参考文献:

[1]雷载权.中药学.上海:上海科学技术出版社,2001.

[2]国中医药发[2009]3 号,《医疗机构中药煎药室管理规范》.

[3]国家药典委员会.《中国药典》(2010 版一部).北京:中国医药科技出版社,2010.

[4]徐德生.国家执业药师资格考试应试指南(中药学综合知识与技能).北京:中国医药科出版社,2008.

第四章 特殊人群用药指导

　　本章所涉及的特殊人群是指儿童、老年人、妊娠期和哺乳期妇女、月经期女性、肝或肾功能不全者、司机、运动员等。高度重视特殊人群的特点，做到有针对性地指导用药，对保护特殊人群的生命健康与安全尤为重要。由于本章节的内容涉及范围广而复杂，本书仅针对药师在进行用药指导时常用的知识点及方法作简单介绍。

第一节 儿童用药指导

一、儿童用药剂量的计算方法

　　儿童，特别是新生儿，对药物的反应不同于成年人，因此儿童用药剂量较成年人更需准确。首先应按药品说明书推荐的儿童剂量用药，如说明书无儿童剂量，可根据儿童年龄、体重、体表面积及成人剂量换算。其计算方法有以下三种：

　　(一)按儿童体重计算

　　1. 每次(日)剂量=儿童体重×每次(日)药量/kg

　　此方法科学方便，为临床常用。

　　2. 儿童剂量=成人剂量×儿童体重/70 kg

　　此方法对年幼儿剂量偏小，对年长儿尤其是过重儿剂量偏大。

　　(二)按儿童年龄计算

　　不太实用，适用于对剂量要求不太精确的药物。

　　1 岁以内剂量= 0.01×(月龄+3)×成人剂量

　　1 岁以上剂量= 0.05×(年龄+2)×成人剂量

(三)按体表面积计算

最为合理,适用于各个年龄段的儿童,适用于安全范围窄、毒性较大的药物,如抗肿瘤药、激素等。

1. 药品说明书按体表面积推荐儿童药量:

儿童剂量=儿童体表面积(m^2)×每次(日)剂量$/m^2$

2. 药品说明书未提供按体表面积推荐儿童药量的,可以按以下公式计算:

儿童剂量=成人剂量×儿童体表面积(m^2) $/1.73\ m^2$

为方便药师快速得出不同年龄阶段的儿童体重与体表面积,省去计算的麻烦,我们根据体表面积计算公式 $BSA(m^2)=0.035(m^2/kg)×$ 体重$(kg)+0.1(m^2)$得出一览表,体重超过 30 kg 的儿童,每增加体重 5 kg,BSA 增加 0.1 m^2;体重超过 50 kg 时,则每增加体重 10 kg,BSA 增加 0.1 m^2。具体见表 4-1。

表 4-1 儿童年龄、体重与体表面积一览表

年龄	体重/kg	体表面积/m^2	年龄	体重/kg	体表面积/m^2
出生	3	0.21	4 岁	16	0.66
1 月龄	4	0.24	5 岁	18	0.73
2 月龄	4.5	0.26	6 岁	20	0.80
3 月龄	5	0.27	7 岁	22	0.89
4 月龄	5.5	0.28	8 岁	24	0.94
5 月龄	6	0.31	9 岁	26	1.00
6 月龄	6.5	0.33	10 岁	28	1.08
7 月龄	7	0.35	11 岁	30	1.15
8 月龄	7.5	0.36	12 岁	33	1.19
9 月龄	8	0.38	13 岁	36	1.26
10 月龄	8.5	0.40	14 岁	40	1.33
11 月龄	9	0.42	15 岁	45	1.43
12 月龄	10	0.44	16 岁	50	1.50
2 岁	12	0.52	17 岁	55	1.55
3 岁	14	0.59	18 岁	60	1.60

二、如何给孩子用药

儿童用药应合理选药,严格掌握剂量,注意间隔时间,根据小儿特点,选好给药途径。

(一)婴幼儿及不能吞咽药片的儿童

1. 喂药前确认药名、药品质量和所需剂量。

2. 准备好药品,放在易拿到的地方。

3. 用毯子或大毛巾裹束孩子的胳膊和腿,抱于怀中,托起头部成半卧位。

4. 用拇指和食指轻轻按压小儿双侧颊部,使口张开,用小勺或喂药器慢慢将药液从嘴角灌入,一次给予少量(1~2 mL)药物,直至咽下。

5. 喂药后,继续喂水 20~30 mL,将口腔及食道内积存的药物送入胃内。

(二)较大的儿童

1. 首先鼓励其自己吃药。

2. 必要时强制喂药,用拇指及食指紧按两颊,使上下颌分开,将匙留在上下牙之间,直至将药咽下为止。

(三)处于昏迷不能咽食或拒绝服药的儿童

1. 改用肌内注射或静脉给药。

2. 必要时可用胃管鼻饲法灌入。

3. 也可由肛门直肠灌入或用缓释栓剂肛门给药。

三、喂药过程的注意事项

1. 可将药片碾碎或将胶囊内容物加温水调匀吞服,但应该先咨询医师或药师哪些药物不可以碾碎,例如肠溶片、缓控释片就不能研碎。

2. 对于液体口服制剂,在提供的量器中一般不要加入其他任何药物或食物(如牛奶或果汁),除非医嘱允许,以免产生相互作用或影响剂量准确性。

3. 不要用捏鼻的方法使患儿张嘴,也不宜将药物直接倒入咽部,以免药物吸入气管发生呛咳,甚而导致吸入性肺炎的发生。

4. 喂药时间一般选择在饭前 0.5~1 h,对胃肠道有刺激的药物宜饭后 0.5~1 h 服,喂药后不宜马上喂奶,以免发生反胃,引起呕吐。

5. 在喂药过程中,如果发生呛咳,应立即停止喂药,抱起宝宝轻轻拍后背,以免药液呛入气管。呕吐出来的药记得要及时补上。

6. 不应将药物交给较大患儿让其自己服用,以免发生误服或隐瞒不服的情况。

四、如何提高儿童用药依从性

1. 许多药厂为了方便儿童服药,生产了具有水果香味的口服药剂,家长可以选用。

2. 对于特别苦的药物,可以用温度适宜的糖水调匀服用,但一些苦味健胃药不宜用糖水喂服。

3. 对于年龄较大的儿童,父母们应鼓励其主动吃药,耐心地告诉孩子,药物可以战胜疾病这个恶魔,服药后就可以与从前一样和小朋友在一起玩了,帮助孩子从心理上消除对药物的恐惧。

4. 对于所有年龄段的儿童在服药时的配合,都应该给予积极鼓励和表扬,并适当给予小小的奖励。

(黄冰琳、郑佳冰、杨菁)

第二节　妊娠期妇女用药指导

妊娠期妇女用药直接关系到下一代的身心健康,用药要格外谨慎。应用药物时不但要充分考虑妊娠期母体发生的一系列生理变化对药物作用的影响,更要注意药物对胎儿的作用。

一、妊娠期划分及药物影响

妇女的妊娠期分为 4 个时期,具有不同的用药特点以及药物影响。见表 4-2。

表 4-2 妊娠期划分及药物影响

分期	生理特点	药物影响
着床前期(卵子受精后约 12 d)	受精到着床,细胞增殖早期	"全或无":胚胎死亡、受精卵流产或仍能存活发育成正常个体
妊早期(卵子受精后 13~56 d)	器官形成期	药物致畸敏感期。第 21~35 d,中枢神经系统、心、肠、骨骼、肌肉易受致畸药物影响;第 34~39 d,可致无肢胎儿;第 43~47 d,可致胎儿拇指发育不全及肛门直肠狭窄
妊中期(受精 56 d 后至足月)	胎儿生长发育期	中枢神经系统或生殖系统可因有害药物致畸
妊晚期(临产前 7~14 d)	分娩期	磺胺药、硝基呋喃类、氨基比林、大剂量脂溶性维生素 K 以及某些抗疟药等可引起 G6PD 缺乏者溶血;双香豆素类、大剂量苯巴比妥或长期使用阿司匹林,可导致胎儿严重出血,甚至死胎

表中说明:①妊娠期从末次月经的第一天计算起,约 15 d 后为卵子受精日,总计约 280 d(40 周);② G6PD 缺乏者指葡萄糖-6-磷酸脱氢酶缺乏的患者。

二、FDA 药物对妊娠的危害分级

国际上一般采用美国 FDA 颁布的药物对妊娠的危险性等级分级的标准。其中大部分药物的危险性级别均由制药企业按标准拟定,少数由某些专家拟定。分级标准如表 4-3 所示。具体的药物分级检索可参见《新编药物学》第 17 版附录五。妊娠期禁用药物可参见《中国国家处方集》(2010 年版)P16 总表-4,在此不再赘述。

表 4-3　FDA 妊娠药物分级

分类	说　明
A 类	在有对照组的研究中,在妊娠 3 个月的妇女未见到对胎儿危害的迹象(并且也没有对其后 6 个月危害性的证据),可能对胎儿的影响甚微
B 类	在动物繁殖性研究中(并未进行孕妇的对照研究),未见到对胎儿的影响。在动物繁殖性研究中表现有不良反应,这些不良反应并未在妊娠 3 个月的妇女身上得到证实(也没有对其后 6 个月危害性的证据)
C 类	在动物的研究证明它有对胎儿的不良反应(致畸或杀死胚胎),但并未对对照组的妇女进行研究, 或没有对妇女和动物并行地进行研究。本类药物只有在权衡了对妊娠期妇女的好处大于对胎儿的危害之后,方可应用
D 类	有对胎儿的危害性的明确证据,尽管有危害性,但孕妇用药后有绝对的好处 (例如妊娠期妇女受到死亡的威胁或患有严重的疾病,因此需用它,如应用其他药物虽然安全但无效)
X 类	在动物或人的研究表明它可使胎儿异常。或根据经验认为对人是有危害性的。孕妇应用这类药物显然是无益的。本类药物禁用于妊娠或将妊娠的患者

三、妊娠期用药注意事项

1. 妊娠初始 3 个月是药物致畸最敏感时期,应尽量避免服用药物。

2. 在医生指导下用药,尽量单一、小剂量用药,避免联合和大剂量用药。尽量选用老药,避免使用新药。参照 FDA 的药物分类,提倡使用 A、B 类药物,避免使用 C、D 类药物,禁用 X 类药物。

3. 谨慎使用可引起子宫收缩的药物。

4. 在妊娠期不滥用抗菌药, 最好是明确致病菌后选用药物,致病菌尚未明确时,首先考虑用药的利弊,并注意对胎儿的影响,一般多采用 β-内酰胺类药物。

5. 应用可能对胎儿有害的药物时,要权衡利弊后决定是否用药,若病情急必须应用对胎儿肯定有危害的药物,应终止妊娠。

（黄冰琳、郑佳冰、杨菁）

第三节　哺乳期妇女用药指导

许多药物能从母亲的乳汁中排泄,间接影响婴儿的生长发育,也有可能引起中毒,所以哺乳期妇女用药应考虑药物对乳儿的影响。

一、哺乳期妇女用药与乳儿的关系

药物从母亲血液通过被动扩散进入乳汁,经婴儿吞吸后在消化道吸收。乳汁中的药物含量很少超过母亲摄入量的 1%~2%,然而少数药物在乳汁中的排泄量较大,应避免滥用。影响药物进入乳汁的因素见表 4-4。

表 4-4　药物进入乳汁的影响因素

影响因素	说　　明
分子大小	分子量<200 较易进入乳汁
pK_a 值	弱碱性药物(如红霉素)易于在乳汁中排泄,弱酸性药物(如青霉素)较难排泄
血浆蛋白结合能力	处于游离状态的药物才能进入乳汁,结合能力高的药物(如华法林)不会在乳汁中出现
脂溶性	脂溶性高的药物较易进入乳汁

二、如何降低药物对哺乳期婴儿的危害

如果哺乳期妇女必须接受药物治疗,应尽量将药物对婴儿的影响降到最低,要从以下三个方面考虑。

(一)药物选择

1. 考虑药物对婴儿是否安全。

2. 选择的药物不易进入母乳且 M/P 比率最低,RID<10%。

备注:①M/P:乳汁/血浆率,用于表达药物进入乳汁中的程度;②RID:相对新生儿剂量,用于统计新生儿通过乳汁吸收的药量。

3. 避免使用长效制剂。

4. 考虑能减少药物排泄进入乳汁的给药途径。

5. 决定治疗时间,尽可能避免长期使用。

(二)喂养方式

1. 避免在血药浓度高峰时喂养。

2. 尽可能把喂养时间安排在下一次给药前。

(三)其他因素

1. 持续观察婴儿少见的症状或体征(如震惊状态、易激、皮疹、食欲差、体重不增)。

2. 如果对乳儿的危险性大于哺乳的益处,治疗过程中应停止哺乳。

3. 向患者宣教,提高患者对危险因素的理解。

(四)哺乳期用药注意事项

1. 选药慎重,权衡利弊

必须用药时疗程不要过长,剂量不要过大,过程中注意观察不良反应。

2. 适时哺乳,防止蓄积

在用药前或者服药后第 6 个小时 (一般药物的一个血浆半衰期,血药浓度较低)哺乳。避免使用长效药物及多种药物联合应用。应用放射性药物时,应暂停哺乳,直至药物的放射性消退后,再开始哺乳。为了防止乳液蓄积引起乳腺炎,必要时及时挤奶弃去以排空。

3. 非用不可,选好替代

选择对母婴影响小的药物替代, 如乳母泌尿道感染可选用氨苄西林而非磺胺药。

4. 代替不行,人工哺育

母亲必须用药,但药品对婴儿影响太大,应停止哺乳,采用人工喂养。

(黄冰琳、郑佳冰、杨菁)

第四节 月经期女性用药指导

月经属于女性特殊的生理现象，伴随女性数十年之久。这期间，用药也有一定的特殊性，需服药或正在服药的女性应该注意。

一、月经周期生理

正常月经持续 2~7 d，一般为 4~5 d。正常人月经血量约为 10~58 mL，个别妇女月经量可超过 100 mL。由于人的体质、年龄或者所处的气候、地区以及生活条件的不同，经量有时略有增减，均属正常生理范畴。

28 d 为一个生理周期，可分成 4 个阶段：

（一）卵泡期（第 1~12 d）

卵泡开始在卵巢内成长，同时卵巢分泌出雌激素和孕激素帮助子宫内膜成长。

（二）排卵期（第 13~14 d）

卵泡成熟后便排出卵子，经输卵管由卵巢送往子宫。

（三）黄体期（第 15~28 d）

排卵后，若卵子停在输卵管期间卵子无受精，子宫内膜便停止成长。

（四）月经期

子宫内膜无法继续成长就会日渐剥落，血液和破碎黏膜便由子宫经阴道排出，这就是经血，同时体内另一个周期循环也随之开始。

二、经期药物影响及慎用药物

女性经期的生理改变使得用药必须谨慎，经期用药的安全性应当引起充分重视。

1. 经期出血会影响部分药物的疗效。

由于月经期出血，使得部分药物的代谢和清除加快，女性在月

189

经期使用某些药物时,疗效会减弱,不能很好地控制病情。因此女性月经期应在医生的指导下酌情调整药物剂量,例如使用平喘药茶碱,使用抗癫痫药苯妥英钠,使用抗生素中的红霉素、解热镇痛药安替比林等。

2. 部分药物可导致月经失调或伤害身体。

如果女性在服用某种药物后出现月经失调,一定要予以充分重视,及时停药或更换药物,使月经恢复正常。如果因治疗需要不能停药或更换药物,则应在疾病治愈后,再设法使月经恢复正常。在少数情况下,患者可通过减少服药量来维持正常月经,以防止闭经时间过长,使生殖器官发生萎缩性变化。

3. 经期用药不能一概而论,停药还需咨询医生,做到权衡利弊,科学安全地度过特殊生理期。

表 4-5　可影响月经期女性的药物

类　别	说　　　　明
阴道局部用药	治疗阴道炎症的洗液、栓剂、泡腾片等应暂停使用。因为在月经期间,子宫黏膜充血,宫颈口松弛,加上阴道里有积血,非常适于细菌生长繁殖,若此时进行阴道局部用药,稍有不慎就会导致细菌逆行侵犯子宫腔及子宫内膜
抗凝药	如香豆素、肝素、溶栓剂等,可引起月经过多,甚至大出血。患血栓栓塞性疾病、心脏瓣膜病换瓣术后、动脉粥样硬化等患者,或接受肾透析者,间断或长期服用此类药物时,月经期用药需格外注意
止血药	如肾上腺色腙、维生素 K 等,能降低毛细血管的通透性,促使毛细血管收缩,使用后会引起经血不畅。此外,还应慎用具有较强止血作用的中药或中成药
减肥药	多含有抑制食欲的成分,如果在经期使用,可能导致月经紊乱、多尿或排尿困难,或出现心慌、焦虑等,更有甚者会出现闭经
泻药	如硫酸镁、硫酸钠泻下作用较剧,可引起反射性盆腔充血,故经期应该禁用

续表

类　别	说　　明
促胃动力药	如多潘立酮片,会升高泌乳素,使用后可出现月经紊乱、经量过多,严重时甚至可能发生失血性休克;部分患者使用后可发生月经稀少、溢乳、闭经等。西沙必利可增加食欲,但部分患者服用后可能会停经。其他肠胃动力药,也应该慎用或忌用
性激素类	女性的性激素合成及代谢平衡与月经周期密切相关,经期使用性激素类药物会造成月经紊乱。如雄激素能导致月经减少、停经、周期不规律等,黄体酮(孕激素)能导致乳房胀痛或阴道不规则出血。如果必须使用这类药物,一定要在医生指导下使用
甲状腺素	可能会造成月经紊乱
活血化淤类中成药	此类药物不仅有抗凝、抗血栓的作用,还能扩张血管、加速血液流动,因此会造成月经量过多。如阿胶、当归、益母草冲剂等,应于经期结束后服用,以免发生经血过多或经期延长
心血管系统类药	如氟桂利嗪,服用 2~4 周后可出现月经提前,经量过多,有血块,经期延长至 8~10 d;服用利血平后可引起闭经;地奥心血康服用 1 周后可出现功能失调性子宫出血,月经周期提前
肾上腺皮质激素类药	长时间使用可引起闭经,可先致胖再出现闭经;曲安奈德经穴位注射后可引起月经紊乱,周期提前,或经期延长
神经系统用药	如地西泮过多服用,可导致月经失调或影响卵巢排卵;长期大量服用苯巴比妥等,会抑制患者的垂体促性腺激素释放,引起月经失调或闭经
解热镇痛药	如布洛芬可导致月经紊乱,且一旦出现月经异常不易恢复
抗过敏药	阿司咪唑可导致月经提前十几天,停药后大多能恢复正常
抗真菌药	伊曲康唑可使月经周期延长至 40~60 d,酮康唑服用后可使月经提前,经血量明显增多
利尿剂	呋塞米等长期使用可引起月经失调
抗肿瘤药	大量应用时抑制卵巢功能,或因全身受损而导致月经稀少或闭经
组胺 H_2 受体阻滞剂	如雷尼替丁,服药半个月后,可能致阴道内持续少量流血十余天

(黄冰琳、郑佳冰、杨菁)

第五节　老年患者用药指导

由于老年人身体各器官功能的改变，用药后的药效学与药动学亦有变化，在给老年人用药时应谨慎，使其药物治疗更安全有效。

一、老年人的生理特点

起病隐匿,症状多变;病情难控,恶化迅速;多种疾病,集于一身;意识障碍,诊断困难;此起彼伏,并发症多。

二 、老年人用药注意事项

1. 明确用药指征,合理选药。

不用或少用药物,一般合用的药物控制在 3~4 种。

2. 用药剂量个体化。

初始用药从小剂量开始,逐渐增加到最合适的剂量。一般以成人量的 1/2 、2/3 、3/4 顺序用药。

3. 选择合适的药物剂型,简化用药方法。

一般采用口服给药，由于吞咽片剂或胶囊困难，宜选择颗粒剂、口服液或喷雾剂。

4. 密切观察临床可能出现的药品不良反应。

5. 合理营养,加强身体锻炼,保持身心健康,不可滥用滋补药、保健品、抗衰老药。

（黄冰琳、郑佳冰、杨菁）

第六节 肝功能不全患者用药指导

肝脏具有十分重要的生理功能,是许多药物代谢的主要场所。肝功能不全必然影响药物代谢,药物生物转化减慢,血浆中游离型药物增多,影响药物的效应并增加毒性。因此对肝功能不全的患者必须调整用药剂量或用药次数,给予有肝毒性药物时更需谨慎。

一、用药原则

1. 明确诊断,合理选药。

2. 避免或减少使用对肝脏毒性大的药物。

3. 注意药物相互作用,特别应避免与有肝毒性的药物合用。

4. 肝功能不全而肾功能正常的患者可选用对肝毒性小,并且从肾脏排泄的药物。

5. 初始剂量宜小,必要时进行治疗药物监测,做到给药方案个体化。

6. 定期检测肝功能,及时调整治疗方案。

二、肝功能不全患者抗菌药物的选择

应根据肝功能减退对抗菌药物体内过程的影响程度及药物发生毒性反应的可能性选用。可遵循以下的原则:

(一)避免使用

肝功能不全的患者应避免使用主要由肝脏清除或代谢的药物,因为肝功能减退时药物清除减少,并可导致毒性反应发生。

(二)减量慎用

肝功能不全的患者使用主要经肝脏清除或代谢但无明显毒性反应的,或者经肝、肾两种途径清除的药物时可减量酌情使用。

(三)正常使用

对于主要由肾排泄的药物,肝功能不全的患者可正常使用。

(黄冰琳、郑佳冰、杨菁)

第七节　肾功能不全患者用药指导

肾脏是药物代谢的器官之一，也是药物排泄的主要器官，极易受到某些药物的作用而出现毒性反应。肾功能受损时，药物吸收、分布、代谢、排泄以及机体对药物的敏感性均可能发生改变，临床应用时应予以考虑。

一、用药原则

1. 明确诊断，合理选药。

2. 避免或减少使用肾毒性大的药物。

3. 注意药物相互作用，特别应该避免与有肾毒性的药物合用。

4. 肾功能不全而肝功能正常的患者可选用具有双通道排泄的药物。

5. 必要时候进行血药浓度监测，设计个体化给药方案。

6. 定期检查肾功能，依据肾小球滤过率和肌酐清除率及时调整治疗方案和药物剂量。

二、肾功能不全患者抗菌药物的选择

应根据患者的感染情况、病原菌对药物的敏感情况选用。

1. 尽量选用肾毒性低或无肾毒性的药物。根据肾功能减退情况调整剂量使用。

2. 必须使用有肾毒性药物时，应根据肾功能减退程度调整用药剂量及方法，在血药浓度监测下减量使用。

三、肾功能不全者剂量公式及调整

1. 肾功能不全者给药剂量和时间间隔公式

（1）肾功能降低者或肾病患者给药剂量=正常人剂量/剂量调整系数

（2）肾功能降低者或肾病患者给药时间间隔＝正常人给药时间间隔×剂量调整系数

备注：药物或活性代谢产物主要由肾排泄时，给药剂量或给药时间调整，均需根据肌酐清除率、原形药物经肾排泄百分率（F），按下列公式计算剂量调整系数：

$$剂量调整系数 = 1/F(K_f - 1) + 1$$

K_f 表示肾功能降低或肾病患者的肾排泄功能，即其肌酐清除率/肌酐清除率正常值(每分钟 120 mL)。

2. 肾功能不全者也可按肌酐清除率调整剂量

（1）每分钟≥50 mL 者无须调整剂量；

（2）每分钟≥30 mL 者，视具体药物调整剂量；

（3）每分钟≤10 mL 者，应禁用。

备注：剂量调整详见《中国国家处方集》P26~32 总表-8。

（黄冰琳、郑佳冰、杨菁）

第八节　特殊职业者用药指导

本节的特殊职业者主要指驾驶员、高空作业者、精密仪器加工操作者。在日常工作中，该部分人群需要保持清醒的头脑，高度集中注意力，使听觉视觉等各项身体机能处于正常运转中。而服用某些药物可影响人的反应能力，出现不同程度的疲倦、嗜睡、眩晕、幻觉、视物模糊、辨色困难、定向力障碍、精神不振及多汗多尿等症状，影响这类特殊职业者正常工作能力及状态，容易出现危险和人身事故。为确保用药和工作安全，应谨慎选用药物，并采取一定的措施避免。表 4-6 列举的是特殊职业者需注意的慎用药品。

表 4-6 特殊职业者慎用药品

类　别	说　明
(一)引起嗜睡	
抗感冒药	多采用复方制剂,组方有解热药、鼻黏膜血管收缩药或抗过敏药,后两者可缓解鼻塞、打喷嚏、流鼻涕和流泪等症状,但服药后易导致嗜睡
抗过敏药	可拮抗致敏物组胺,同时也抑制大脑的中枢神经,引起镇静,服后表现为神志低沉、嗜睡,其强度因个人的敏感性、品种和剂量而异
镇静催眠药	所有的镇静催眠药对中枢神经都有抑制作用,可诱导睡眠
抗偏头痛药	苯噻啶服后可有嗜睡和疲乏
质子泵抑制剂	奥美拉唑、兰索拉唑、泮托拉唑服后偶见有疲乏、嗜睡的反应
(二)引起眩晕或幻觉	
镇咳药	右美沙芬、那可丁可引起嗜睡、眩晕;喷托维林于服后 10 min 可出现头晕、眼花、全身麻木,并持续 4~6 h
解热镇痛药	双氯芬酸服用后可出现腹痛、呕吐、眩晕,发生率约 1%,极个别人可出现感觉或视觉障碍、耳鸣
抗病毒药	金刚烷胺可刺激大脑与精神有关的多巴胺受体,服后有幻觉、精神错乱、眩晕、嗜睡、四肢无力、倦怠或眩晕
(三)使视力模糊或辨色困难	
解热镇痛药	布洛芬服后偶见有头晕、头昏、头痛,少数人可出现视力降低和辨色困难;另吲哚美辛(消炎痛)可出现视力模糊、耳鸣、色视
解除胃肠痉挛药	东莨菪碱可扩大瞳孔,持续 3~5 d,出现视物不清;阿托品、山莨菪碱可使睫状肌调节麻痹,导致驾驶员视近物不清或模糊
扩张血管药	二氢麦角碱服后除偶发呕吐、头痛外,还使视力模糊而看不清路况
抗心绞痛药	硝酸甘油服用后可出现视力模糊
抗精神病药	利培酮等服后偶见头晕、视力模糊、注意力下降等反应
抗癫痫药	卡马西平、苯妥英钠、丙戊酸钠等在发挥抗癫痫病作用的同时,可引起视力模糊、复视或眩晕,使驾驶员看路面或视物出现重影

续表

类　别	说　明
（四）导致定向力障碍	
镇痛药	哌替啶、吗啡等使用后致定向力障碍、幻觉
抗消化性溃疡药	雷尼替丁、西咪替丁、法莫替丁可减少胃酸的分泌，但能引起幻觉、定向力障碍
避孕药	长期服用可使视网膜血管发生异常，出现复视、对光敏感、疲乏、精神紧张，并使定向能力发生障碍，左右不分
（五）导致多尿或多汗	
利尿药及其复方制剂	阿米洛利及复方制剂服后尿液排出过多，出现口渴、头晕、视力改变。氨苯蝶啶片服后使尿量增多，尿意频繁，影响驾驶；吲哒帕胺服后 3 h 产生利尿作用，4 h 后作用最强，出现多尿、多汗或尿频。还需注意一些多用于降压的复方制剂，内含利尿剂一样会引起多尿
抗高血压药	哌唑嗪服后可出现大小便失禁的情况

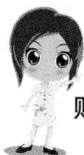

贴心药师

用药后出现不良反应的时间和程度不易控制，对驾驶员等特殊职业人群来说，生病时既要吃药，又要保证工作安全，可以采取必要的防范措施。

1. 选择恰当的用药时间

进行特殊职业工作前 4 h 慎用上述药物，或服后休息 6 h 再工作。对易产生嗜睡的药物，服用最佳时间为睡前半小时，既减少对日常生活带来的不便，也能促进睡眠。像有些感冒药分为日片或夜片，日片不含抗过敏药，极少引起嗜睡，而夜片含抗过敏成分易引起嗜睡应于晚间服用。

2. 合理选择药物

注意看清复方制剂中有无对工作能力有影响的成分，改用替代药。例如过敏时尽量选用对中枢神经抑制作用小的抗过敏药咪唑斯汀、氯雷他定、地氯雷他定。

3. 不要饮酒或含酒精饮料,避免使用含乙醇的药品

乙醇是一种中枢神经抑制剂,可增强催眠药、镇静药、抗精神病药不良反应的发生,还会使患者的判断力下降,同时注意一些药物也含有乙醇,服这类药物可能造成酒驾。

4. 糖尿病患者

如果这类特殊职业者患糖尿病,在注射胰岛素和服用降糖药后应稍事休息再驾驶。在车内备有应急的糖块或富含碳水化合物的食物,在有轻微的低血糖反应的时候,必须立刻停止驾驶,进食少量食物或巧克力、水果糖等,以免发生严重的低血糖反应。

(黄冰琳、郑佳冰、杨菁)

第九节　运动员用药指导

运动员作为用药的特殊群体,用药品种选择、给药途径应符合《运动员治疗药物使用指南》,避免误服含有兴奋剂成分的药品导致无法通过药检。

兴奋剂是指运动员参赛时禁用的药物,具体是指能起到增强或辅助增强自身体能或控制能力,以达到提高比赛成绩目的的某些药物。

国际奥委会的禁用药物目录已达100余种,具体禁用的药物品种详见《新编药物学》(第17版)附录七"运动员禁忌的药物"。

主要包括以下六类:

1. 精神刺激剂,如麻黄碱、可卡因、苯丙胺等。

2. 合成类固醇,如甲睾酮、苯丙酸诺龙等。

3. 利尿剂,如呋塞米、依他尼酸、螺内酯等。

4. 麻醉镇痛剂,如可待因、哌替啶、芬太尼等。

5. β-受体阻断剂,如普萘洛尔等。

6. 肽激素类,如人生长激素、促性腺激素、人促红素或重组人促红素等。

（黄冰琳、郑佳冰、杨菁）

参考文献:

[1][美]Mary Anne Koda-Kimble 著,王秀兰译.临床药物治疗学:妇产科疾病/儿科疾病/老年性疾病(第 8 版).北京:人民卫生出版社,2007.

[2]全国卫生技术资格考试专家委员会.全国卫生专业技术资格考试(药学中级).北京:人民卫生出版社,2008.

[3]国家药典委员会.临床用药须知(化学药与生物制品卷).北京:人民卫生出版社,2005.

[4]陈新谦.新编药物学(第 17 版).北京:人民卫生出版社,2011.

[5]《中国国家处方集》编委会.中国国家处方集.北京:人民军医出版社,2010.

[6]国家食品药品监督管理局执业药师资格认证中心.国家执业药师资格考试应试指南(药学综合知识与技能).北京:中国医药科技出版社,2011.

第五章　用药指导相关知识

第一节　服药的时间与方法

口服制剂是使用最多的剂型,患者最经常问药师的一句话是:"这药怎么吃呀?"药师需要告诉患者服药的次数、时间、剂量及注意事项等,多数患者还会关心是饭前服药还是饭后服药,最佳的服药时间等问题。本节参考药品说明书及第 17 版的《新编药物学》,综合分析,归纳总结了常见药品的用药时间及其理由。需要指出的是,由于不同厂家的药品说明书存在差异,加之药物的品种繁多,疾病复杂,患者个体差异大,难免纰漏,仅供参考。其中口服药物剂型介绍及用药注意事项详见"口服剂型的用药指导"。

一、食物与药物相互影响的生理学基础

(一)胃肠的排空及其影响因素

胃肠排空的快慢一定程度上影响了药物吸收的速率,下面列举几种影响胃肠排空的因素。

1. 一般食物及药物经口腔、食管进入到胃后 5 min 即有部分被排入十二指肠。食物、药物的物理性状和化学组成不同,其胃排空的速度也不同,混合性食物由胃完全排空的时间为 4~6 h。在糖类、蛋白质、脂肪这三种主要营养物质中,糖类排空最快,蛋白质次之,脂肪最慢,所以脂肪与碳水化合物、蛋白质相比,有延缓胃排空速度的倾向。一般而言,流体食物比固体食物排空快,小颗粒食物比大块食物排空快,等渗溶液比高渗溶液排空快。

2. 身体姿势对胃排空的影响:卧睡位时,右侧朝下胃排空速度增加,左侧朝下时则减少。

3. 情感的影响:狂躁时促进胃排空速度,抑郁时则抑制。

4. 胃排空的速率通常与胃内食物量的平方根成正比,胃内食物量大,对胃壁的扩张刺激强,通过壁内神经丛反射和迷走-迷走反射,可使胃的运动加强,从而促进排空。

5. 食物的机械扩张刺激或化学刺激(主要是蛋白质消化产物)可引起胃窦部 G 细胞释放胃泌素,后者可促进胃体和胃窦收缩,有利于增加胃内压,但同时又能增强幽门括约肌的收缩,其综合效应是延缓胃的排空。

6. 进入小肠的酸、脂肪、脂肪酸、高渗溶液以及食糜本身的体积等,均可刺激十二指肠壁上的化学、渗透压和机械感受器,通过肠-胃反射而抑制胃的运动,使胃排空减慢。肠-胃反射对胃酸的刺激尤其敏感,当小肠内的 pH 值降低到 3.5~4.0 时,反射即可发生,因而可延缓酸性食糜进入十二指肠。

7. 胃肠激素的影响:当大量食糜,特别是酸或脂肪进入十二指肠后,可引起小肠黏膜释放促胰液素、缩胆囊素、抑胃肽等激素,这些激素可抑制胃的运动,从而延缓胃的排空。胃内因素与十二指肠因素是互相配合、共同作用的。食物刚进入胃时,胃内食物较多,而肠内食物较少,故此时排空速度较快,之后十二指肠内抑制胃运动的因素逐渐占优势,胃的排空则减慢,随着进入十二指肠的酸被中和,食物的消化产物被吸收,对胃运动的抑制影响逐渐消失,胃的运动又开始逐渐增强,推送另一部分食糜进入十二指肠,如此反复,直至食糜从胃全部排入十二指肠为止。因此,胃排空是间断进行的,并与十二指肠内的消化和吸收相适应。

8. 胃内容物从幽门向小肠的排出与胃蠕动有关:排出速度随内容物体积增大而加大;而固有物存在或温度升高时,排出速度减小;内容物黏度及渗透压增高时排出速度亦减小;向十二指肠排出的内容物的 pH 值到达 7.5 以下时排出速度也减慢。

9. 小肠的固有运动主要有以下三种:分节运动使小肠内容物反复与吸收黏膜面接触;蠕动运动使内容物在肠内缓缓向前推进;局部运动,如绒毛的运动加速吸收。小肠的固有运动促进了固体药物的崩解与溶解,并进一步帮助已溶解的药物与黏膜表面的接触。从胃内排出的含药流体通过十二指肠的速度较快,接着按空肠、回肠顺次减慢。固体物的存在与否,对药物通过小肠的速度无显著影响。

(二)消化道及食物对药物吸收的影响

1. 多数药物呈弱酸性或弱碱性,因消化道中的 pH 值不同,解离程度亦不同。分子型的药物易被吸收,故消化道中的 pH 值决定分子型的比例,结果将影响药物吸收速度的快慢。通常胃内的 pH 值为 1~3,小肠为 5~7,大肠为 8 左右。胃液本身 pH 值虽近于 1,但由于水分稀释或食物的变化,pH 值可从空腹时的 1.2~1.8 到进食后的 3 左右。

2. 食物对饭后服用的药物会产生种种影响,因食物通常能减慢胃内容物的排出速度, 故主要在小肠吸收的药物多半将推迟其吸收。 由于食物的存在,食物吸水而使消化管内液体减少,从而延迟缓释制剂的崩解和药物的溶解。此外,食物还能引起消化管内容物的黏度增高,妨碍药物向消化管壁扩散,从而使吸收变慢。例如,服用解热镇痛药对乙酰氨基酚,最高血药浓度在空腹时 20 min 以内就可以达到了,而早饭后服用则推迟到约 2 h 才达到。但进食引起的这样大的差异不是每个人都有的,有些人易受影响,而另外一些人影响不显著。

3. 另一方面,当消化管内有食物,特别是脂肪存在时,能促进胆汁的分泌,增加血液、淋巴液的流速,有时对特别难溶的药物亦能增加其吸收量。由于胆汁中胆汁酸根的表面活性作用增加了药物的溶解速度, 并且加快循环液的流速, 特别是加快淋巴液的流速,故胆汁分泌增加能促进具有特殊吸收机制的药物吸收。例如,灰黄霉素在进食高脂肪食物时吸收率显著增加。

4.核黄素等在小肠特定吸收部位以特殊机制吸收的药物,如空腹时大量给药,吸收率将减少。但当饭后给药时吸收率将恒定,吸收量随给药量上升而直线上升。这是由于进食使胃内容物排出速度减慢,核黄素被缓慢运送至小肠上部的吸收部位,避免了吸收机制中的饱和现象发生。

5.药物的吸收常常受给药前后进食情况及制剂中附加剂的影响,故有必要考虑食物与药物间的物理化学相互作用及食物对消化道生理状态的影响等。

二、常见药物的服药时间汇总

(一)空腹服用

空腹服用指药物在进餐前1 h或进餐后2 h服用,这时胃中基本不存在食物或胃中食物已经基本排空,并且距离进餐有一定的时间间隔,有利于药物在消化道以较高的浓度作用并避免食物中的成分影响药物吸收或起效。

1.大部分的肠溶制剂,如红霉素肠溶微丸、阿司匹林肠溶片等,空腹服用能较快通过胃进入肠道,不为食物影响,安全到达肠道崩解、释放、吸收。

2.治疗骨质疏松症的双膦酸盐骨溶解抑制药,如依替膦酸二钠、氯曲膦酸钠、羟乙膦酸钠、利塞膦酸钠、阿仑膦酸钠等应在至少餐前30 min服用,服药后2 h内,应避免服用高钙食品、补钙制剂或含铝、镁等的抗酸药物,为避免药物性食管炎,服药的同时还需服用至少200 mL的白开水并保持直立姿势,避免躺卧。

3.补益药物如人参制剂、鹿茸精、玉屏风颗粒、生脉胶囊等空腹服用时,不受食物影响,吸收快而完全。

4.抗菌药物:氨苄西林、氯唑西林钠、氟氯西林、头孢氨苄、头孢克洛、舒他西林、诺氟沙星、罗红霉素、四环素、利福平、利福定、利福喷丁、伏立康唑、酮康唑、黏菌素、利奈唑胺(避开高脂性饮食、含乙醇的饮料、含酪胺的食物,如奶酪及肉干)等。

5. 降压药:卡托普利、培哚普利、塞利洛尔等。

6. 其他:双嘧达莫、阿司咪唑、恩替卡韦、匹多莫德、左旋甲状腺素、苯丁酸氮芥、米非司酮、他克莫司、丁苯酞、曲恩汀等。

(二)进食时服用

进食时服用是将一些药物置于餐前即刻服用, 或与前几口食物同服,或在餐后 30 min 内服用。主要目的有三个:利用胃中食物促进药物吸收,提高某些药物的生物利用度,增强药效;某些药物对胃肠道有刺激性,胃中食物可减轻药物对胃肠道的刺激;某些药物是由于药理作用及起效时间的要求。

1. 高脂肪饮食能促进下列药物的吸收:维生素 A、维生素 D、维生素 E、亚油酸、多烯磷脂酰胆碱、普罗布考、甲氟喹等脂溶性药物;酯类药物如头孢泊肟酯、头孢呋辛酯、头孢妥仑匹酯、头孢特仑新戊酯、沙格雷酯等也应与高脂肪饮食同服;特比萘芬在高脂食物中生物利用度提高约 40%。

2. 对胃肠道刺激性大的药物如吲哚美辛、吡罗昔康、溴隐亭、甲硝唑、铁剂、氯化钾等进食时服用可减少胃肠刺激;多西环素也可在饭后服用,以减轻胃肠道的不良反应,但需注意不能与牛奶或奶制品同服。

3. 抗肥胖症药物奥利司他为局部的胃肠脂肪酶抑制剂,使食物中的脂肪不能分解为游离脂肪酸,不被吸收利用,因此必须要在主餐中或餐后 1 h 内服用,才能发挥减肥作用,如果一餐未进或该餐食物中未含有脂肪,则可略过该次服药。

4. 利尿药:螺内酯、氢氯噻嗪、氨苯蝶啶,在进餐时或餐后服用,可减少胃肠道反应,并可提高这些药物的生物利用度。

5. 其他:复方 α-酮酸、替普瑞酮、异维 A 酸、呋喃妥因、普萘洛尔、巴氯芬、本芴醇、己酮可可碱、维生素 B_2 等。

(三)进食或空腹服用均可

1. 对于大多数药物,由于食物对其生物利用度并未产生不良影响,这类药物进食或空腹服用均可,不必过分强调,可根据患者自身情况、生活规律以及药物的作用特点予以个体化的用药指导。

如果饮食对药效并未产生不良影响,为使药物吸收良好,特别是用于急症或需要快速起效的药物,建议空腹服用效果较好;如果患者胃肠功能比较差,大多数药物服药后会产生胃肠道不适,可以在进食后 0~60 min 服用,以提高用药的耐受性及依从性。

2. 如果药物制成缓释、控释制剂,24 h 持续稳定释放药物,只需一日 1 次给药,可以不考虑进食对药物生物利用度的影响,可以固定在一天中任何时间服用药物。如氟伐他汀缓释片等。

3. 国外进口的药物说明书,经常提到"进餐时"、"与餐同服"等服药方法,可能是食物不影响这类药物的吸收,考虑到患者服药依从性,交代就餐时服用可以避免患者漏服,亦可减轻胃肠道反应。

(四)特殊的服药时间要求

降糖药、消化系统用药及驱虫药的起效时间、作用部位与药理作用密切相关,为便于大家掌握,下文作集中介绍。

1. 降糖药的用药时间

(1)胰岛素及其类似物:①短效胰岛素如普通胰岛素应放在餐前 30 min 皮下注射,用药 30 min 内必须进食含碳水化合物的食物,以免血糖过低。②预混精蛋白生物合成人胰岛素如 30R、50R 具有短效胰岛素和中效胰岛素的特点,0.5 h 起效,一天 1 次或一天 2 次于餐前 30 min 皮下注射。③门冬胰岛素及赖脯胰岛素为超短效胰岛素类似物,注射到皮下后单体聚合为六聚体的倾向降低,能够迅速释放入血,吸收快,起效迅速,作用时间短,约 10~20 min 起效,于三餐前 15 min 至进餐开始时皮下注射即可,该类药物用药时间灵活,餐前或餐后即刻给药,都可以达到餐前 30 min 注射常规胰岛素同样的降血糖效果,有利于提高患者的用药依从性。④甘精胰岛素及地特胰岛素为超长效胰岛素,具有长效、平稳、无峰值血药浓度的特点,作用时间达 22 h,可于每日 1 次在固定的时间皮下注射。

(2)磺酰脲类促胰岛素分泌的药物如格列本脲、格列齐特、格列吡嗪、格列喹酮等降血糖药需在餐前半小时服用,而一日服用 1 次的磺酰脲类降糖药,如格列美脲口服吸收完全,进餐时服用不影响其吸收度。该药的分布容积非常低,蛋白结合率高,清除率低,可一日 1 次给药,建议于早餐前不久或早餐中服用,若不吃早餐则于第一次正餐前不久或餐中服用。

(3)非磺酰脲类新型短效促胰岛素分泌的降糖药如瑞格列奈、那格列奈、米格列奈钙等服药后 30 min 内即出现促胰岛素分泌反应,通常在主餐前 15 min 服用本品,服药时间也可以掌握在餐前 0~30 min 内,建议餐前 1~5 min 内口服该类药物,可显著提高患者的用药依从性并防止低血糖的发生。

(4)葡萄糖苷酶抑制剂阿卡波糖、伏格列波糖、米格列醇等,抑制双糖转化为单糖,从而减慢葡萄糖的生成速度并延缓葡萄糖的吸收,使血糖值降低,故在正餐前即刻服用或与前几口食物同服,可以更好地降低餐后血糖,减少胃肠道的不良反应。

(5)双胍类降糖药二甲双胍餐中或餐后即刻服用,可减轻胃肠道反应。

(6)胰岛素增敏剂罗格列酮和吡格列酮可空腹或进餐时服用,不受饮食的影响。

(7)二肽基肽酶抑制剂如磷酸西格列汀可以与或不与食物同服,药代动力学不受高脂肪餐的影响。

2. 消化系统药物

(1)促胃肠动力药:多潘立酮、甲氧氯普胺、西沙必利、伊托必利、莫沙必利等饭前 15~30 min 服用,约 30 min 达血药峰浓度,进餐时正好发挥促胃肠动力作用。

（2）胃黏膜保护药，如铝碳酸镁、硫糖铝、胶体果胶铋、枸橼酸铋等，空腹服用使药物充分作用于胃壁，起保护胃黏膜的作用，除三餐服用外可在睡前加服1次。

（3）硫酸镁用于导泻时应在清晨空腹服用，使药物迅速入肠道刺激肠壁发挥作用，用于利胆时应于餐前或二餐之间服用，经过胃时，浓度不被稀释，到达十二指肠时，刺激肠黏膜，放射性地引起胆总管括约肌松弛、胆囊收缩，促进胆囊排空，产生利胆作用。托尼萘酸片为复方制剂，有促进胆汁分泌的作用，应于餐前30 min服用。

（4）胃蛋白酶、胰酶、复方消化酶、米曲菌胰酶、多酶片等消化酶制剂应于餐中服用，可与食物充分接触，发挥最大作用。治疗炎性肠病的药物奥沙拉嗪也可随食物同服。

（5）治便秘的泻药如酚酞、蓖麻油等，服用后6~8 h起效，在睡前服用，次日早晨排便，符合人体生理习惯。

（6）雷尼替丁、法莫替丁使用维持量时可将一日剂量放于睡前服用，对治疗胃溃疡的效果较好，可巩固疗效，防止复发。

（7）质子泵抑制剂如埃索美拉唑、奥美拉唑、雷贝拉唑由于对酸多不稳定，口服制剂多为肠溶制剂，一日1次一般放于晨间空腹服用，一日2次可放于早、晚空腹服用。

3. 驱虫药

（1）阿苯达唑水溶性低，在胃肠道中吸收缓慢，但与高脂肪食物同时服用可增加溶解度，生物利用度可提高5倍，从而增加组织及包虫囊中的阿苯达唑的浓度；但是当治疗易感肠道寄生虫时，阿苯达唑需要在管腔中发挥效应，这种情况下，空腹服用阿苯达唑更为适宜。

（2）哌嗪、左旋咪唑、恩波吡维铵及噻嘧啶等睡前服用有利于药物与虫体的接触，充分发挥药效。

（3）驱绦虫的药物氯硝柳胺宜在清晨空腹服用，将药品充分嚼碎后吞服,并尽量少喝水,使药物能在十二指肠上部达到较高浓度。第二次服用还需在服药后 2 h 服硫酸镁导泻,以排出死去的成虫。

(五)早晨服用的药物

1. 肾上腺皮质激素

肾上腺皮质激素的分泌具有昼夜节律性,每日上午 7—10 时为分泌高潮,随后逐渐下降,午夜 12 时为低潮,临床用药可遵循内源性分泌节律进行,宜采用早晨 1 次给药或隔日早晨 1 次给药,以减少对下丘脑-垂体-肾上腺皮质系统的反馈抑制从而避免导致肾上腺皮质功能下降,甚至皮质萎缩的后果,可减少不良反应。如泼尼松、甲泼尼龙等就可以交代患者一日 1 次或隔日 1 次用药,于早餐后服用。

2. 长效降压药

人体血压生理波动特点为夜间睡眠中下降,晨起升高,晨起服药可有效防止心脑血管事件发生。β-受体阻滞剂、钙拮抗剂、ACEI类等都可以清晨一次顿服,若下午血压仍有上升的趋势,可于 15 时再服一次,剂量只需为早晨的一半。

3. 利尿药

为避免夜尿增多,影响患者睡眠,对于一日 1 次给药的利尿剂可于早晨用药。

4. 抗抑郁药

因抑郁症有暮轻晨重的特点,故 5-羟色胺再摄取抑制剂氟西汀、帕罗西汀等需在清晨时服用。为了避免中枢神经兴奋导致失眠,氟哌噻吨美利曲辛片应避免晚间服药,可放在早晨或中午用药。

(六)晚间服用的药物

1. 他汀类降脂药

他汀类降脂药如 HMG-CoA 还原酶抑制剂,如辛伐他汀、阿托伐他汀、氟伐他汀等睡前顿服有利于提高疗效。据应用放射性核素测试,胆固醇合成有昼夜节律性,在午夜至清晨之间合成最旺盛。

晚间服药一次，血液中总胆固醇和低密度脂蛋白胆固醇浓度明显低于早晨服药一次。

2. 安眠药

镇静催眠药如水合氯醛、地西泮、巴比妥、唑吡坦、枣仁安神等于临睡前服用以便保证夜间睡眠。

3. 平喘药

与正常人比较，哮喘患者呼吸道阻力增加，通气功能降低，并呈现昼夜节律变化，当夜间或清晨呼吸道阻力增加时，即可诱发哮喘。所以茶碱、班布特罗、丙卡特罗、特布他林等放于晚间服用，也可采取晨低、夜高的给药方法，以利于药物在清晨呼吸道阻力增加时达到较高血药浓度。例如特布他林 8 时口服 5 mg，20 时口服 10 mg，可使该药的血药浓度昼夜保持相对稳定，有效控制哮喘的发作。孟鲁司特钠用于治疗哮喘时应在睡前服用，用于治疗过敏性鼻炎的患者可根据自身的情况在需要时服用，同时患有哮喘和过敏性鼻炎的患者应每晚用药。

4. 其他

抗组胺药如马来酸氯苯那敏、酮替芬、赛庚啶、异丙嗪等具有嗜睡的副作用，可于晚间服用；抗风湿药如萘丁美酮晚间服药有助于防止晨僵；中枢性 α_2 受体激动剂胍法辛、α_1 受体阻滞药特拉唑嗪亦需睡前服用，以免引起体位性低血压；作用于脑血管的药物如氟桂利嗪等，睡前服用可减少不良反应；用于老年痴呆的多奈哌齐及抗疟药哌喹也可睡前服用。

三、用药时间相关知识点介绍

（一）一日 3 次

疾病症状较轻的或降糖药、胃肠用药等，一日 3 次的用药可与一日三餐挂钩，症状较重的必须每 8 h 一次。特别是抗菌药物、抗癫痫药物以及孕激素等要维持体内 24 h 的血药浓度稳定，避免血药浓度波动，为使药物持续作用，保持药效，则必须每 8 h 或尽量接近每 8 h 服用一次。

（二）一日 2 次

一日 2 次一般放于早、晚服用，服药时间要求间隔 12 h 左右。但需注意特殊的情况，如：治疗抑郁及焦虑的药物氟哌噻吨美利曲辛片一日 2 次的服药时间应定在早上及中午，避免晚间服用，以免引起失眠；增强静脉张力性的药物地奥司明片的一日剂量平均分为两次服用，应于午餐和晚餐时服用，因为静脉淋巴功能不全相关的各种症状如腿部沉重、疼痛、酸胀等不适感经过一夜的卧床休息，清晨时可以得到明显改善，而经过一天的劳作站立又会明显加剧，午餐时及晚餐时服用正好起血管保护作用。

（三）一日 1 次

需要根据具体的药物决定最佳的服药时段，还可参考时辰药理学决定给药的时间。若没有具体要求，为维持稳定的血药浓度，固定一天中的某个时间段服用即可。

（四）一日 4 次

一日 4 次的用药一般可交代患者于三餐及睡前用药，基本保持每 6 h 左右用药一次。

（五）顿服

在整个治疗疗程中有的药物只需服药一次，如驱虫药阿苯达唑用于单纯蛲虫或单纯轻度蛔虫感染时，只需服用一次即可。阿奇霉素用于沙眼衣原体、杜克嗜血杆菌或敏感淋球菌所致的性传播疾病时，仅需单次口服 1 g 的剂量。

（六）必要时

必要时服用，主要是指止痛药、退烧药、镇静药、抗心绞痛药、解痉药，于症状出现或需要控制症状时服用。如对乙酰氨基酚和布洛芬用于退热时，应该在体温大于 38.5 ℃时服用，若持续发热或疼痛，可间隔 4~6 h 重复用药一次，24 h 内不得超过 4 次。

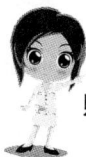

贴心药师

　　决定药物服药时间、次数及方法需要考虑的因素很多,主要从药动学及药效学角度考虑,而影响药动学与药效学的因素有药物剂型、首关效应、半衰期、生物转化、饮食影响、药物之间的相互作用、疾病影响、种族及个体差异等,药师需要就具体的药物做个体化的用药指导,还需考虑到临床的实际应用以及患者的反应等因素。每个药物的最佳服药时间可根据药物的特点、患者病情、生活作息、临床的实际应用以及用药后产生的反应作个体化调整,提高用药依从性以达到最佳效果。

(杨木英、刘銮妹)

第二节　食物对药物的影响

　　我们每天通过摄入食物来满足机体的需要,享受多姿多彩的生活。但我们身体这台机器总有某个零件不听使唤的时候,此时可以借助药物帮助我们恢复正常运作。当药物与食物同时进入我们的体内,很多人的担心是,日常摄入的食物会影响药物的作用吗?会产生有害身体的物质吗?如何避免呢?实际上,药物与食物之间的关系错综复杂,药师可重点关注以下几点,指导患者享受美食的同时安全用药。

一、送服药物的液体

　　用温开水或凉开水是最安全的,不宜用矿泉水、茶水、茶饮料、草本饮料、啤酒、可乐、果汁、豆奶、汽水、奶制品、唾液送服药物,它们可能影响药效,甚至增加药物毒副作用。

服药或溶解药物的水温一般不宜高于 40 ℃,特别是需要冷藏的药物,如生物制剂、活菌制剂等。

二、治疗期间要多饮水的药物

1. 硫酸镁用于导泻时,该药不被吸收,而是在肠内形成一定的渗透压,使肠内保有大量的水分,刺激肠道蠕动而排便,如服下的硫酸镁水溶液过浓,需要较长的时间才能排便,所以应该同时多饮水,加速排便,同时预防脱水。但如果是用于泻除体内过多的水分,则用浓溶液为妥。

2. 双膦酸盐如阿仑膦酸钠、帕屈膦酸钠、氯屈膦酸钠等对食管有刺激性,须用 200 mL 以上的水送服,并补充液体,使一天的尿量达 2000 mL 以上。

3. 平喘药如茶碱控释片、氨茶碱,多喝水在一定程度上可预防失水的不良反应,并有利于疾病的治疗康复。

4. 抗痛风药如苯溴马隆、丙磺舒、别嘌醇等,用药期间多饮水并保持尿液呈中性或碱性有利于尿酸排泄。

5. 治疗尿路结石时,用药期间多饮水有利于排石,如排石汤、排石颗粒、尿石通颗粒等。

6. 有一定肾毒性的药物多饮水可减少对肾脏的损害。如复方磺胺甲噁唑、庆大霉素等;氟喹诺酮类药物如诺氟沙星、左氧氟沙星、环丙沙星等在大剂量应用或尿液 pH 值在 7 以上时可发生结晶尿,也应多饮水,保持 24 h 的排尿量在 1200 mL 以上;抗病毒药阿昔洛韦、更昔洛韦、伐昔洛韦、泛昔洛韦在用药期间也宜多饮水,可防止药物在肾小管内沉淀。

7. 容易导致腹泻的药物在用药期间宜多饮水。如抗便秘的容积性泻药欧车前亲水胶等,多补充水分可预防肠梗阻和食管堵塞;渗透性泻药如乳果糖及聚乙二醇散等,由于该类药物主要通过将身体的水分吸收到肠道或防止肠道的水分被吸收来增加肠道中的水分治疗便秘,使用时需补充水分,以减少人体脱水的不良反应;作肠道准备的泻药,如复方聚乙二醇电解散及硫酸镁等适当多饮水可提高疗效并预防脱水。

三、对饮水有特殊要求的药物

1. 含片如西地碘含片、西瓜霜含片等为提高口咽部的药物浓度,用药 30 min 内不宜饮水。其他口腔局部治疗作用的药物使用后,如碘甘油、复方庆大霉素膜用于口腔溃疡时也不可马上饮水或进食。

2. 驱绦虫的药物氯硝柳胺充分嚼碎后吞服,应尽量少喝水,使药物能在十二指肠上部达到较高浓度。

3. 舌下给药的舌下片、舌下滴剂如硝酸甘油片、粉尘螨滴剂等,置于舌下含服,不宜马上饮水或进食。

4. 保护性镇咳祛痰剂如复方甘草口服溶液、甘草片等含甘草流浸膏成分,服用后不用温水送服,因为该成分的药物为黏膜保护性镇咳药,需要覆盖在发炎的咽部黏膜上,以减少局部感觉神经末梢的刺激,从而发挥镇咳作用,如果喝水,必然减低药物局部作用效果。

5. 抗利尿药如去氨加压素服药前 1 h 和服药后 8 h 应限制饮水,否则容易出现水潴留、低钠血症及其并发症,如头痛、恶心、呕吐和体重增加,更严重者可引起抽搐。

四、治疗期间避免饮酒的药物

酒会影响很多药物的代谢,诱发不良反应,服药期间应忌酒,特别是以下药物:抗痛风药别嘌醇;抗癫痫药苯妥英钠、卡马西平;抗高血压药利血平;抗菌药头孢菌素类、甲硝唑、呋喃唑酮等;镇静催眠药苯巴比妥、佐匹克隆、地西泮等;解热镇痛药对乙酰氨基酚、阿司匹林、吲哚美辛、布洛芬等;口服降糖药格列本脲、格列喹酮等;抗结核药如利福平、乙胺丁醇、异烟肼等。

五、奶制品的影响

由于牛奶及其奶制品中含有钙,可影响一些药物的吸收,尽量不用牛奶服药,也不宜同食其他奶制品,如四环素类(四环素、多西环素)及氟喹诺酮类药物(诺氟沙星、氧氟沙星等)。

六、吸烟的影响

烟中含烟碱,可加速肝脏降解药物的速度,使血液中药物浓度不足,在服药期间,最好不要吸烟。

七、食盐的影响

患有肾病、心衰、高血压的病人,要严格限制食盐的摄取,包括咸腌肉,以免降低药物治疗作用,使病情恶化。

八、食醋的影响

食醋的成分为醋酸。服用以下药物时不宜与食醋同服:碱性药如碳酸氢钠、碳酸钙、氢氧化铝等,以免降低疗效;磺胺类药物在酸性条件下溶解度降低,容易形成结晶,会对尿路产生刺激;氨基糖苷类药物庆大霉素等也不宜与食醋同服,因为该类药物肾毒性大,酸性环境使其毒性加大。

九、糖的影响

不宜与食糖同服的药品有泼尼松、对乙酰氨基酚、口服补液盐、助消化药、中草药、苦味健胃药等,不宜用糖果哄孩子吃药。

十、咖啡的影响

咖啡中含有咖啡因,可拮抗中枢镇静药、催眠药的作用,患有失眠、烦躁、高血压者不宜长期饮用。

十一、茶叶的影响

茶叶中含有鞣酸、咖啡因等,会沉淀药物,兴奋中枢,不宜用茶水服药,特别是服用以下药物时不宜同时喝茶:

(1)钙剂:乳酸钙、葡萄糖酸钙等。

(2)铁剂:硫酸亚铁、乳酸亚铁、葡萄糖酸亚铁、琥珀酸亚铁等。

(3)钴剂:维生素 B_{12}、甲钴胺等。

(4)铋剂:枸橼酸铋、胶体枸橼酸铋、枸橼酸铋钾等。

(5)铝剂:硫糖铝、磷酸铝、铝碳酸镁等。

(6)消化酶:胃蛋白酶、胰酶、淀粉酶、乳酶生等。

(7)四环素:米诺环素、多西环素等。

(8)大环内酯类:交沙霉素、罗红霉素、阿奇霉素等。

(9)生物碱:麻黄素、阿托品、可待因等。

(10)苷类:洋地黄、地高辛、人参、黄芩等。

(11)催眠药:苯巴比妥、司可巴比妥、佐匹克隆、地西泮、硝西泮、水合氯醛等。

(12)抗结核药:利福平等。

十二、蛋白质的影响

1. 口服左旋多巴时,宜少吃高蛋白食物,如豆制品、蛋类、鱼虾、肉类等,因为饮食中的蛋白质会减少药物的吸收,降低疗效。

2. 用泼尼松、地塞米松、甲泼尼龙、曲安西龙治疗疾病时,宜多吃高蛋白食物。

十三、含维生素 K 的食物对华法林的影响

服用华法林的患者一定要注意饮食中维生素 K 的含量,含维生素 K 高的食物如西兰花、莴苣、菠菜、葱、青椒、白菜、韭菜等会影响药物的作用,产生严重的后果,注意检测血中的 INR,并与医师保持联系。

十四、西柚的影响

西柚及含西柚汁的饮料可以影响药物代谢,增加副作用。特别是环孢素 A、降压药、抗心绞痛药、催眠药、抗癫痫药等,会引起严重的临床表现。

十五、高钾食物的影响

高钾食物如香蕉、菠菜等与螺内酯合用,可能引起严重高钾血症和严重心律不齐。

(杨木英、潘雪丰)

第三节　利用药品说明书指导患者安全用药

药品说明书包含药品安全性、有效性的重要科学数据、结论和信息,药品说明书的具体格式、内容和书写要求由国家食品药品监督管理局制定并发布，也是药师及患者最容易得到的安全用药的资料。

本章将介绍如何利用药品说明书安全、合理地使用药品。

一、核准和修订日期

1. 核准日期为国家食品药品监督管理局批准该药品注册的时间,修改日期为此后历次修改的时间。

2. 核准和修改日期应当印制在说明书首页左上角。修改日期位于核准日期下方,按时间顺序逐行书写。

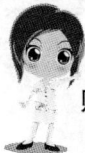

贴心药师

老百姓经常将此项误以为是药品的生产日期而以为药品失效。要知道,药品的生产日期不会在说明书中出现,而是在药品的外包装盒上或在药品的铝塑包装上体现。

二、说明书标题

"×××说明书"中的"×××"是指该药品的通用名称。

三、警示语

1. 是指对药品严重不良反应及其潜在的安全性问题的警告,还可以包括药品禁忌、注意事项及剂量过量等需提示用药人群特别注意的事项。

2. 如有该方面内容,应当在说明书标题下以醒目的黑体字注明。无该方面内容的,不列该项。

四、药品名称

1. 说明书上药品名称有 4 项,按药品通用名称、商品名称、英文名称、汉语拼音的顺序列出。

2. 中国药典收载的品种,其通用名称应当与药典一致;药典未收载的品种,其名称应当符合药品通用名称命名原则。

3. 药品的通用名及商品名命名应避免采用可能给患者以暗示的有关药理学、解剖学、生理学、病理学或治疗学的药品名称,并不得用代号命名。

4. 无商品名称、英文名称的药品可以不列商品名称、英文名称项。

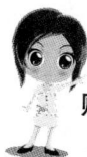

贴心药师

1. 同一个通用名可以有多个商品名(生产厂家不同),而商品名是唯一的, 因此理论上一个商品名只能对应一个通用名,但剂型、规格可以不同。如:

①通用名:苯磺酸氨氯地平　商品名:络活喜、安内真、压氏达
②通用名:二甲双胍　　　　商品名:格华止(有 0.5 g、0.85 g)
③通用名:法莫替丁　　　　商品名:高舒达(有针剂、片剂)

2. 由于我国大大小小的药厂众多,所以商品名也众多,如果不在乎生产厂家,问药的时候尽可能问通用名,通用名一样的药理作用也一样。另外,如果说明书丢失,药品外包装上也有通用名及商品名。

3. 学会看通用名。按照国家出台的规定:药品包装上的通用名必须显著标示;单字面积必须大于商品名的两倍;在横版标签上,通用名必须在上三分之一范围内的显著位置标出(竖版为右三分之一范围内);字体颜色应当使用黑色或白色。所以,黑色或白色,字体较大的,在包装盒的上部或右侧,而且名称较复杂的就是通用名。

五、成分

1. 列出活性成分的化学名称、化学结构式、分子式、分子量。

2. 复方制剂应分别列出所含的全部活性成分及其含量。

3. 多组分或者化学结构尚不明确的化学药品及治疗用生物制品,应当列出主要成分名称,简述活性成分来源。

4. 处方中若含有可能引起严重不良反应辅料的,该项下应当列出该辅料名称。

5. 注射剂应当列出全部辅料名称。

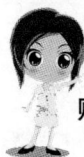

贴心药师

患者同时服用多种药品时,尤其是复方制剂,一定要注意看清药物成分,可能多种药物中会存在着同一种成分,如泰诺感冒片、力克舒胶囊、感冒灵颗粒等药品中均含有对乙酰氨基酚的成分,重复用药可能会引起或加重药品的不良反应。

六、性状

包括药品的外观、嗅、味、溶解度以及物理常数等。

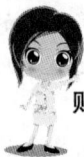

贴心药师

在药品使用时应注意观察外观变化并与说明书上描述的正常

外观性状进行对比以判断是否变质失效。如片剂产生松散、变色；糖衣片的糖衣粘连或开裂；胶囊剂的胶囊粘连、开裂；丸剂粘连、霉变或虫蛀；散剂严重吸潮、结块、发霉；眼药水变色、浑浊；软膏剂有异味、变色或油层析出等情况时，则不能再用。

七、适应症

应当根据该药品的用途，采用准确的表述方式，明确用于预防、治疗、诊断、缓解或者辅助治疗某种疾病(状态)或者症状。

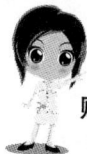

贴心药师

1. 依据《处方管理办法》的规定，医师应当按照药品说明书中的适应症为患者开具处方，但在实际的诊疗过程中，可能存在着超适应症使用药品的情况，尤其是对那些尚无有效药物治疗的疾病，为使患者有机会更早得到药物治疗，缓解病情，医师会在权衡利弊后超说明书用药。当患者质疑药物的适应症与自己所患疾病不符时，可以与医师或药师进一步沟通，明确医师的用药目的并决定是否接受该治疗方案。

2. 作为普通的患者，自身缺乏医药专业知识，尤其在自我药疗时，切勿听信各种媒体的广告宣传，擅自超适应症使用药品，否则可能会出现严重的后果。

八、规格

指每支、每片或其他每一单位制剂中含有主药(或效价)的重量或含量或装量。生物制品应标明每支(瓶)有效成分的效价(或含量及效价)及装量(或冻干制剂复溶后的体积)。表示方法一般按照中国药典要求规范书写，有两种以上规格的应当分别列出。

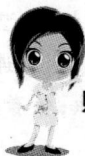

贴心药师

同一种药品可以有不同的规格，供不同疾病或不同年龄组的患者使用。所以，患者在购买或使用药品前，必须看懂药品的规格，如有的 5 mg，有的 10 mg，剂量整整差了一倍。注意药品的规格，以免服用错误。

九、用法用量

1. 应当包括用法和用量两部分。

2. 需按疗程用药或者规定用药期限的，必须注明疗程、期限。应当详细列出该药品的用药方法，准确列出用药的剂量、计量方法、用药次数以及疗程期限，并应当特别注意与规格的关系。用法上有特殊要求的，应当按实际情况详细说明。

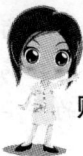

贴心药师

1. 患者在用药前应明确该药品的用法：如该药品是口服、外用还是注射，避免用药错误；如药品是什么时候服用，一天 1 次可能是早晨服用或晚上服用；一天 2 次可能是早晨、晚上服或早晨、中午服，一天 3 次可能是每天三餐服或每 8 小时服一次等，不同的药品服用的时间很有讲究，具体服用方法还是要向医师或药师咨询。

2. 患者在服药前应学会计算剂量。如头孢克洛分散片 1 次口服 0.25 g，标识的每片规格是 125 mg，按其之间的关系换算即 125 mg=0.125 g，即可服用 2 片。如维生素 B_{12} 注射液每次肌内注射 50~200 μg，每支规格标识为 0.1 mg，依据换算即 0.1 mg=100 μg，即每次可注射 1/2~2 支。

十、不良反应

1. 药品不良反应是指合格药品在正常用法用量下出现的与用药目的无关的有害反应。

2. 应当实事求是地详细列出该药品的不良反应,并按不良反应的严重程度、发生的频率或症状的系统性列出。

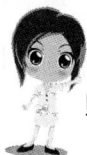

贴心药师

1. 患者如果出现药品不良反应,应立即停用怀疑的药品,并及时去医院就诊,如实将发生的药品不良反应情况告知医生,采取相应措施使不良反应对患者身体健康的影响降至最低程度,并防范不良反应再次发生。

2. 不良反应的发生有很大的个体差异,即有的人会出现这种不良反应,有的人会出现那种不适,有的轻,有的重,但一些患者过分担心说明书中林林总总的不良反应而不敢用药,还认为不良反应写得越多药品越不安全,这些都是误区。

十一、禁忌

应当列出禁止应用该药品的人群或者疾病情况。

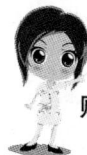

贴心药师

患者在服药之前应看清该药品的禁忌症内容,如果在禁忌症以内,切勿服药,如果对禁忌内容有疑问,应咨询专业的医师或药师,避免误服。

十二、注意事项

1. 列出使用时必须注意的问题,包括需要慎用的情况(如肝、肾功能的问题)、影响药物疗效的因素(如食物、烟、酒)、用药过程中需观察的情况(如过敏反应,定期检查血象、肝功、肾功)及用药对于临床检验的影响等。滥用或者药物依赖性内容可以在该项目下列出。

2. 这是药师、医师及患者都要密切关注的问题,需要根据个体情况加以注意。

十三、孕妇及哺乳期妇女用药

1. 着重说明该药品对妊娠、分娩及哺乳期母婴的影响,并写明可否应用本品及用药注意事项。

2. 未进行该项实验且无可靠参考文献的,应当在该项下予以说明。

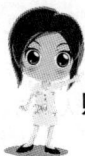

贴心药师

这部分内容是特殊人群孕妇及哺乳期妇女应该特别注意的。首先如果患者是孕妇或哺乳期妇女,一定要向处方医师或药师说明,说明书中提及"禁用"、"不推荐使用"则避免使用,以免造成不良后果,而"慎用"、"缺乏安全性资料"等情况,医师会根据具体的病情权衡利弊决定用药与否。

十四、儿童用药

1. 主要包括儿童由于生长发育的关系而对于该药品在药理、毒理或药代动力学方面与成人的差异,并写明可否应用本品及用药注意事项。

2. 未进行该项实验且无可靠参考文献的,应当在该项下予以说明。

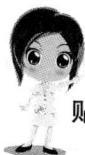

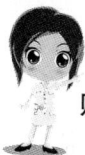

贴心药师

有的说明书会提出儿童剂量的调整方案, 有的会在用法用量中体现儿童的推荐剂量。

十五、老年用药

1. 主要包括老年人由于机体机能衰退的关系而对于该药品在药理、毒理或药代动力学方面与成人的差异,并写明可否应用本品及用药注意事项。

2. 未进行该项实验且无可靠参考文献的,应当在该项下予以说明。

贴心药师

同上项。有的会提出老年人的剂量调整方案。

十六、药物相互作用

1. 列出与该药产生相互作用的药品或者药品类别,并说明相互作用的结果及合并用药的注意事项。

2. 未进行该项实验且无可靠参考文献的,应当在该项下予以说明。

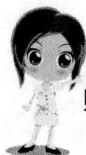

贴心药师

如果在用本药期间同时服用别的药物，要向医师或药师说明并详细查看该项内容。

十七、药物过量

1. 详细列出过量应用该药品可能发生的毒性反应、剂量及处理方法。

2. 未进行该项实验且无可靠参考文献的，应当在该项下予以说明。

十八、临床试验

1. 为本品临床试验概述，应当准确、客观地进行描述。包括临床试验的给药方法、研究对象、主要观察指标、临床试验的结果（包括不良反应）等。

2. 没有进行临床试验的药品不书写该项内容。

十九、药理毒理

1. 包括药理作用和毒理研究两部分内容。

2. 药理作用为临床药理中药物对人体作用的有关信息。也可列出与临床适应症有关或有助于阐述临床药理作用的体外试验和（或）动物实验的结果。复方制剂的药理作用可以为每一组成成分的药理作用。

3. 毒理研究所涉及的内容是指与临床应用相关，有助于判断药物临床安全性的非临床毒理研究结果。应当描述动物种属类型，给药方法（剂量、给药周期、给药途径）和主要毒性表现等重要信息。复方制剂的毒理研究内容应当尽量包括复方给药的毒理研究结果，若无该信息，应当写入单药的相关毒理内容。

4. 未进行该项实验且无可靠参考文献的,应当在该项下予以说明。

二十、药代动力学

1. 应当包括药物在体内吸收、分布、代谢和排泄的全过程及主要的药代动力学参数,以及特殊人群的药代动力学参数或特征。说明药物是否通过乳汁分泌、是否通过胎盘屏障及血脑屏障等。应以人体临床试验结果为主,如缺乏人体临床试验结果,可列出非临床试验的结果,并加以说明。

2. 未进行该项实验且无可靠参考文献的,应当在该项下予以说明。

二十一、贮藏

1. 具体条件的表示方法按《中国药典》要求书写,并注明具体温度。几种常见储存条件的表述:

①阴凉处　　系指不超过 20 ℃;

②凉暗处　　系指避光并不超过 20 ℃;

③冷处　　　系指 2~10 ℃;

④常温　　　系指 10~30 ℃。

2. 除另有规定外,储藏项下未规定储藏温度的一般系指常温。生物制品应当同时注明制品保存和运输的环境条件,特别应明确具体温度。

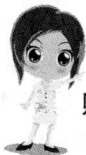

贴心药师

1. 患者要特别注意的是哪些药品需要放冷处,即冰箱保鲜层,就是放青菜瓜果的地方,主要是一些生物制品、活菌制剂,注意不要理解成放冷冻层,冻结的药品不可以使用。

2. 大多数的药品都可以放在常温处(10~30 ℃)密闭、遮光保存。在一般情况下,多数药品的贮藏温度在 2 ℃以上时,温度愈低,对保管愈有利。

3.夏天时,可以将药品密封后放于冰箱保鲜层。

4.平时,除放冰箱的药品外,都可以放置在阴凉的房间,避免阳光直射,不要破坏药品的外包装,有锡箔纸包装的不要掰出来,有瓶的就用原装瓶装。

二十二、包装

包括直接接触药品的包装材料和容器及包装规格,并按该顺序表述。

二十三、有效期

1.有效期是指药品在一定的储存条件下,能够保持质量的期限。

2.药品标签中的有效期应当按照年、月、日的顺序标注,年份用四位数字表示,月、日用两位数字表示。其具体标注格式为"有效期至××××年××月"或者"有效期至××××年××月××日";也可以用数字和其他符号表示为"有效期至××××.××"或者"有效期至××××/××/××"等。

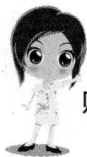

贴心药师

有效期若标注到日,应当为标识日期的前一天,若标注到月,应当为标识月份的最后一天。如标示有效期至 2010 年 12 月 1 日,系指使用到 2010 年 11 月 30 日;如标示有效期至 2010 年 12 月,系指使用到 2010 年 12 月 31 日。

二十四、执行标准

列出执行标准的名称、版本,如《中国药典》2005 年版二部,或者药品标准编号,如 WS-10001(HD-0001)-2002。

二十五、批准文号

指该药品的药品批准文号,进口药品注册证号或者医药产品注册证号。麻醉药品、精神药品、蛋白同化制剂和肽类激素还需注明药品准许证号。

1. 药品批准文号的格式为:国药准字 H(Z、S、J)+4 位年号+4 位顺序号。

2.《进口药品注册证》证号的格式为:H(Z、S)+4 位年号+4 位顺序号;对于境内分包装用大包装规格的注册证,其证号在原注册证号前加字母 B。

3.《医药产品注册证》证号的格式为:H(Z、S)C+4 位年号+4 位顺序号。

4. 新药证书号的格式为:国药证字 H(Z、S)+4 位年号+4 位顺序号。

以上　H:代表化学药品　　　Z:代表中药
　　　　S:代表生物制品　　　J:代表进口药品分包装

二十六、生产企业

国产药品该项内容应当与《药品生产许可证》载明的内容一致,进口药品应当与提供的政府证明文件一致,并按下列方式列出:

1. 企业名称;

2. 生产地址;

3. 邮政编码;

4. 电话和传真号码(需标明区号);

5. 网址:如无网址可不写,此项不保留。

(林文强)

第四节　药物不良反应认识及处理措施

药品不良反应是药品在应用过程中常出现的问题，药师要学会判断并掌握其预防及处理的原则，将不良反应的危害降至最低。

一、药品不良反应定义

药品不良反应(ADR)是指合格药品在正常用法用量下出现的与用药目的无关的有害反应。

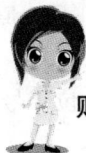

贴心药师

该定义将药品不良反应限定为质量合格的药品，排除了伪劣药品、错误用药、超剂量用药、病人不遵守医嘱以及滥用药导致的药品不良反应或不良事件。而实际工作中，需要医务工作者正视并积极上报药品不良反应，及时收集、分析药品不良反应，使之对人类的危害降到最低。

二、药品不良反应分类

按照世界卫生组织的分类，一般将药品不良反应分为以下几类：

(一)A型药品不良反应(量变型异常)

这类药品不良反应是由于药品本身的药理作用增强而发生的，常与剂量有关。其特点是可以预测，停药或减量后症状减轻或消失，一般发生率高，死亡率低。临床表现包括副作用、毒性反应、继发反应、后遗效应、药物依赖性、首剂效应和撤药反应等。

(二)B型药品不良反应(质变型异常)

这类药品不良反应是与药品的正常药理作用完全无关的异常

反应,与剂量无关。其特点是常规药理学筛选难以发现,一般很难预测,发生率低,但死亡率高。临床表现包括变态反应、特异质反应等。

(三)C型药品不良反应

一般用药后很长一段时间后出现,潜伏期较长,难以预测,药品和药品不良反应之间没有明确的时间关系,又称为迟现性不良反应。有些与癌症、致畸有关,发生的机制大多不清,有待进一步研究。

三、药品不良反应临床表现

(一)副作用

1. 副作用系指应用治疗量药物后出现的与治疗目的无关的不适反应。许多药物选择性低,作用范围广,除了治疗作用之外的其他作用都可认为是副作用。如山莨菪碱在用于解痉作用时,口干与心悸就成了副作用。

2. 副作用常为一过性的,一般都较轻微。降低药物剂量可减轻或避免副作用。

(二)毒性反应

1. 毒性反应系指由于病人的个体差异、病理状态或合用其他药物引起敏感性增加,在治疗量时造成某种功能或器质性损害。如氨基糖苷类抗生素具有的耳毒性、肾毒性等。

2. 因服用剂量过大而发生的毒性作用,不属于药物不良反应监测范围。一般情况下,毒性反应具有明显的剂量反应关系,其毒性的严重程度是随剂量加大而增强的。

(三)继发反应

1. 继发反应系指由于药物治疗作用引起的不良后果,又称治疗矛盾。

2. 这种反应不是由于药物直接作用产生,而是因药物作用诱发的反应,如长期口服广谱抗生素导致许多敏感菌株抑制,以至于一些不敏感的细菌大量繁殖,引起继发感染,也称二重感染。

(四)首剂效应

首剂效应系指首剂药物引起强烈效应的现象。

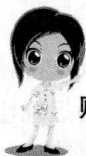

贴心药师

有些药物,本身作用较强烈,首剂药物如按常量给予,可出现强烈的效应,致使患者不能耐受。因此对于具有这种性质的药物,其用量应从小剂量开始,根据病情和耐受情况逐渐加大到一般治疗剂量,较为安全。如硝酸异山梨酯片扩张血管的作用可导致头痛,用于预防心绞痛发作时可从小剂量开始服用,以后逐渐增量;哌唑嗪等降压药首次应用治疗高血压可导致血压骤降,因此应减半剂量开始使用。

(五)后遗效应

后遗效应系指停药后血药浓度虽已降至最低有效浓度以下,但仍残存的生物效应。如服用苯巴比妥催眠药后,第二天早上出现困倦、头昏、乏力等现象。

(六)撤药反应

撤药反应又称停药综合征,系指骤然停用某种药物而引起的不良反应。

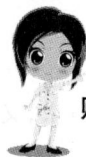

贴心药师

长期连续使用某些药物,可使机体对药物的存在产生适应。骤然停药,机体不适应此种变化,就可能发生停药反应,主要表现是反跳，出现与药物作用相反的症状。长期应用可致停药反应的药物，应采取逐渐减量的办法来过渡而达到完全停药，以免发生意外。如长期应用糖皮质激素类药物，停用后会引起原发疾病的复发，还可能导致病情恶化;如停用长期应用的抗高血压药会出现血压反跳以及心悸、出汗等症状。

(七)药物依赖性

药物依赖性系反复(周期性或连续性)用药所引起的心理上或生理上的一种状态，表现为一种强迫性的或非强迫性的连续或定期用药的行为或其他反应。应用有依赖性的药物如镇静催眠药、吗啡类的镇痛药时会先产生精神依赖性,后产生身体依赖性,应特别注意,无特殊情况应避免长期用药。

(八)变态反应(过敏反应)

1. 变态反应是机体受药物刺激发生异常的免疫反应,引起生理功能障碍或组织损伤。

2. 这种反应的发生与药物剂量无关或关系甚少,在治疗量或极少量时都可发生。如注射青霉素引发全身性变态反应,表现出皮疹、恶心、呕吐、呼吸困难甚至过敏性休克以至死亡。

(九)特异质反应

1. 特异质反应是因先天性遗传异常,少数病人用药后发生与药物本身药理作用无关的有害反应。

2. 由于病人的个体差异、病理状态或合用其他药物引起敏感性增加,在治疗量时造成某种功能或器质性损害。如有些人体内的葡萄糖-6-磷酸脱氢酶有缺陷,服用某些药物如伯氨喹,容易出现溶血反应。

(十)致癌作用

1. 致癌作用是指有些药物长期服用后，可导致机体某些器官、组织及细胞的过度增生,形成良性或恶性肿瘤。

2. 药物是诱发肿瘤的因素之一,特别对长期用药患者,应警惕药物致癌的可能性,常见的致癌药物有性激素、口服避孕药、化疗药物等。如妊娠期服用己烯雌酚,子代女婴至青春期后易患阴道腺癌。

(十一)致突变

致突变是指引起遗传物质(DNA)的损伤性变化。

(十二)致畸作用

1. 致畸作用是指有些药物能影响胚胎的正常发育而引起畸胎。

2. 常见的致畸药物有抗肿瘤药、免疫抑制剂、激素、抗癫痫药等。有致畸作用的药物应禁止孕妇选用;对于育龄妇女要告知风险,并采取避孕措施,或尽量选用无致畸作用的药物。如沙利度胺引起的海豹胎。

四、药品不良反应的防范措施

(一)新药上市前严格审查

为了确保药物的安全、有效,新药上市前必须进行严格、全面的审查。新药必须遵循临床前药理实验与临床试验指导原则,完成实验,提供完整的实验研究和临床观察资料。这是保障安全用药、减少药物不良反应最基本的安全措施。

(二)新药上市后的追踪观察

新药上市后,并非万事大吉,实践经验证明,无论新药审评如何严格,由于在新药实验阶段的局限性,不良反应还不能完全被发现,必须继续进行大量临床观察跟踪研究,以逐渐发现新的不良反应。我国对新药的不良反应监测规定为上市 5 年以内的产品,从而使不良反应监测的范围更加明确, 对保证用药的安全性具有重要意义。

(三)不断完善信息,不断提高质量

建议药品生产企业进一步完善产品说明书和标签中的风险提

示信息,并将这些信息有效地传递给医务人员和患者。开展相应的安全性研究,优化生产工艺,提高产品质量标准。

（四）加强不良反应监测工作

加强不良反应监测工作,采取有效的风险管理措施以最大限度减少不良反应的发生。国家对药品不良反应实行逐级、定期报告制度。根据《药品不良反应报告与监测管理办法》的规定,个人发现药品的可疑不良反应,应向各级食品药品监督管理局药品不良反应监测中心报告。严重或罕见的药品不良反应应随时报告,必要时可以越级报告,也就是可以直接向国家食品药品监督管理局报告。

（五）提高合理用药水平,增强防范意识

合理使用药物涉及医护人员、患者及社会的方方面面,防范意识的增强落实在用药的全过程,主要从以下几方面降低不良反应的发生率。

1. 明确用药指征

医生应以正确诊断为基础,熟知药物的药理作用,尤其是不良反应,制定合理的用药方案。选药要有明确的指征,严格按照药品说明书使用,严格掌握功能主治和禁忌症,避免禁忌症用药,权衡患者的治疗利弊,谨慎用药。

2. 详细询问过敏史

用药前应仔细询问患者用药过敏史,有严重药物过敏史者禁用过敏药物,过敏体质者慎用。对说明书中建议皮试的药品应严格皮试的操作规程,皮试阴性方可使用。

3. 减少合并用药

联合用药要有明确的目的性,谨慎联合用药,如确需联合其他药品时,医护人员应谨慎考虑与其他药物的时间间隔以及药物相互作用等因素,减少用药品种数可减少不良反应的发生率。

4. 避免重复用药

注意询问患者的合并用药史,注意复方制剂中的药品成分,避免重复用药对患者的损害。

5. 避免不良配伍

积极开展静脉配伍试验,减少输液配伍,特别是抗菌药物注射液及中成药注射液宜单独使用,禁止与其他药品混合配伍。

6. 严格按照说明书规定的用法用量给药

严格按照说明书控制输液时滴速,减慢滴速有助于减少不良反应的发生,注意将每日推荐剂量等量分次应用,尤其是儿童患者不得一次性超剂量、高浓度应用药物。

7. 用药过程应加强监测

用药期间密切观察,发现异常应及时停药,并及时采取救治措施,不良反应常发生在输液开始 1 h 内,特别是首次用药开始 30 min,因此建议在输注的全过程定时观察病人的一般情况和生命体征,以便及时准确处理药品不良反应。

8. 加强医务人员的用药指导

告知患者可能出现的常见不良反应并及时就诊以免加重损害,针对具体的药物采取不同的指导措施,如胃肠道刺激强的药品在不影响疗效的情况下可在进食后服用。在输注青霉素前进食可减少过敏的发生率。如氟喹诺酮药物,交代患者在服药期间应多饮水,稀释尿液,每日进水量应在 1200 mL 以上,避免与有尿碱化作用的药物(如碳酸氢钠、碳酸钙、制酸药、枸橼酸盐)同时使用。又如容易出现双硫仑样反应的药物,医护人员用药前须仔细询问患者的饮酒习惯,对 12 h 内有饮酒史者或使用含乙醇成分的药物或食物者,宜暂缓使用。告知患者在用药期间及停药后 5 日内避免饮酒以及避免使用含乙醇成分的药物或食物,老年人和心血管疾病患者更应注意。用药过程中重视并警惕双硫仑样反应有助于减少该类不良反应。

9. 加强合理用药宣传

患者应有机会接受正确的用药教育,不要盲目迷信新药、进口药或所谓的特效药，避免无的放矢滥用药或者随意听信他人的用药建议。

五、药品不良反应的处理原则

（一）一般原则

1. 作为患者一旦发现药物不良反应发生,首先要停止使用任何可疑的药品,终止药物对机体的继续损害,并及时向医生或药师咨询,进而判断是否需要采取处理措施,同时更改治疗方案。如果不良反应已发生且非常严重,应该立即去医院就诊治疗。可疑症状如确属药品不良反应,今后应慎重服用该种药品,如果不良反应十分严重,应在每次就诊时向医师说明,避免再次使用同样的药物。

2. 作为医务人员要学会判断药品不良反应的严重程度。轻微的药物不良反应多有自限性特点,交代患者停药后无须特殊处理,症状可逐渐缓解,如果遇到严重的不良反应如过敏性休克、药物性肝肾功能损害等应及时停止使用任何可疑的药品,迅速采取对症治疗,及时使用有助于药物从体内排出,保护有关脏器功能的药品。如果药物中毒较严重,可酌情采用拮抗剂治疗,或者采用透析支持疗法。

（二）常见药品不良反应的临床表现及防治措施

从总体上来说,药品的不良反应可能涉及人体的各个系统、器官、组织,其临床表现与常见病、多发病的表现很相似,临床表现与处理措施也不尽相同,以下仅介绍常见药品不良反应的临床表现及防治措施。

1. 全身性损害

全身性损害主要表现为过敏样反应和过敏性休克,占全身性损害 70%以上,包括发热、寒战、多汗、乏力、水肿、哮喘、瘙痒、胸闷等。其中,过敏性休克主要为速发型变态反应,多数经治疗或抢救后治愈,也有少数患者死亡,应予以重视。

在使用易引起过敏性休克的药物时,应注意做好急救准备。当发生药物过敏性休克时,应立即停止使用任何可疑的药物,并分秒必争地就地抢救,以免延误救治时机。对大多数过敏性休克,最常用的急救药物是肾上腺素,还可加用糖皮质激素,密切监测血压、脉搏、呼吸,对症处理,并给予保持气道通畅、吸氧等措施。

2. 胃肠道的不良反应

多数的药物均有可能发生胃肠道的不适,表现为腹部不适、腹痛、恶心、呕吐、消化不良、排便习惯改变等,轻微的或可以耐受的无须特殊处理,无须停药,也可以遵医嘱在进食后服用药物减轻胃肠道的不适或加服保护胃肠道的药物,但要警惕严重的不良反应,如消化道溃疡、出血、穿孔等,如果出现贫血症状,腹痛剧烈或出现柏油样便,应及时就诊,检查血常规及粪便隐血试验等。

3. 皮肤及其附件损害

在使用过程中一旦出现皮疹,应立即停药,避免发展成严重皮肤损害,如剥脱性皮炎、多形性红斑、大疱性皮疹、光敏性皮炎等。对于有光敏性的药物应避免强光直接照射,外出时穿长衣长袖等,如洛美沙星、司帕沙星等氟喹诺酮类药物光敏反应的发生率较高,用药期间包括用药后数日应避免紫外线和日光照射,可使用防晒霜、穿戴遮光衣物预防。维 A 酸乳膏应在晚间使用,治疗过程中应避免日晒或采取遮光措施,因为日光可加重维 A 酸对皮肤的刺激,导致维 A 酸分解,增加紫外线致癌能力。他克莫司乳膏使用期间也应尽量减少皮肤在日光下的暴露,避免使用紫外(UV)光(日光浴、UVB 或 PUVA 治疗),并采取适当的防晒措施。

4. 肝毒性

多数药物经肝脏代谢,有的会对肝脏造成一定的损害。患者肝损害多出现在用药一周后,部分原有肝脏疾病的患者肝损害出现在首次用药后 1~2 d,主要临床表现为恶心、食欲下降、尿黄、倦怠乏力、肝区疼痛、黄疸、肝酶异常升高等,如果出现以上肝毒性的体征或症状,应立即停药并及时就医。医生在处方有肝毒性药物时要详细询问患者的肝脏疾患史(如肝癌、肝炎、肝功能不全等),评估患者的肝功能状况,权衡用药利弊,患者应严格按照说明书规定的用法用量用药,不得超适应症、超剂量使用。在用药前、后密切检测肝功能,如果肝功能为正常值上限的三倍以上,不应使用该类药物或立即停药,并适当给以保肝治疗。过敏体质、高龄患者、肝肾功能不全患者应慎用或降低用量。

5. 肾毒性

药物对肾脏的毒性表现为尿频、少尿、面部水肿、血尿、蛋白尿、结晶尿、尿液浑浊、肾功能异常、肾炎等,严重者出现肾功能衰竭。儿童、老年人、血容量不足、肾功能不正常、有基础肾脏疾病者更易发生肾脏的损害,医生在为这类患者开具处方时应格外慎重,权衡用药利弊,如需用药应考虑调整药物剂量。建议医护人员严格掌握用药适应症,严格确定药物的用法、用量(包括用药次数和给药途径),一定要避免剂量过大、滴注速度过快、浓度过高,避免与其他肾毒性药物配伍使用。用药后应监测尿常规和肾功能变化,一旦发现异常应立即停药,并尽快明确诊断,及时给予对症治疗。

6. 横纹肌溶解

可能引起横纹肌溶解的药物如他汀类药物、拉米夫定、替比夫定等,建议临床医师在选择用药时充分考虑患者病情及用药中可能存在的风险,权衡利弊,并将可能的用药风险告知患者,在患者持续用药的过程中注意监测患者的肌酸磷酸激酶变化,以及肝、肾功能等化验指标。同时,在治疗过程中一旦患者出现弥漫性肌肉疼痛、肌肉触痛、肌无力、关节痛等症状时,应考虑药物引起的肌肉骨骼系统损害,密切监测,必要时立即停药或采取相应的治疗措施。一旦出现严重横纹肌溶解症,可能会引起危及患者生命的代谢紊乱和急性肾功能衰竭,应立即采取积极的救治措施。

7. 神经系统

神经/精神系统损害主要表现为头痛、头晕、震颤、抽搐、幻觉、椎体外系反应(主要表现为肌震颤、头向后倾、斜颈、阵发性双眼向上注视、发音困难、共济失调)等,严重者出现癫痫大发作、精神分裂样反应、意识障碍等,如果出现以上症状应立即停药,及时就诊。对容易出现这类不良反应的药物应避免长期大剂量使用,对肾功能不全的患者应减少给药剂量。

8. 血糖紊乱

若用药后患者出现恶心、呕吐、心悸、出汗、面色苍白、饥饿感、肢体震颤、一过性晕厥等现象,应考虑是血糖紊乱的可能性。如洛美沙星、莫西沙星、氧氟沙星等喹诺酮类药品有引起血糖异常的报告,包括低血糖反应和高血糖反应,应及时到医院检测血糖,对症处理。

9. 血液系统毒性

对于有血液毒性的药物有时会引起血细胞计数的改变,应定期监测血常规及尿常规等指标,如出现寒战、发热、黄疸、腰痛、尿色加深等症状者,需立即停药,及时治疗。

10. 耳毒性

对于失水、第八对脑神经损害、肾功能损害、溃疡性结肠炎、重症肌无力、帕金森的患者尽量避免使用耳毒性的药物,如氨基苷类抗生素,这类药物的治疗剂量和引起不良反应的剂量很接近,稍有过量就可能引起不良反应,尤其是它们具有引起不可逆耳聋的缺点,目前国内这类药有的仅用于结核病治疗。

(林文强)

第五节　药物相互作用简述

药师在进行用药指导时要考虑药物的相互作用，由于相互作用的复杂性，本节仅简单介绍西药与西药间、西药与中药间、中成药与中成药间常见的相互作用。

一、药物相互作用概述

药物相互作用是指某种药物的作用受到其他化学物质的干扰，使药物原有的理化性质、体内过程或组织对药物的敏感性等发生改变，从而改变了药物的药效或毒性反应。

药物相互作用按发生的情况不同可分为三大类：

(1)体内药动学方面的相互作用。

(2)体内药效学方面的相互作用。

(3)注射剂的配伍变化。

二、西药与西药间相互作用

(一)药动学方面的相互作用

1.影响药物吸收的相互作用

口服是最常用的给药途径，药物在胃肠道中可因胃肠道 pH值、排空速度、消化液分泌、酶系统、肠道菌群的改变而影响药物的吸收，因此与能改变上述因素的药物合用时应注意两者间的相互作用。其次多种药物同时口服时，可通过相互间的络合、吸附等作用减少药物的吸收。食物也可影响药物的吸收，应适当调整进食与服药的时间。

2.影响药物分布的相互作用

药物间通过竞争血浆蛋白结合部位，改变游离型药物的比例，或改变药物在组织的分布量，影响药物在血中的游离浓度，进而影响药效。

3. 影响药物代谢的相互作用

大部分药物的体内代谢是在 P450 酶系统催化下进行的,因此能影响该酶系统活性的药物,在合用其他药物时,均能影响其他药物或其自身的代谢。能使药酶活性增强而致其他药物或自身代谢加速,导致药效降低的药物称为药酶诱导剂;反之,抑制或减弱药酶活性致其他药物代谢减慢,药效增强的药物称为药酶抑制剂;某些药物具有酶抑和酶促双重作用。

4. 影响药物排泄的相互作用

对在体内代谢灭活的大部分药物影响不大,主要影响肾小管的分泌和再吸收,因此能改变尿液酸碱度或干扰其他药物从肾小管分泌的药物对其他药物的排泄存在影响。

(二)药效学方面的相互作用

1. 相加或协同作用

(1)相加是指两药联用药效等于或接近两者之和。

(2)协同是指两药联用药效明显超过两药之和。

2. 拮抗作用

拮抗作用是指两药联用药效小于单独使用其中一种药物。可分为竞争性拮抗和生理性拮抗。

(三)注射剂配伍变化

注射剂配伍变化可分为可见性的配伍变化,如浑浊、沉淀、结晶、变色等;不可见性的配伍变化,如水解、聚合变化、效价降低等。

在用药指导的过程中应了解配伍药物的理化性质,包括药物辅料的理化性质,可预测两者间是否可能产生配伍变化,对于多药配伍使用及较为复杂的配伍变化应通过相应的配伍实验来检测。

注:具体西药间的相互作用可查阅《中国国家处方集》附录 2 药物相互作用章节。

三、西药与中药间相互作用

中药(包括中草药和中成药),均含有多种化合物,医师开具处方时,常常西药和中药同开,而较少考虑到它们的相互作用。

（一）物理或化学反应

中西药合用产生的物理或化学反应,包括 pH 变化、酸碱中和、沉淀、络合,主要影响以下几个方面:

1. 药物吸收

有些中西药成分发生沉淀或络合反应从而影响吸收。

2. 药物排泄

一些中药会改变尿液的酸碱度从而影响肾脏对弱酸性或弱碱性药物的排泄。如山楂、乌梅等能酸化尿液,使利福平、阿司匹林等酸性药物吸收增加,加重肾脏的毒性反应。

3. 药物作用的改变

含生物碱、鞣质的中药与酶类制剂如胃蛋白酶、乳酶生等同用,会引起蛋白质变性,使酶失效。酸性中药与西药制酸药如氢氧化铝、胃舒平等同用,会引起酸碱中和反应,使药物疗效降低或失效。

4. 有毒物质的产生

中药酊剂和药酒中含乙醇,与水合氯醛合用能产生有毒的醇合三氯乙醛,两药同服严重者可以致死。

（二）药效拮抗

中西药合用产生的拮抗作用会使药物降低或丧失疗效。麻黄碱具有中枢兴奋作用,与镇静催眠药氯丙嗪、苯巴比妥等同用就会产生拮抗作用。

（三）产生或加重毒副反应

1. 中西药合用,药理作用相加产生毒副反应。即有些中西药均具有较强的药理作用,合用后药理作用相互加强从而产生毒副反应。

2. 中西药合用有时会影响药物药代动力学过程而引起毒副反应,包括药物的吸收、分布、代谢、排泄等过程。

（四）常见的西药与中药之间的相互作用举例

1. 含鞣质中药

中药五倍子、诃子、地榆、石榴皮、虎杖、狗脊、仙鹤草、大黄、萹蓄、枣树皮、四季青片、复方千日红片、肠风槐角丸、肠连丸、舒痔丸、七厘散均含大量鞣质。它们不能与以下西药共用：

（1）具有酰胺键或肽键结构的西药

鞣质可与具有此类结构的蛋白质结合，生成牢固的氢键缔合物而改变药物的性质及作用，使蛋白质自水溶液中析出。临床常用的乳酶生、胰酶淀粉酶、胃蛋白酶等制剂均属蛋白制剂，与含鞣质的中药同服，将减低酶制剂的生物利用度。

（2）重金属离子制剂

鞣质具有多元酚羟基，易与重金属离子和碱性金属离子结合生成沉淀。临床常用的钙剂（氯化钙、乳酸钙、碳酸钙、葡萄糖酸钙等）、铁剂（硫酸亚铁、枸橼酸铁、富马酸亚铁等）、矽碳银及氯化钴等和含鞣质的中药同服，会结合生成鞣酸盐沉淀物，从而影响药物的吸收。

（3）维生素 B_1

鞣质易与维生素 B_1 结合，形成不易被破坏的化合物而使两者不能发挥疗效。若长期服用含鞣质类的中药应酌情补充维生素B_1。

（4）抗菌药物

四环素类抗菌药物及其他抗菌药物如红霉素、利福平、灰黄霉素、林可霉素、新霉素、氯霉素和氨苄青霉素等，与含鞣质的中药同服会产生鞣酸盐沉淀物，从而影响药物的吸收。

（5）生物碱

含鞣质的中药与含生物碱（黄连素、奎宁、士的宁）药物同服会产生鞣酸盐沉淀物，从而影响药物的吸收。

（6）其他

黄药子、诃子、五倍子、地榆和四季青等中药对肝脏有一定的毒性,与四环素、利福平、氯丙嗪、异烟肼和红霉素等有肝毒性的药物合用时,应警惕发生药源性肝病。

2. 含苷类中药

(1)皂苷类成分中药

含有皂苷成分的中药,如三七、远志、桔梗等不宜与下列药物同用:①酸性较强的药物:在酸性环境中,在酶的作用下,皂苷极易水解失效,故含皂苷成分的中药不宜与酸性较强的药物同用。②含有金属的盐类药物:皂苷类中药与含有金属的盐类药物如硫酸亚铁、次碳酸铋等合用可形成沉淀,影响疗效。③其他:甘草与多元环碱性较强的盐酸麻黄碱同服,可产生沉淀,影响药物的吸收。

(2)强心苷类中药

含强心苷的中药包括:蟾酥、罗布麻、万年青等。

①蟾酥为复杂的固醇混合物,有 20 余种成分,主要有蟾毒配基与蟾酥毒,经水解后生成蟾苷配基、辛二酸、精氨酸,结构似强心苷,其强心作用虽不强,但易引起心律紊乱。其中有效成分蟾酥精的药理作用与洋地黄相似,可通过兴奋迷走神经中枢及末梢,直接作用于心肌,与地高辛等洋地黄类并用,对心脏作用可大大增强,容易导致强心苷中毒,甚至使患者出现心动过缓,严重时可导致心搏骤停。含蟾酥的中成药有六神丸、麝香保心丸、心宝丸、金蟾丸等。

②罗布麻根的浸膏或煎剂含有罗布麻苷、毒毛旋花苷元等 4 种强心苷成分,具有强心作用,和毒毛旋花苷 K 类似,属于速效强心苷,毒性和强心苷相似。强心苷和罗布麻的制剂合用,易引起心脏的毒性反应。

③万年青的根、叶及种子均含强心苷,而且强心作用为强心苷的 3 倍,且蓄积性强极易引起中毒反应。因此,应避免万年青制剂的药物与西药强心苷的合用。

(3)含氰苷类的中药

氰苷经酶作用会生成具有镇咳作用的氢氰酸, 一定程度上会抑制呼吸中枢,中枢性镇痛药、麻醉药可加强其抑制作用。含氰苷的中成药如麻杏止咳糖浆与喷托维林、地西泮合用,将过度抑制呼吸中枢,甚至引起呼吸衰竭,损害肝、肾功能。

3. 含重金属离子的中药

(1)含钙、镁、铋、铁等的中药如石膏、海螵蛸、赤石脂、滑石、自然铜、明矾、瓦楞子、龙骨、龙齿、牡蛎、海浮石、磁石等中药及防风丸、清眩丸、追风丸、明目上清丸、牛黄上清丸、牛黄解毒丸、清胃黄连丸、胃痛丸、舒胃丸等中成药,与西药四环素类抗生素、异烟肼等同服,可生成不易被胃肠道吸收的络合物,使抗菌作用降低,疗效下降。

(2)含有明矾(硫酸铝钾)成分的中成药,如利邦平消片、大黄清胃丸等,与左氧氟沙星同服,会影响药物吸收,降低疗效。因铝离子与左氧氟沙星会发生螯合作用,生成难以吸收的化合物,从而降低药品的生物利用度。

(3)含钙类的中药有石膏、牡蛎、龙骨、海螵蛸、瓦楞子等,成药有牛黄解毒片、牛黄清胃丸、黄连上清丸、安宫牛黄丸、龙牡壮骨颗粒、乌鸡白凤丸、绿雪胶囊等。这些药品与强心苷同用会增强药物的毒副作用。因钙离子为应激性离子,能增强心肌收缩力,与强心苷有协同作用,会增强强心苷的作用和毒性,引起心律失常和传导阻滞。洋地黄化的患者忌用该类药品。

(4)含汞的中药

朱砂及含朱砂的中成药如朱砂安神丸、健脑丸、梅花点舌丸、人丹、七厘散、紫雪丹、苏合香丸、冠心苏合丸与西药溴化物、碘化物、亚铁盐、亚硝酸盐等同服时,朱砂中的汞可被还原出来,使毒性增加。且与溴化物、碘化物同服时,将生成刺激性强的溴化汞、碘化汞沉淀物,同时排出赤痢样大便,导致药源性肠炎。

(5)含砷的中药包括雄黄及含雄黄的中成药如牛黄消炎片、六神丸、牛黄解毒丸、安宫牛黄丸、小儿化毒散等。雄黄与亚铁盐、亚硝酸盐反应可生成硫代砷酸盐,使疗效降低,故不可同服;硝酸盐、硫酸盐所产生的微量硝酸、硫酸可使雄黄含的四价砷氧化,增强毒性反应,故不可同服。

4. 含有机酸的中药

中药山楂、乌梅、山茱萸、五味子均含大量有机酸,它们不宜与下列西药同用。

(1)磺胺药

含有机酸的中药服用后能酸化尿液,使磺胺药的溶解度降低而导致其在尿液中析出结晶,引起结晶尿和血尿。

(2)红霉素口服制剂

红霉素在碱性条件下抗菌力强,当 pH 值小于 4 时,几乎完全无效,故红霉素一般用肠溶片或加碳酸氢钠以避免胃酸的破坏,与含有机酸的中药及制剂同服,红霉素会被分解而失去抗菌作用。

(3)碱性西药

氨茶碱、胃舒平、氢氧化铝、碳酸氢钠等碱性中药与含有机酸类中药合用时,会发生酸碱中和反应而影响疗效。

5. 槲皮素类中药

中药柴胡、旋复花、桑叶、槐花、山楂、侧柏叶等均含槲皮苷、芸香苷等糖苷,应避免与碳酸钙、胶丁钙、氯化钙、硫酸亚铁、氢氧化铝、次碳酸铋等合用。因为这些糖苷在体内吸收代谢过程中会被分解产生苷原槲皮素,槲皮素和钙、镁、铝、铋等金属离子形成难以吸收的螯合物。

6. 丹参及含丹参的中成药

中药丹参注射液不可与细胞色素 C 合用。因为丹参除含丹参酮外还含有酚类成分,细胞色素 C 为含铁的结合蛋白质,两者同瓶静滴,会络合生成丹参酚-铁络合物,使注射液色泽变深,甚至产生浑浊。

含丹参的中成药也不宜与阿托品类西药合用。因阿托品为阻断 M 胆碱受体的抗胆碱药,可解除迷走神经对心脏的抑制作用使心率加速。两药合用,阿托品能影响丹参降低血压的作用。

7. 含碱性成分的中药

(1)亚碱性中药

亚碱性中药硼砂与西药卡那霉素、链霉素、庆大霉素、新霉素等同服时,将减少上述抗菌药物的排泄,增强其疗效,同时又增加脑组织中的药物浓度,产生前庭紊乱的毒性反应,形成暂时或永久性耳聋及行动蹒跚,故儿童忌用。

(2)含乌头碱类生物碱中药

含乌头碱的中成药如参附注射液忌与甲磺酸酚妥拉明注射液(立其丁)合用。因为参附注射液主要含人参皂苷、乌头碱类生物碱,而立其丁 pH 值为 2.2~5.0。在酸性条件下,皂苷水解反应将加速,被水解成苷元和糖而失效,加之生物碱不溶或难溶于水而析出,产生不良反应。

(3)含阿托品类生物碱中药

阿托品类生物碱的中药及制剂能抑制胃肠蠕动,忌与地高辛合用。因为地高辛会增强机体对它的吸收,使其血药浓度升高,引起洋地黄中毒样反应。

(4)含麻黄碱类生物碱中药

含麻黄碱的中药包括麻黄及成药复方川贝精片、气管炎丸、莱阳梨止咳糖浆、复方枇杷糖浆、麻杏止咳片(糖浆)、大活络丹等,忌与地高辛同用。麻黄碱具有拟肾上腺素作用,可兴奋心肌 β 受体、加强心肌收缩力。它与地高辛等合用时,其强心作用增强,毒性增加,易发生心律失常、心力衰竭甚至心搏骤停等毒性反应。

8. 含乙醇类中成药

含乙醇类中成药如骨刺消痛液与阿司匹林同服会加大对消化道的刺激,严重时可导致消化道出血,故此类药物忌与阿司匹林同用。

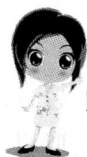

贴心药师

1. 中西药发生化学或物理变化既可能在体外也可能在体内。对于体外发生的配伍禁忌多是用药前中西药相互混合引起的,因此临床应用时不应轻率地将不同的药液混合。

2. 中药的药理作用较为复杂且未经系统研究,而对西药的"药性"方面认识也有限,因此无论是从药理作用方面或"药性"方面探讨两者间的相互作用都是不全面的。因此,临床上应尽量避免两者合用以减少不良反应的发生几率。

四、中成药之间配伍禁忌

(一)含乌头碱的中成药

半夏、贝母、瓜蒌、白芨、白蔹、天花粉与含乌头碱的川乌、草乌、附子在中药十八反中属配伍禁忌,含这些中药的中成药也不宜同时使用。因为乌头类中药和半夏、贝母对中枢神经系统均具有麻痹作用,合用会增强毒性;瓜蒌、白芨、白蔹等都有增强乌头碱毒性的作用。

乌头为"大辛、大热、大毒"之品,其主要含乌头碱,口服中毒剂量为 0.2 mg,致死剂量为 2.5 mg。因此,含乌头类中药较多的中成药如乌术丸、小活络丸、小金丹、抗白丹、神验乌龙丸等应避免长期同时服用,以防止剂量叠加引起毒副反应。这类中成药也不宜合用含大量强心苷的中成药如洋地黄片、凉冰花草片、蟾酥丸等。因川乌、草乌在加入卤巴炮制后含有大量 Ca^{2+},能增强心肌收缩力,抑制钠钾 ATP 酶的活性;又因其含乌头原碱,也具有强心作用,与强心苷同用,会增加强心苷的作用和毒性,导致心律失常。

（二）含麻黄的中成药

含麻黄的中成药忌与降血压的中成药如复方罗布麻片、降压片、牛黄降压丸等并用；也忌与扩张冠脉的中成药如速效救心丸、山海丹、活心丹、心宝丸、益心丸、滋心阴液、补心气液等联用。因麻黄中的麻黄碱与肾上腺素相似，能直接与肾上腺素受体结合，还能促使肾上腺素能神经末梢释放介质，使血管收缩、血压升高；同时又能兴奋心脏，增强心肌收缩力，增加心肌耗氧量，同时并用可产生拮抗作用。

含麻黄的中成药与含单胺氧化酶抑制剂的中成药舒络片（含优降宁）、消痫片（含痫特灵）等也不宜合用。因优降宁和痫特灵能抑制人体单胺氧化酶，使去甲肾上腺素、五羟色胺、多巴胺等单胺类神经介质不易被破坏，而贮于神经末梢中。服用含麻黄的中成药时，这些神经介质被大量释放，易导致高血压危象和脑出血。

（三）含朱砂的中成药

含朱砂（主要成分为硫化汞）的中成药不宜长期服用或合用，否则易蓄积中毒。此类药中部分药物的纯汞剂量已接近致死量，再相互联用，可引起心肌变性、肾脏损害，甚至导致肾功能衰竭死亡。

含朱砂较多的中成药如磁朱丸、更衣丸、安宫丸等与含较多还原型溴离子或碘离子的中成药如治癫灵片、双红抗喘丸、消瘿五海丸、消瘿顺气丸等长期同服，在肠内会形成有刺激性的溴化汞或碘化汞，导致药源性肠炎、赤痢样大便。

（四）含甘草、鹿茸的中成药

含甘遂、大戟、芫花的中成药与甘草及含甘草的中成药不宜合用。

含甘草、鹿茸的中成药不可与含大量强心苷的中成药连续同服。因甘草、鹿茸具有去氧皮质酮样作用，能"潴钠排钾"，增强心脏对强心苷的敏感性而引起中毒。与降血糖的中成药合用，因甘草、鹿茸具有糖皮质激素样作用，可升高血糖，影响降糖药物的疗效。

(五)中成药酒

中成药酒含大量乙醇,与含大量淀粉酶的中成药如山楂丸、午时茶冲剂、麦芽片、保和丸、健脾丸、磁朱丸等不宜合用。因为乙醇会引起蛋白质变性而使酶的作用减弱。

中成药酒忌与含有巴比妥类的中成药如胆蛔宁片、哮喘平片、治癫灵片等合用。因为乙醇是酶诱导剂,能促进巴比妥类代谢灭活,降低药效;同时,乙醇可改变细胞膜的通透性,使巴比妥类药物易于进入中枢神经系统,引起严重的中枢抑制。

中成药酒与含单胺氧化酶抑制剂的中成药不宜合用。因为单胺氧化酶抑制剂可抑制酒中酪胺代谢,从而引起高血压危象或戒酒硫样反应,使得患者出现恶心、呕吐、胸闷、呼吸困难等类似乙醛中毒症状。

乙醇对肝脏有一定毒性,中成药酒忌与含大量五倍子、诃子、四季青、地榆、黄药子等对肝脏有一定毒性的中药所组成的中成药如紫金锭、舒合香丸、玉锁丹、四季青糖浆、地榆片、黄药子糖浆等合用。因为合用将引发药源性肝病,特别是长期连续使用,将加重肝损伤。

(郑振、赵志常)

第六节 治疗药物监测相关知识简介及数据查询

一、治疗药物监测概述

治疗药物监测是临床药学的重要内容之一。它采用现代分析测定技术,定量测定生物样品中的药物或其代谢物的浓度,并将所得的数据以药动学原理来探讨体液中药物浓度与药物疗效和毒性的关系,制定合理的给药方案,使给药方案个体化,以提高药物的疗效,避免或减少不良反应,同时也为药物过量中毒的诊断和处理提供有价值的实验室依据。

二、需要监测的药物

血药浓度和疗效相关性不好的药物、安全范围宽的药物以及疗效显而易见的药物,不需要进行血药浓度监测。只有符合下列条件的药物测定血药浓度才有意义:

1. 治疗指数低、毒性大的药物:如地高辛、钾盐、茶碱、氨基糖苷类抗生素及某些抗心律失常药等。

2. 中毒症状容易和疾病本身的症状相混淆的药物:如苯妥英钠中毒引起的抽搐与癫痫发作而引起的抽搐不易区别;用地高辛控制心律失常时,药物过量也可引起心律失常,亦难以区别。

3. 临床效果不易很快被觉察的药物:特别是那些用于预防某些慢性发作性疾病(如癫痫)的药物。

4. 具有非线性药动学特征的药物:如苯妥英钠,其在体内的消除速率常数与剂量有依赖关系或者说其剂量与血药浓度不呈线性关系,当剂量稍有增加,可能使血药浓度明显上升。

目前临床上需要监测的药物包括以下几类:

(1)免疫抑制剂如环孢霉素、他克莫司、雷帕霉素、霉酚酸酯。

(2)抗癫痫药物如卡马西平、苯妥英钠、苯巴比妥、丙戊酸钠、扑米酮等。

(3)抗肿瘤药如甲氨蝶呤。

(4)抗生素如万古霉素、庆大霉素、链霉素、阿米卡星、奈替米星、妥布霉素等。

(5)抗心律失常药如利多卡因、普鲁卡因胺、奎尼丁、丙吡胺等。

(6)抗精神病药如阿米替林、丙米嗪、氯氮平、氟哌啶醇等。

(7)镇静催眠药如地西泮、氯硝西泮、三唑仑、阿普唑仑等。

(8)强心药如地高辛等。

(9)平喘药如茶碱、氨茶碱等。

三、药物监测目的

1.在不同患者和同一患者不同的用药情况下,药物浓度有明显差异,监测血药浓度,根据血药浓度调节用药剂量,既能维持治疗效果,又能够防止药物中毒。

2.可作为剂量个体化和拟定合理给药方案的依据,有助于判断在常用剂量下无效或产生毒副作用的可能原因。

3.探讨某些药物的特殊反应是否由于病理或遗传因素引起。

4.可以用来了解病人是否按医嘱用药,以及作为鉴定药物中毒和法医检查的一种手段。

四、常见的监测药物及数据参考

免疫抑制剂的血药浓度范围因移植器官和术后时间的不同而有不同的要求,各移植中心因移植方案不同采用的标准亦不同,此处列出国内某移植中心的标准供参考。具体要求参见各移植中心所制定的标准。见表5-1、表5-2、表5-3。

表5-1　肾移植后免疫抑制剂血药浓度(ng/mL)参考范围

药物名称	3个月内	3~6个月	6个月~1年	1~2年	2年后
他克莫司谷浓度	9~12	8~10	6~8	5~7	4~6
环孢素谷浓度(c_0)	250~350	200~300	150~250	150~200	150~200
环孢素峰浓度(c_2)	900~1200	800~1000	600~800	500~700	400~600
雷帕霉素谷浓度	6~8	6~8	6~8	6~8	6~8

表5-2　肝移植后免疫抑制剂血药浓度(ng/mL)参考范围

药物名称	3个月内	3~6个月	6个月~1年	1~2年	2年后
他克莫司谷浓度	8~12	6~10	5~8	3~5	2~5
环孢素谷浓度(c_0)	250~350	200~300	150~250	150~200	150~200
环孢素峰浓度(c_2)	800~1200	600~1000	500~800	300~500	200~400
雷帕霉素谷浓度	5~8	4~6	4~6	4~6	4~6

表 5-3　常用血药浓度有效范围和取样时间

药物名称	有效浓度范围	给药方法和取样时间
环孢霉素	骨髓移植:200~400 ng/mL	口服给药,再次给药前取血测定谷浓度
他克莫司	骨髓移植:10~20 ng/mL	口服给药,再次给药前取血测定谷浓度
苯妥英钠	10~20 μg/mL	口服给药,再次给药前取血测定谷浓度
苯巴比妥	15~40 μg/mL	口服给药,再次给药前取血测定谷浓度
卡马西平	4~12 μg/mL	口服给药,再次给药前取血测定谷浓度
丙戊酸	50~100 μg/mL	口服给药,再次给药前取血测定谷浓度
万古霉素	谷浓度:10~15 μg/mL(IDSA 规定复杂感染谷浓度:15~20 μg/mL)	静脉滴注,再次给药前 30 min 内取血测定谷浓度
地高辛	0.8~2.2 ng/mL(与年龄和疾病相关)	静脉注射、口服给药,给药后 6 h 至再次给药前取血测定血药浓度
茶碱	10~20 μg/mL	静脉滴注、口服给药,再次给药前取血测定谷浓度
甲氨蝶呤	<10 μmol/L(24 h) <1 μmol/L(44 h) <0.1 μmol/L(72 h)	30 min 内快速静脉滴注总量的 1/3,其余 2/3 于 23.5 h 内匀速静脉泵入,给药后 24 h、44 h、68 h 采血监测

五、血药浓度监测注意事项

1. 监测药物浓度的采血时间不是随意的,血药浓度在服药后会随时间变化,监测药物浓度需要在固定时间采血,采血时间提前或推迟都会影响测定的结果,影响调整剂量的准确性。准确地掌握好采血时间是保证测定结果有用的关键因素。

2. 血药浓度监测可分为谷浓度、峰浓度测定。大多数药物测定谷浓度,需要在服用下一个剂量药物前即刻采血,但需要注意的是,急性中毒情况下,可随时采血。另外,如果为了了解是否为药物过量或药物相互作用引起的中毒,可测定峰浓度。

3. 环孢素要求测定谷浓度(c_0)和服药后 2 h 的血药浓度(c_2),采血时间分别为再次给药前和服药后 2 h,应提醒患者注意计算抽血时间。

4. 应严格按照医嘱定时定量规则服药,测定前如存在药物漏服现象或不规则服药(如未按时按量)情况,其测定结果的利用价值就很小,按照这种结果调整剂量会导致严重后果。如在漏服药物情况下测定药物浓度,测定结果会比实际情况偏低,按此结果进行剂量调整会导致服用剂量偏高,易引发不良反应。

5. 临床反应和药物浓度之间的关系基于给药达稳态后特定时间采集的样品,一定要在血药浓度达稳态时进行测定才有临床意义。血药浓度监测频度需根据临床需要,由医生和药师共同决定。一般推荐在剂量调整、改变治疗药物或合并可能发生药物相互作用的药物后应进行血药浓度监测。

6. 国产药物与进口药物的体内药动学和药效学过程可能有一定差异,在改变药物厂家时,应注意监测血药浓度,及时调整剂量。

7. 药物可以影响其他药物血药浓度。红霉素、交沙霉素、酮康唑、伊曲康唑、维拉帕米等药物可增加某些药物的吸收或减慢某些药物的代谢,使血药浓度升高。苯巴比妥、苯妥英钠、利福平、卡马西平等药物可加速某些药物的代谢,降低血药浓度。当合用这些药物时,应注意监测血药浓度并进行药物剂量的调整。

8. 腹泻和呕吐会导致口服药物吸收减少, 使血药浓度降低;便秘时药物在体内滞留时间延长, 吸收可能增加, 使血药浓度升高;肝肾功能不良时会使药物在体内的代谢和排泄减慢,使血药浓度升高,出现这些情况时应注意监测药物浓度。

9. 葡萄柚中所含化学成分会影响药物在肝脏的代谢,升高血药浓度,平时应避免食用这类水果及含有这类水果成分的果汁、饮料、食品等。

10. 监测环孢素、他克莫司血药浓度时,需抽取患者静脉血置于抗凝管中,立即混匀,避免凝血。其他品种的药物监测,一般抽取静脉血置普通干燥玻璃试管中,应避免溶血。

11. 血药浓度范围并不是绝对的,它仅仅是参考值,并不排除个别患者所需浓度低于或高于普通人群,也就是说,少数患者可能需要在低于或高于参考浓度范围时出现最佳疗效。因此,不要根据测定浓度自行调整药物剂量,必须在医生或药师的指导下根据实际情况和需要调整剂量。

(吴雪梅)

第七节 检查或术前准备相关用药指导

患者在做某些检查或手术前需要做一些准备,有利于检查或手术的顺利进行,准备期间会用到某些药物,药师在发药时要就这类药物的使用方法及意义指导患者正确用药,对保障检查及手术的顺利进行有非常重要的意义。

一、肠道清洁准备用药

(一)用药目的

用于手术前肠道清洁以及肠镜、钡灌肠等检查的肠道清洁准备。肠道清洁良好,可使视野清晰,排除粪便的干扰。

各医疗机构采用的肠道清洁准备用药有所不同,具体的用药方案及指导应根据本机构的方案及经验执行。

(二)常见药物及用药方法

1. 蓖麻油

(1)药理作用:为刺激性泻药。口服后在十二指肠分解成蓖麻油酸,刺激小肠,增加蠕动,促进排泄。

(2)用药方法:一次 30 mL,一般患者服 2 次,便秘患者可服 3 次,于检查前 24 h 开始服,服后 2~8 h 产生泻下。

(3)注意事项:蓖麻油常见的不良反应为恶心、呕吐、腹痛等。

2. 复方聚乙二醇电解质散

(1)药理作用:聚乙二醇不易吸收,可增加肠道局部高渗透性,

254

使水分保留在结肠腔中,产生容积性和润湿性导泻作用。

(2)药粉配制方法:复方聚乙二醇电解质散为复方制剂,每盒内含 A、B、C 各 1 小包,临用时将盒内各包药粉一并倒入带有刻度的杯中,每盒加水 1000 mL,术前肠道清洁准备每次需要 3~4 盒,配成 3000~4000 mL,肠镜、钡灌肠及其他检查前的肠道清洁准备每次需要 2~3 盒,配成 2000~3000 mL,搅拌至完全溶解,即可服用。

(3)用药方法:宜在术前或检查前 4 h 开始服用,1 h 内服完,直至排出水样清便。

(4)注意事项:复方聚乙二醇电解质散系白色粉末,易溶于水,其水溶液微咸。开始服药 1 h 后,肠道运动加快,开始排便,排便前患者可能感到腹胀,如有严重腹胀或不适,可放慢服用速度或暂停服用,待症状消除后再继续服用直至排出水样清便。患者此间应方便如厕,同时备足卫生纸。

3. 甘露醇(20%)

(1)药理作用:甘露醇属高渗溶液,不被肠道吸收,使体液向肠腔内转移,肠腔内液体增加刺激肠蠕动而导致泻下。

(2)用药方法:术前 4~8 h 口服 20 %甘露醇 250 mL,然后在 30 min 内分次口服白开水 2000~3000 mL。

(3)注意事项:甘露醇可能在肠道细菌作用下酵解形成爆炸性气体(甲烷和氢气),在结肠镜下行电凝术有发生爆炸的危险。

4. 酚酞

(1)药理作用:酚酞为刺激性轻泻药,服后在肠内遇胆汁及碱性液形成可溶性钠盐,刺激结肠黏膜,促进其蠕动,并阻止肠液被肠壁吸收而起缓泄作用。

(2)用药方法:于检查前晚服用,约 4~8 h 后排便。用于检查时作肠道清洁剂的剂量比用于便秘治疗时大,单次用量 0.4~0.6 g,可根据患者情况增减。

(3)注意事项:由于酚酞吸收后肠肝循环的作用,一次给药其作用可持续 3~4 d。如与碳酸氢钠及氧化镁等碱性药并用,能引起粪便变色。酚酞禁忌症为阑尾炎、直肠出血未明确诊断、充血性心力衰竭、高血压、粪块阻塞。

5. 番泻叶

(1)药理作用:有泻热行滞、通便、利水的作用。有报告主张番泻叶、木香、碳酸氢钠联合用药,主要应用番泻叶的泻性温和,可减少过度腹泻引起的水、电解质失衡导致虚脱等严重并发症;木香有顺气功效,可预防番泻叶的腹胀;用碳酸氢钠的水溶液充分溶解番泻叶,并有效提取其泻性成分,能有效提高番泻叶清洁肠道的功能。

(2)用药方法:番泻叶 10~20 g 冲开水泡服,7~8 h 有便意,产生腹泻,检查当日上午用稀肥皂水清洁灌肠两次。

(3)注意事项:番泻叶属于刺激性泻药,可刺激肠管收缩,部分患者有腹部绞痛等不适,还可引起肠管黏膜充血。

6. 硫酸镁

(1)药理作用:为容积性泻药,硫酸镁口服后仅少量被肠道吸收,在小肠中起高渗作用,水分引入肠腔,肠腔内积液导致腹胀,并刺激肠蠕动而排便。

(2)用药方法:口服硫酸镁一次 5~20 g,用 400 mL 水溶解后顿服,并在半小时内饮水 1500~2000 mL 以加强导泻作用并防止脱水。致泄作用一般出现在服药后 2~8 h。

(3)注意事项:导泻时如服用大量浓度过高的溶液,可能自组织中吸取大量水分而导致脱水。胃肠道有溃疡、破损之处,易造成镁离子大量吸收而中毒。服用中枢抑制药中毒导泻时禁用硫酸镁。连续使用可引起便秘,部分患者出现麻痹性肠梗阻。

7. 甘油灌肠剂

(1)药理作用:含 42.7% 的甘油,为润滑性泻药,进入直肠后,不被吸收,能润滑刺激肠壁,软化大便使其易于排出,泻下作用缓和。

（2）用药方法：肛门注入，清洁灌肠一次 110 mL，可重复 2~3次。取下本品包装帽盖，让少量药液流出润滑管口，患者侧卧位插入肛门内（小儿插入 3~7 cm，成人插入 6~10 cm），用力挤压容器，使药液缓缓注入直肠内，注完后将注入管缓缓拔出，然后用清洁棉球压住肛门 1~2 min，通常 5~15 min 可以排便。

（3）注意事项：甘油灌肠剂用量较大，在冬季使用宜用温水预热后使用，减少不适。对肠道穿孔、恶心呕吐、剧烈腹痛者、痔疮伴出血者禁用。

（三）用药指导

1. 各医疗机构行相关检查的工作人员会详细指导术前或检查前的注意事项及饮食指导，应交代患者严格遵守，以免影响检查质量。如检查前两日半流质饮食（稀饭、面条等），检查前一日全流质饮食（豆浆、牛奶、肉汤等），检查当日至检查完毕应禁食等。

2.肠道准备因为需要在短时间内口服大量的液体，患者常有恶心、呕吐、腹痛等不良反应。进行肠道清洁准备期间患者应方便如厕，同时备足卫生纸。

二、胃镜检查前准备用药

（一）用药目的

用于内镜检查时起表面麻醉、润滑作用，并能显著消除胃肠道内泡沫，以利于视野清晰。

（二）用药方法

应用利多卡因胶浆或达克罗宁胶浆，胃镜检查前 5~10 min 将本品含于咽喉片刻后慢慢咽下，2~3 min 后可将胃镜插入进行检查。

（三）用药指导

1. 于胃镜检查当日，工作人员会提前几分钟通知患者口服利多卡因胶浆或达克罗宁胶浆，以便药物发挥最佳疗效，用后能维持 1 h 左右。

2. 患者用药后舌咽部会持续约一小时的麻木感是正常现象。

三、糖耐量试验

(一)用药目的

1. 葡萄糖粉 75 g：用于口服葡萄糖耐量试验(OGTT)，对可疑糖尿病而空腹或餐后血糖高于正常但未达到糖尿病诊断标准者需进行本试验。

2. 葡萄糖粉 50 g：筛查妊娠期糖尿病(GDM)。随着妊娠的进展，因母体代谢的特点，拮抗胰岛素的物质如雌激素、孕激素等增多，高峰常出现在孕 24~28 周，无高危因素的孕妇在这阶段进行筛查，有高危因素应在早期筛查。近期临床有些观点是不用 50 g 葡萄糖粉筛查，直接用 75 g 葡萄糖粉进行试验。

(二)用药方法

1. 葡萄糖 75 g：将该糖粉溶于 200~300 mL 左右温开水中，5 min 内喝完，从喝第一口开始计算时间，根据医师开的检查单上的抽血时间抽血，抽空腹血糖检查的应在喝糖粉前先抽一次静脉血。

2. 葡萄糖 50 g：将糖粉溶于 200~300 mL 温开水中 5 min 内喝完，从喝第一口开始计算时间于 60 min 抽血，可不空腹，但空腹可提高灵敏性。血浆血糖值≥7.8 mmol/L 时需进行口服 75 g 葡萄糖耐量试验(OGTT)试验，以进一步诊断。

(三)用药指导

1. 普通患者进行糖耐量试验前 10 h 禁食，禁烟、酒及咖啡，但可饮水，以减轻口渴。应在早晨 7—9 点进行(因正常人的葡萄糖耐量下午略低于上午)；妊娠妇女筛查妊娠期糖尿病检查时可不空腹，但空腹可提高灵敏性。

2.葡萄糖的用量要准确：75 g 及 50 g 是换算为无水葡萄糖的剂量(市售的葡萄糖多含有一个结晶水)，注意调整量取的葡萄糖的剂量。儿童为 1.75 g/kg，总量不超过 75 g。

3. 有的医生根据需要采用馒头餐试验，100 g 面粉中含碳水化合物约 75 g。

4. 抽血时间要准确:从喝第一口开始计算时间,根据临床需要于服糖前(即空腹)、服糖后 30 min、60 min、120 min、180 min时取静脉血浆。注意看医师的抽血单,不需要每个时间段都抽,例如有的患者仅需要抽服糖前(即空腹)及服糖后 120 min 的静脉血。

5. 试验前需停服口服降糖药(如欲观胰岛储备功能)、水杨酸钠、烟酸、利尿剂、糖皮质激素等 3~4 d,停服口服避孕药 1 周,停服单胺氧化酶抑制剂 1 个月以上。

6. 75 g 葡萄糖还可用于胰岛素/C 肽释放试验。

四、地塞米松抑制试验

(一)用药目的

利用血浆中糖皮质激素对下丘脑释放促皮质激素释放激素(CRH)及垂体释放促肾上腺皮质激素(ACTH)起反馈抑制作用的原理设计的试验,正常人用地塞米松抑制后尿液中的 17-羟类固醇、皮质醇以及血浆皮质醇可抑制到基础值的 50% 以下,肥胖者亦然或稍高,但皮质醇增多症者不受抑制或轻度抑制。可用于鉴别诊断单纯肥胖症、皮质醇增多症或肿瘤等。

(二)用药方法

有二日口服抑制试验、口服 1 mg 抑制法、口服 8 mg 抑制法、口服 32 mg 抑制法、静脉注射抑制法等,请遵医嘱。

(三)用药指导

试验方法选用及结果判断较复杂,药师在发处方时需核对病历并交代患者取药的目的是用于地塞米松抑制试验用,具体的服药时间及试验方法要求应严格遵循医嘱。

五、10%水合氯醛溶液

(一)用药目的

水合氯醛有催眠、抗惊厥的作用。常用于惊厥发作的患者以及需要镇静催眠的患者,特别是婴幼儿及配合性差的患者,催眠后可更好地行检查或操作。

（二）用药方法

口服或灌肠，儿童以体重给药（30~50 mg/kg）或 0.5 mL/kg（以 10%水合氯醛计）给药；成年人一次 0.5~1.5 g 给药。灌肠时可稀释 1~2 倍后灌入。

（三）用药指导

1. 口服或直肠给药后均能迅速吸收，用药后 10~20 min 可入睡，作用持续时间为 6~8 h。可交代患者及其家属，用药后6~8 h 内嗜睡属正常药理作用，不必惊慌。

2. 用于患儿检查前镇静催眠用，可交代患儿家属在行检查前减少患儿睡眠及休息时间，提高药物疗效。

3. 本品刺激性强，应用时应加水稀释或做成合剂后服用，以掩盖其不良臭味，避免刺激。

六、复方碘溶液

（一）用药目的

本品含碘（4.5%~5.5%）及碘化钾（9.0%~11.0%）。

术前口服碘剂的作用是抑制蛋白水觥酶，减少甲状腺球蛋白的分解，可抑制脑垂体前叶促甲状腺素的分泌及抑制甲状腺素的释放，从而减少甲状腺的血流量，减轻腺体充血。

术后继续服用碘剂的作用是防止突然停药导致储存于甲状腺滤泡内的甲状腺球蛋白大量分解，甲状腺素大量释放入血，可避免甲亢危象的发生。

（二）用药方法

甲亢于手术前 2 周开始服用，每日 3 次，从每次 0.3 mL(5 滴)开始，逐日增至每次 0.9 mL(15 滴)。

有医嘱交代术后继续服用的病人应于术后 6 h 从 15 滴开始，逐日每次减少 1 滴，至每次 5 滴为止。

用药后 1~2 d 起效，10~15 d 达最大效应，服碘剂两周后手术最适合。

(三)用药指导

1. 因碘液会刺激口腔和胃黏膜,有时发生恶心、呕吐、食欲不振等副作用。口服时应于饭后用冷开水稀释后服用或者将药液直接滴入饼干、馒头等同服。

2. 对碘过敏者忌用。

3. 过量中毒时,宜大量饮水和摄入食盐,以加快碘的排泄。

4. 应用复方碘溶液做术前准备较平稳,效果好,但必须在医生观察、护士准确指导下认真用药。碘的抗甲状腺作用有自限性,腺泡细胞内碘离子浓度高到一定程度后,细胞摄碘能力自动减低,可能失去手术时机,并可出现"碘逸脱"现象,导致危象发生,故在服碘剂两周后手术最适合。

5. 术后患者发生甲状腺危象抢救时:根据医嘱首剂口服复方碘溶液 60 滴(3.6 mL),以后每 4 h 服 1~2 mL,同时需配合服用辅助药硫脲类如甲巯咪唑。紧急时也可用 10%碘化钠 5~10 mL 加入 10%葡萄糖溶液中静脉滴注,直至危象解除。

6. 由于碘具有挥发性,性质比较活泼,又具有较强的氧化性,易与其他物质发生化学反应,贮藏不当,可使碘的含量下降。贮存碘制剂的容器最好用棕色磨口玻璃瓶,如需要使用橡胶塞或软木塞做包装材料时,应将橡胶塞或软木塞衬一层玻璃纸,既经济,又简便且易于施行。用塑料瓶做包装材料贮存碘制剂是不可取的。

七、心电负荷试验及几种常用药物试验

(一)普萘洛尔试验

1. 用药目的

普萘洛尔实验就是心得安实验。普萘洛尔可拮抗交感神经张力过高,从而降低心肌氧耗,减轻或消除心肌相对缺血缺氧,使心电图上功能性 ST-T 改变恢复正常。

2. 用药方法

先做常规 12 导联心电图作对照,后口服普萘洛尔 20~30 mg

（据体表面积而定），在服药后 1、2、3 h 各做心电图一次（一般以服药后 2 h 效果最佳）。

3. 结果判定

（1）服药后异常 ST-T 改变全部恢复正常者为阳性；异常 ST-T 异常仍无改变或改变不明显者为阴性。

（2）阳性者提示交感神经张力升高，可为普萘洛尔所拮抗，可见于心脏神经官能症（包括 β 受体高敏状态），亦可见于冠心病，用普萘洛尔治疗有较好疗效。阴性仅说明 ST-T 改变不能通过普萘洛尔消除，其更大的价值在于指导治疗。

4. 用药指导

（1）试验前 10 d 停用激素、氯化钾及利尿剂等。

（2）严重器质性心脏病、心衰、严重低血压、窦性心动过缓、传导阻滞、慢性阻塞性肺疾患、肺动脉高压、肺心病等为禁忌症。

（3）有的医师要求做普萘洛尔运动试验。一般运动试验阳性或可疑阳性，可能因植物神经功能失调引起者，可服普萘洛尔后加做运动试验。

（二）阿托品试验

1. 用药目的

利用阿托品对胆碱能神经的阻滞作用，可消除迷走神经对窦房结的抑制作用。可作为诊断病窦综合征的参考。

2. 用药方法

首先描记心电图作为对照，以阿托品 1~1.5 mg（或 0.02 mg/kg），加生理盐水 2 mL 稀释，快速静脉注射，注射后 1、3、5、10、15、20 min 分别描计一次心电图，注射后以 2~3 min 心率最快，必要时可观察 30 min。

3. 结果判定

静脉注射后心率小于 90 次/分钟为阳性，有的出现房颤、交界性心率而窦性心率反而减慢，甚或出现窦性暂停、窦性阻滞均可作为诊断病窦综合征的参考。

4. 用药指导

(1)注意:前列腺肥大、青光眼、高温季节忌用此试验。

(2)阿托品为抗胆碱药,阿托品中毒症状有口干、皮肤潮红、体温升高、呼吸急促、心率加快、瞳孔扩大、视力模糊、兴奋不安、谵妄及躁狂等,以中枢兴奋症状为主要表现,重则转为抑制,出现昏迷,甚至呼吸麻痹而死亡。阿托品中毒可选用新斯的明或毛果芸香碱作为对抗剂。

(三)异丙肾上腺素负荷试验

1. 用药目的

异丙肾上腺素能兴奋心脏的 β 受体,使心率增快,心肌收缩力加强,心肌糖原分解增加,从而使心肌耗氧量明显增加,加重心脏负荷,而导致心肌缺血,原理上类似运动试验,可用于不能运动而又需要检查的人。该试验可鉴别良性窦性心动过缓与窦房结功能衰竭时引起的窦性心动过缓。

2. 用药方法

分为静脉注射法及口(含)服法两种。先描记卧位 12 导联心电图作为对照。

异丙肾上腺素 0.2 mg 加入 5%葡萄糖 100~200 mL 重静脉滴注,以 1~2 μg/min,即稀释液 1~2 mL/min 的速度滴入,使心率达130 次/分钟或使心率较前快 50%,描记心率加快后即刻、5 min、10 min 的心电图。

3. 结果判断

ST 段呈水平型或低垂型压低大于 0.1 mV,且持续时间大于 0.08 s 以上者为阳性。

4. 用药指导

由于异丙肾上腺素有心悸、头晕、心绞痛及严重心率失常等副作用,因此试验必须在严密监测病人血压、心率和心电图的情况下进行。

(四)葡萄糖负荷试验

1. 用药目的

由于血糖升高,提高心肌氧耗,使冠脉供血不足得以显示。亦认为糖进入心肌伴随较多的钾,使细胞内外钾离子浓度发生改变而致。

2. 用药方法

晨起空腹做常规 12 导联心电图对照,再以葡萄糖 100~150 g 加米汤或开水 300 mL 冲服,亦有静脉注射 50%葡萄糖 50 mL 者,服后0.5、1、2 h 各描记心电图一次。

3. 结果判断

缺血型 ST 段下降大于 0.05 mV;近似缺血型 ST 段下降大于 0.075 mV;T 波由直立变为平坦、双相或倒置。

4. 用药指导

药师在发药时需核对病历并交代患者取药的目的是用于葡萄糖负荷试验,具体的服药时间及试验方法要求严格遵循医嘱。

八、染色药剂

(一)用药目的

内镜下染色最重要的价值在于帮助肉眼发现病变部位及进行目的性活检,提高早期癌的检出率。

1. 复方碘溶液(卢戈氏液)

碘是一种可吸收的染料,成熟的非角化食管鳞状上皮细胞内含有大量的糖原,遇碘呈棕褐色。癌细胞内糖原含量较正常为少或消失,因而遇碘后不变色呈非染区或淡染区。如出现非染区或淡染区,特别是在此处见到糜烂、斑块、粗糙、结节时,此处活检提高检出率。

2. 亚甲蓝(美蓝)

最早应用于咽癌的诊断中,其染色的详细机制还不很清楚。肠化的胃上皮、柱状化的食管上皮和胃癌细胞可主动吸收美蓝,呈蓝色。

（二）用药方法

内镜下口服、喷洒、注射复方碘溶液及亚甲蓝食管黏膜染色后,可以看到病灶处蓝、棕两种颜色对比明显,病灶范围、轮廓及边界显示清晰,表面立体结构及形态更加清楚,同时结合多点活检,使早期食管癌的诊断率大大提高。

正确应用内镜检查加复方碘溶液或亚甲蓝染色和多点活检技术,提高敏感度,非典型增生的检出率也大为提高。

（三）用药指导

药师在发药时需核对病历并交代患者取药的目的是用于内镜染色用,取药后请带至内镜室交予医师。

（杨木英、吴钢伟）

第八节　引起人体排泄物颜色改变的药物

一、可使粪便颜色改变的药物

健康成人的粪便颜色通常为黄褐色,婴儿粪便通常为黄色或金黄色。粪便颜色会随着摄入食物的不同而发生改变,如摄入猪肝,粪便会变为黑色。同样,患者服药后,有的药物也会引起粪便颜色的改变,有的是正常、无害的,有的是由于药物对患者的消化系统造成损害,导致上述器官的病理改变引起的,是有害的。患者了解这方面的知识,区别用药后粪便颜色变化的无害或有害,有助于及早发现可能存在的药物性损害,并通过采取必要的措施,减少药物对机体的进一步损害,对已经造成的损害也可及早得到治疗。同时,对于无害的粪便颜色改变,可避免不必要的心理恐慌。

（一）可使粪便颜色改变的药物

1. 因药物本身或其代谢产物的染色作用而使粪便颜色改变，这种改变是正常、无害的，常见的药物有以下几种：

（1）铋剂：可使粪便变成黑褐色，如枸橼酸铋钾、胶体果胶铋、酒石酸铋钾、复方铝酸铋、碱式碳酸铋等。

（2）铁剂：使粪便变成黑褐色，如硫酸亚铁、葡萄糖酸亚铁、枸橼酸亚铁、乳酸亚铁、富马酸亚铁、右旋糖酐铁等铁制剂。

（3）抗菌药：利福平可使尿、唾液、粪便、痰、汗液、泪液呈橘红至红棕色；利福喷丁可引起大便呈橙红色等。

（4）其他：如甲氨蝶呤可引起黑便，药用炭及一些中药也可使粪便变成黑褐色。

2. 由于一些药物本身的药理作用或副作用可能引起消化道出血而使粪便颜色改变，患者可以通过观察粪便颜色的改变来警惕药物的不良反应，常见以下几类药物：

（1）解热镇痛药：阿司匹林、洛索洛芬、吲哚美辛（常见）、萘普生（常见）、萘丁美酮（常见）、对氨基水杨酸钠（少见）、布洛芬（少见）、美洛昔康（少见）、酮咯酸（少见）、氟比洛芬（罕见）、双氯芬酸（罕见）、对乙酰氨基酚（罕见）等。

（2）糖皮质激素：泼尼松（常见）、泼尼松龙（常见）、地塞米松（常见）、氢化可的松（长期使用常见）等。

（3）抗凝血药：伊诺肝素、华法林（常见）、双香豆素（常见）、肝素（过量常见）等。

（4）抗血小板药：西洛他唑（偶见）等。

（5）纤维蛋白溶解药：降纤酶（常见）、尿激酶（常见）、链激酶（罕见）等。

（6）抗肿瘤药：甲氨蝶呤、靛玉红、卡培他滨、氟达拉滨、伊立替康、多西他赛、伊马替尼、洛莫司汀（少见）、阿柔比星（偶见）、去氧氟脲苷（罕见）等。

(7)抗菌药物:氨曲南、米诺环素(偶见)、头孢美唑(罕见)等。

(8)磺脲类降糖药:格列吡嗪(偶见)等。

(9)其他:更昔洛韦、尼莫地平、妥拉唑林(常见)、秋水仙碱(少见)、氯法齐明(少见)、利血平(少见)、多奈哌齐(少见)、氯化钾(偶见)、吡喹酮(偶见)、聚乙二醇干扰素(罕见)、多巴丝肼(罕见)、利斯的明(非常罕见)等。

(二)药师指导

1. 粪便颜色的改变可因疾病因素、药物因素、饮食结构等多种因素而改变,应注意区别。

2. 药物本身或其代谢产物的染色作用而引起的粪便颜色改变,是由于药物本身或其代谢产物具有一定的颜色,当其排泄到肠道中,粪便会被染色,从而使粪便色泽出现异常,这种原因引起的粪便颜色改变是无害的,可继续用药,停药后粪便颜色改变会消失。药师在发药时交代患者服药后其粪便可能的颜色改变,可避免患者不必要的恐慌。但也要注意,如果患者本身患有消化性溃疡或别的病理原因引起的粪便颜色改变,需要警惕并及时就诊,通过粪便隐血试验来鉴别。

3. 对于易引起消化道出血的药物,药师应交代患者注意观察用药后的反应,如腹痛、粪便的颜色变化等不适症状,以便及早发现可能存在的消化道损害,使消化道出血得到及早治疗。

4. 需要注意的是,粪便颜色的改变也可能是药物过量或中毒的信号,应保持警觉。为了避免不必要的心理恐慌,用药前可详细阅读药品说明书,这样对用药过程中出现的粪便颜色改变有一定的认知。如果遇到说明书中未介绍的粪便颜色改变,可咨询药师或医生,并在药师或医生指导下采取相应的措施。

5. 为了预防药物的不良反应,要防止药物滥用,合理选用药物,严格掌握药物的适应症、禁忌症,避免不必要的长期、大量使用易导致消化道出血的药物,如确需使用,应选用胃肠道并发症少、对胃肠损伤小的药物或剂型。治疗过程中,发生消化性溃疡时,应在医生指导下,采取停药或减少用量,也可加服抑酸药及保护胃黏膜的药物,减少胃肠道损伤的发生。

6. 注意识别危险因素,许多危险因素可增加消化道出血的发生,如老年(年龄>65 岁),剂量大,有溃疡或消化道出血史,多种易致消化道出血的药物联合用药(如激素和抗凝剂等),有心血管疾病史等。

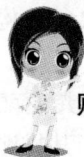

贴心药师

在这里,贴心药师教大家一些基本的消化道出血常识,便于大家识别及处理粪便颜色改变的情况:

消化道出血根据出血部位分为上消化道出血和下消化道出血。

上消化道出血时可呕出鲜血,也可便血。下消化道出血通常只便血。上消化道出血是指屈氏韧带以上部位的出血,包括食管、胃、十二指肠。上消化道出血时,粪便多呈柏油状或黑色。下消化道出血是指屈氏韧带以下部位的出血,包括小肠、结肠和直肠。下消化道出血时,粪便多呈暗红或鲜红色。

消化道出血引起粪便颜色改变是因为消化道的出血流入肠道,与肠内硫化物发生反应,血红蛋白变为铁的硫化物,使粪便呈黑色。硫化铁刺激肠道分泌黏液,使黑便发亮且多不成形,即为柏油样便。如出血量大且急,血液与肠液未能混合,加上血液的刺激使肠蠕动加快,即出现红色粪便。

出血量在 10 mL 左右,粪便潜血即可呈阳性,出血量在 60 mL 左右时,则可排出黑色粪便。

药源性的消化道出血是由于药物破坏了消化道黏膜上的攻击

因子与防御因子之间的平衡,引起黏膜损伤、糜烂,甚至溃疡、出血所致的。特别是对原有消化性溃疡的患者,引起溃疡、出血、穿孔的危险性更大,严重者甚至会导致死亡,应引起高度重视。

二、可使尿液颜色改变的药物

健康成人尿液为淡黄色。用药后引起的尿液颜色的改变,有的是正常、无害的,有的是因药物对患者的泌尿或血液系统造成损害,导致上述器官的病理改变引起的,是有害的。

(一)可使尿液染色的药物

1. 一些药物可因药物本身的颜色或其代谢产物的染色作用引起尿液颜色发生改变,常见的药物有以下几种:

(1)可使尿液颜色加深的药物:呋喃唑酮(深黄色至棕色)、盐酸小檗碱(黄色或橙色)、维生素 B_2(黄色)、叶酸(黄色)、大黄(黄色或橙色)、荧光素钠(黄色)等。

(2)可使尿液颜色染成黑色的药物:替硝唑(黑色)、奎宁(暗黑色)、左旋多巴(暗黑色)等。

(3)可使尿液染成蓝色的药物:亚甲蓝(蓝绿色)、氨苯蝶啶(蓝色荧光)、阿米替林(蓝绿色)等。

(4)可使尿液染成红色的药物:甲硝唑(深红色)、利福平(橘红色)、利福喷丁(橙红色)、亚胺培南-西拉司丁钠(红色)、帕尼培南(茶色)、酚酞(红色或粉红色)、多巴丝肼(红色)、氯法齐明(淡红色)、依帕司他(褐红色)、多柔比星(红色)、表柔比星(红色)、柔红霉素(橘红色)、伊达比星(红色)等。

(5)其他可使尿液颜色发生异常改变的药物:恩他卡朋(异常颜色)、比沙可定(异常颜色)、氟他胺(琥珀色或黄绿色)、丙泊酚(延长给药后变色)等。

2. 有些药物有一定的肾毒性,可导致药源性血尿,可引起尿液颜色改变,表现为茶色或洗肉水样的颜色,需要及时就诊,通过

尿常规检验来鉴别。特别注意的是,吡格列酮出现黑尿时要立即就医。常见药物有以下几类:

(1)抗感染药物:头孢哌酮舒巴坦(常见)、链霉素(常见)、庆大霉素(常见)、妥布霉素(常见)、阿米卡星(常见)、两性霉素 B(常见)、磺胺嘧啶(常见)、柳氮磺吡啶(常见)、多黏菌素 B(常见)、异烟肼(常见)、青霉素 G 钠(大剂量)、苯唑西林(大剂量)、氯唑西林(大剂量)、磺胺甲噁唑(少见)、诺氟沙星(偶见)、氧氟沙星(偶见)、左氧氟沙星(偶见)、氟罗沙星(偶见)、环丙沙星(偶见)、头孢拉定(罕见)等。

(2)抗肿瘤药:吉西他滨(十分常见)、环磷酰胺(常见)、顺铂(常见)、丝裂霉素(常见)、甲氨蝶呤(常见)、去氧氟脲苷(常见)、吉西他滨(常见)、羟喜树碱(常见)、吉非替尼(常见)、异环磷酰胺(剂量大于 2.2 g/m² 时易发生)、吡柔比星(膀胱内注射可见)等。

(3)其他化学药品:肝素、降纤酶、亮丙瑞林、甘露醇(常见)、甘油氯化钠注射液(常见)、西地那非(常见)、坎地沙坦(常见)、乙酰唑胺(常见)、哌甲酯(常见)、多沙唑嗪(常见)、亮丙瑞林(常见)、更昔洛韦(常见)、胰酶(过量可见)、秋水仙碱(与剂量大小有关)、吲哚美辛(少见)、对氨基水杨酸(少见)、奥美沙坦(少见)、西洛他唑(偶见)、阿昔洛韦(少见)、柳氮磺吡啶(少见)、奥美沙坦(少见)、西洛他唑(少见)、达那唑(少见)、乙胺嗪(偶见)、奥司他韦(极少见)、萘丁美酮(罕见)、环孢素(罕见)等。

(4)部分中药制剂:三黄片、复方三生注射液、中华跌打丸、板蓝根注射液、壮骨关节丸、牛黄解毒片、天麻、使君子肉、胖大海、感冒通、穿心莲、昆明山海棠等。

3. 有一些药物可引起肌红蛋白尿:他汀类药物(如辛伐他汀、普伐他汀钠、氟伐他汀钠、瑞舒伐他汀、洛伐他汀、阿托伐他汀等)(罕见)、非诺贝特(偶见)、坎地沙坦、利托君、丙泊酚(极罕见)、奥氮平(罕见或极罕见)等可引起横纹肌溶解,表现为肌红蛋白尿,应引起足够重视并及时就医。大剂量或疗程超过4周使用氨基己酸也可引起肌红蛋白尿,但停药后可缓解恢复。

4. 有些药物有一定的肝毒性,导致药源性黄疸,会使尿液颜色加深,需要及时就诊,通过尿常规、肝功能等检验来鉴别,常见的药物有:磺胺类药物(新生儿易发生)、麦考酚吗乙酯、他克莫司、甲氨蝶呤、丙酸睾酮、复方孕二烯酮、米卡芬净、利托君、氟他胺、硫鸟嘌呤、美法仑、克林霉素、托瑞米芬、戊酸雌二醇、重组人血管内皮抑制素、巴尼地平、坎地沙坦、氨苄西林-舒巴坦钠、氯霉素、阿普林定、洛索洛芬、巴比妥类药物(常见)、异丙嗪(常见)、维生素K(胆汁淤积型黄疸)、三氟拉嗪(偶见胆汁淤积型黄疸)、多沙唑嗪(常见胆汁淤积型黄疸)、罂粟碱(常见)、阿米替林(常见)、巴柳氮钠(常见)、氯丙嗪(偶见阻塞性黄疸)、氟奋乃静(少见胆汁淤积型黄疸)、结合雌激素(可见胆汁淤积型黄疸)、替勃龙(胆汁淤积型黄疸)、黄体酮(胆汁淤积型黄疸)、甲睾酮(胆汁淤积型黄疸)、复方氨基酸(18AA)(长期大量输注)、辛伐他汀(常见胆汁淤积型黄疸)、瑞舒伐他汀(常见胆汁淤积型黄疸)、阿托伐他汀(罕见胆汁淤积型黄疸)、塞氯匹定(可见胆汁淤积型黄疸)、链激酶(偶见)、氯美扎酮(偶见)、硫唑嘌呤(偶见)、比卡鲁胺(偶见)、氟氯西林(偶见胆汁淤积型黄疸)、头孢克洛(胆汁淤积型黄疸)、头孢丙烯(罕见胆汁淤积型黄疸)、美罗培南(偶见)、米诺环素(偶见)、红霉素(偶见)、林可霉素(偶见)、甲羟孕酮及甲地孕酮(偶见)、呋喃唑酮(偶见)、万古霉素(发生率不明)、帕司烟肼(偶见)、丙硫异烟胺(少见)、利福平(少见)、伏立康唑(恶性血液病者易发生)、依沙吖啶(中毒时)、多柔比星(少见)、巯嘌呤(胆汁淤积型黄疸)、阿糖胞苷(少见)、阿卡波糖(罕见)、伏格列波糖(罕见)、格列本脲(少见)、吡格列酮(少见)、萘美丁酮(少见)、氯唑西林(少见)、哌拉西林(少见)、氯普噻吨(罕见)、氯雷他定(罕见)、夫西地酸(罕见)、表柔比星(罕见)、丙硫氧嘧啶(罕见)、头孢他定(非常罕见)、烟酸(非常罕见)等。

（二）药师指导

1. 尿液颜色的改变可因疾病因素、药物因素、饮食结构和饮水多少而改变。

2. 药物或其代谢产物的染色作用引起尿液颜色改变，是由于药物本身或其代谢产物具有一定的颜色，排泄到尿液中，使尿液染色，导致尿液色泽异常，但没有引起机体的生理、病理性改变，因此，是无害的，可继续用药。一般情况下停药 2~3 d 后即可消失。药师在发上述药品时应交代患者可能出现的尿液颜色改变，避免患者不必要的恐慌。

3. 如果患者本身患有泌尿系统疾病或别的病理原因可能引起尿液颜色改变，需要警惕并及时就诊，通过尿常规、肾功能等检验来加以区别。

4. 对于有肾毒性的药物，用药时注意给药浓度、速度或采用分次给药等方法，避免多种有肾功能损害的药物联合应用，注意药物之间的配伍禁忌，通过监测尿常规、肾功能等相关指标，在发生血尿时，立即停药，及时就诊，尽快明确诊断，给予相应治疗。

5. 对于肝毒性的药物，用药时要定期监测肝功能，如果出现黄疸、黄染、尿液颜色加深、乏力、厌食等现象，应及时就诊，由医师做出准确处理，必要时停用可疑的药物，以免药物性肝损害进一步加重。

6. 需要注意的是尿液颜色的异常也可能是药物过量或中毒的信号，用药前详细阅读药品说明书有助于判断尿液颜色异常是否属无害现象。

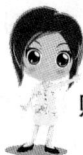

贴心药师

在这里，贴心药师教大家一些血尿及黄疸的基本常识，便于大家识别及处理尿液颜色改变的情况。

尿液中含有一定量的红细胞时称为血尿,分为显微镜下血尿和肉眼血尿。

引起血尿的原因有疾病因素、药物因素、食物及功能性因素等多方面原因。其中,疾病因素有泌尿系统疾病(如感染、结石、结核、肿瘤、尿路阻塞、肾外伤等)、血液系统疾病(血小板减少性紫癜、再生障碍性贫血、白血病及血友病等)、肾邻近器官疾病、感染性疾病(流行性出血热、猩红热、钩端螺旋体、败血症)等。

药源性血尿是由于药物引起了间质性肾炎、肾结石、肾病综合征、血液系统疾病(溶血性贫血、再生障碍性贫血、血小板减少)、膀胱损害等,药物引起的血尿,应在医生指导下及时停药。

黄疸是由于胆红素代谢障碍导致血液中胆红素浓度增高而使巩膜、皮肤、黏膜及体液(尿、痰、泪液及汗液)呈现黄染的临床症状和体征。所以,黄疸可使尿液颜色发生改变。黄疸分为溶血性黄疸、肝细胞性黄疸、阻塞性黄疸(胆汁淤积型黄疸)、先天性非溶血性黄疸、药源性黄疸等。

药源性黄疸是因为药物损害了肝细胞,导致肝内胆汁淤积、溶血等。药源性黄疸一般是可逆的,停药后黄疸能逐渐消退,一般不需要特殊治疗,但由于患者不容易判断严重程度,患者必须及时就诊。

三、可引起机体其他部位颜色改变的药物

(一)可引起舌苔颜色改变的药物

四环素使舌苔色暗或变色;复方氯己定含漱液或氯己定长期使用能使口腔黏膜表面与牙齿着色以及舌苔发黄;西地碘含片长期含服可导致舌苔染色;铋剂使舌苔变黑;青霉素 V 常见黑毛舌等。

(二)可引起皮肤颜色改变的药物

1. 可产生色素沉着的药物:氯米帕明、氯丙嗪、胺碘酮、硝普钠、烟酸、氢化可的松、维 A 酸、亚砷酸、环磷酰胺、雷公藤多苷、羟

氯喹、氯喹、氯法齐明、复方炔诺酮、复方左炔诺孕酮、复方甲地孕酮、孕二烯酮/炔雌醇片、复方环丙孕酮片、复方左炔诺孕酮、阿柔比星、多柔比星、表柔比星、吡柔比星、博莱霉素、平阳霉素、环磷酰胺、白消安、替加氟/尿嘧啶、替加氟、氟尿嘧啶、去氧氟脲苷、放线菌素 D、多西他赛、伊马替尼、甲氧沙林、米诺环素、阿达帕林、壬二酸、氢醌、咪喹莫特等。

2. 药物性黄疸也会引起皮肤、黏膜的颜色改变，详见可引起黄疸的药物。

3. 长期外用糖皮质激素类药物可出现局部皮肤萎缩、变薄、毛细血管扩张、色素沉着、继发感染等不良反应，在面部长期外用时，可出现口周皮炎、酒渣鼻样皮损等。

4. 铁剂肌内注射时，注射部位可出现色素沉着。

(三)可引起眼部虹膜或结膜角膜色素沉着的药物

曲伏前列素、地匹福林、胺碘酮等使用较长时间会引起虹膜或角膜色素沉着。

(四)其他

地蒽酚可引起指甲红褐色，衣物黄染。利福平可引起唾液、痰、汗液、泪液呈橘红色或红棕色。利福喷丁服用后，可使唾液、痰液、泪液等呈橙红色。二硫化硒可引起头发褪色。氯法齐明服药 2 周后即可出现皮肤和黏膜红染，呈粉红色、棕色甚至黑色，着色程度与剂量、疗程成正比，停药 2 月后色素逐渐减退，约 1~2 年才能褪完。该药还可使尿液、汗液、乳汁、精液和唾液呈淡红色，可通过胎盘使胎儿着色。卡培他滨可引起皮肤脱色。柳氮磺吡啶可引起皮肤黄染。四环素、多西环素、米诺环素可引起恒牙黄染。左卡尼汀可引起全身异味。曲安奈德鼻喷雾剂可使鼻分泌物呈黄色或绿色，若感觉有异味，应及时向医师咨询。

(吴朝阳)

第九节　引起口腔异味及味觉异常的药物

引起口腔异味的可能原因有病理因素、药物因素、饮食结构变化等。如口腔、鼻咽部、胃肠道、呼吸道疾病及糖尿病等均会引起口臭。食用了气味浓烈的食物会产生难闻的气味。同样，有些药物服后也会引起口腔异味，而有些口腔异味只是患者自身特有的感觉。

味觉异常是指人体患有某种疾病或舌神经、舌黏膜遇到较强的物理性刺激，干扰了味蕾的味觉功能，使味蕾发生感觉偏差，出现味觉障碍。一些药物可能引起味觉异常。

一、可引起口腔异味的药物

（一）可引起口腔金属味的药物

甲硝唑（少见）、替硝唑（少见）、左布比卡因、腺苷（罕见）、丙硫异烟胺、蔗糖铁（偶见）、骨化三醇、阿法骨化醇（长期或大剂量口服）、格列美脲、二甲双胍、苯乙双胍、瑞格列奈、恩卡尼、卡托普利、雷米普利、福辛普利、硫普罗宁、别嘌醇、碘和碘化物以及密陀僧、铅丹、铅粉等含铅制剂等。

（二）可引起口腔出现其他异味的药物

1. 苦味：碳酸氢钠、氯霉素、奈多罗米钠、氮䓬司汀鼻喷剂、阿司匹林、卡马西平、克拉霉素、氟尿嘧啶、硝酸异山梨醇、左旋多巴、普鲁卡因胺等。

2. 甜味：卡托普利（常见）、乙酰唑胺、呋塞米、硝苯地平等。

3. 氨味：枸橼酸铋钾等。

4. 大蒜味：大蒜素胶囊等。

5. 铜腥味：碘长期应用口内可出现。

6. 鱼腥味：ω-3鱼油脂肪乳注射液极少数患者可出现。

7. 其他：标准桃金娘油具有桃金娘油特殊的芳香气味。

二、可致味觉异常的其他药物

多巴丝肼(罕见)、托吡酯(可见)、培哚普利(可见)、硝苯地平、阿司匹林、氯沙坦、坎地沙坦(可见)、厄贝沙坦(罕见)、萘丁美酮(罕见)、二甲双胍(少见)、伏格列波糖、阿卡波糖(偶见)、格列吡嗪、甲巯咪唑(可见)、丙硫氧嘧啶、青霉胺、阿奇霉素、亚胺培南-西司他丁、厄他培南(偶见)、伏立康唑(少见)、特比奈芬(罕见)、乙胺嘧啶(大剂量应用)、左旋咪唑(少见)、二氮嗪(少见)、福莫司汀(个别)、去氧氟尿苷(罕见)、卡培他滨、多西他赛、来曲唑(少见)、利妥昔单抗、舒尼替尼、吗啡(不常见)、羟考酮(罕见)、多塞平、佐匹克隆(常见)、氟西汀(少见)、帕罗西汀(少见)、阿托伐他汀(常见)、洛伐他汀(常见)、福莫特罗、羟乙膦酸钠、巴氯芬(偶见)、塞来昔布(罕见)、双氯芬酸、秋水仙碱、别嘌醇(2%~5%)、聚乙二醇干扰素(<10%)、布地奈德、维生素 D_3(早期中毒时)、羟乙膦酸钠(静脉注射过程中或注药后)、碳酸氢钠(大量注射、肾功能不全或长期应用时)、布林佐胺、富马酸依美斯汀、奥洛他定、溴莫尼定(少见)、荧光素钠、丙酸倍氯米松鼻喷雾剂、复方氯己定含漱液(长期使用)、无氟利昂气雾剂等。

三、药师指导

1. 药物服后引起的口腔异味,多数是因药物本身或代谢产物的气味引起的,停药后即可消失。

2. 药源性味觉障碍可能发生在用药早期,但多数是在长期用药后缓慢出现的,其中,绝大部分病人使用过 2~3 种以上药物。

3. 药物引起的口腔异味或味觉异常多数情况下是可逆的,停药后,可恢复正常。少数在停药后,要持续数周甚至数月才能恢复正常,只有极个别药物(如 ACEI 类药物)对味觉的影响可能是永久性的。

4. 有研究表明,药物引起的味觉障碍可能是由于体内金属锌减少所致的。多数情况下,补锌或多吃含锌量高的食物,如猪血、猪肝、芝麻、黄豆等,可部分恢复味觉。也可在医生指导下,采取减小药物剂量或改用同类的其他药物。

5. 药师对所用药物可能引起药源性口腔异味或味觉异常应事先交代患者,以免给病人造成不必要的惊慌。同时,患者用药前,可先阅读药品说明书,了解用药过程中是否可能出现的味觉障碍或口腔异味。

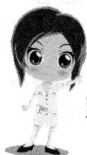

贴心药师

在此,贴心药师介绍一些味蕾异常的常识。引起味蕾异常的常见原因有:

(1)物理或化学因素致舌神经、鼓索神经损伤。

(2)肿瘤压迫了面神经或舌神经。

(3)各种疾病引起舌黏膜味蕾损伤。

(4)维生素 C、维生素 D_2、烟酸及微量元素锌的缺乏,使味蕾敏感度下降。

(5)药物影响了唾液成分,干扰正常味觉。

(6)味蕾退化。

(7)吃了刺激性食物。

如果患者在长期使用某种药物后,出现厌食,对味道难以判断,过去喜欢吃的东西不愿再吃,别人说菜咸而自己感到淡,口中常出现金属等异味时,可能就出现了味觉障碍。如出现上述情况,可先查看药物的说明书,明确是哪种药物引起的,也可咨询药师或医师采取相应的措施。

（吴朝阳）

第十节　不宜自行随意停用的药品

一般用药的目的是预防或治疗疾病，达到预期的用药目的后应及时停药，而有些疾病在症状消除后，为巩固疗效，避免复发或反跳，需延长用药时间，甚至是终生用药。医师会根据患者病情及所用的具体药物，合理停药，降低药物的不良反应，减少药源性疾病的发生。患者如果自觉病情好转或药效不佳，随意停药或突然停药，可能导致药物治疗失败，甚至发生反跳现象，出现戒断症状以及停药危象，加重疾病本身对机体的损害。

一、常见的不宜自行随意停用的药品

(一)糖皮质激素类药物

由于长期大剂量应用糖皮质激素，如泼尼松、泼尼松龙、地塞米松、曲安西龙等，可反馈性抑制垂体-肾上腺皮质分泌，促肾上腺皮质激素减少，肾上腺功能不全或肾上腺皮质萎缩，糖皮质激素合成释放减少。如突然停药，萎缩的肾上腺不能及时释放糖皮质激素，导致肾上腺皮质功能不全或危象产生，患者出现乏力、恶心、呕吐、低血压等表现，严重者会休克。

为防止药源性肾上腺皮质功能不全的发生，应逐渐减少糖皮质激素的每日维持量，或采用间隔给药法，逐渐减量至能够控制主要症状后，再慢慢停药。

(二)抗高血压药

高血压病大多需要长期服用降压药物治疗。服药期间应监测血压，观察药物的效果并准确调整药物的品种及剂量，不可自行没有症状就不监测血压甚至停止服药，血压长期控制不佳将导致心、脑、肾和周围血管等靶器官损害，增加心脑血管疾病和肾功能衰竭的危险。有的患者长期使用后突然停药，可引起反跳性高血压、心绞痛加剧、继发性心肌梗死、颅内出血等，严重者可引起猝死，如突然停用中枢性降压药可乐定可出现交感神经功能亢进，血压急剧回升，乃至高血压危象。

（三）抗心绞痛药

由于冠状动脉狭窄导致心肌供血不足引起的冠心病，长期应用改善冠状动脉循环药物如硝苯地平、普萘洛尔、美托洛尔等，如果突然停药，可出现反跳性缺血症状，导致心绞痛、心肌梗死、心律失常，严重者可致猝死。如需停药应逐渐减量，停药过程至少 3 d，常可达 2 周，如有撤药症状，如心绞痛发作，则暂时再给药，待稳定后逐渐停用。

（四）华法林等抗凝药

患者在进行心脏瓣膜置换术后，大血管支架、冠状动脉支架介入术，以及肺动脉栓塞、心肌梗死或深静脉血栓等疾病的抗凝治疗时，应特别遵从医嘱，有的患者需要终生服用抗凝药，服药期间要遵医嘱定期监测国际标准化比值（INR）及凝血酶原时间（PT），并控制在合适的范围。如果随意加量、自行停药或剂量不足，将导致出血倾向或血栓形成，造成严重后果。

（五）抗癫痫药

长期服用抗癫痫的药物如乙琥胺、丙戊酸钠、苯巴比妥、苯妥英钠、丙戊酰胺、拉莫三嗪、加巴喷丁等，若突然停药，可造成情绪激动、失眠、焦虑、惊厥、抽搐、癫痫发作，甚至出现癫痫持续状态。所以，抗癫痫治疗需要根据癫痫的控制情况遵医嘱调整药物剂量，不可随意停药。一般来说，全面强直阵挛性发作完全控制 3~5 年后，失神发作停止 1~2 年后可考虑停药，但决定停药后，应有一个缓慢减量的过程，这个过程不应少于 1~1.5 年，复杂的部分性发作可能需要长期服药。

（六）甲状腺用药

在应用抗甲状腺药物治疗甲状腺功能亢进过程中，必须严格遵从医嘱，根据症状、体征、治疗反应定期检测甲状腺功能，准确调整抗甲状腺药物如丙基硫氧嘧啶、甲巯咪唑等药物的剂量,有的患者还需要长程疗法(2~3 年),以减少甲亢的复发几率。如果患者自行停药或随意减量,将达不到治疗目的,容易复发。应在病情缓解时逐渐减量,有的至症状体征消失,各项指标正常还需维持治疗 1~2 年后停药。甲亢症状有效缓解所需的时间及治疗疗程有明显的个体差异,应认真执行医生的医嘱,以免治疗失败。

而左甲状腺素、甲状腺素用于甲状腺功能减退症的治疗或替代疗法时,需要定期检测游离 T_3、游离 T_4、超敏促甲状腺素等指标值等来准确调整剂量,以免药物剂量不足或过量导致药物性甲亢,多数患者需要终生服药,也不可随意停药。

(七)降糖药

确诊为糖尿病后一般需要长期用药并密切监测血糖,观察药物的疗效并调整药物的品种及剂量,不可自行随意停药或自行增加剂量,以免血糖控制不佳或控制过度导致低血糖。血糖控制不佳将导致严重的糖尿病慢性并发症,如糖尿病的心脑血管疾病、糖尿病周围神经病变、糖尿病视网膜病变、糖尿病肾病、糖尿病足等。有的患者,特别是 1 型糖尿病患者应用胰岛素后,如突然停药,有可能造成血糖反跳,导致血糖显著增高,甚至诱发高渗性糖尿病昏迷,糖尿病酮症酸中毒,危及生命。

(八)抗乙肝病毒药

拉米夫定、阿德福韦酯、恩替卡韦等用于乙型肝炎病毒感染时,因仅能抑制 HBV 复制,需长期用药。如果疗程短,则易复发,停药后可能出现肝炎严重恶化。如果医师决定停药,在停药后至少四个月内应密切随访观察,密切监测肝功能、两对半及病毒水平等指标。

(九)抗结核病药物

在进行抗结核的治疗过程中,即使结核病的症状如无力、咳嗽、低热等已消失,也要继续抗结核治疗,因为结核分枝杆菌是一种顽固的致病菌,侵入人体后具有持留性、潜伏性、冬眠性、突变性等特点,所以,即使公认的短程疗法也需要 6 个月,否则易于复发,甚至发展为耐药结核病,成为难治性结核病,此时的疗程达 18 个月。所以,抗结核的治疗必须密切随诊,遵从医嘱,不可随意停药、减量、减药。

（十）抗菌药物

在治疗细菌感染时,疗程会因感染的病原菌不同、个体免疫力不同等情况有所差异,一般应用到体温正常,症状消失后的 72 ~ 96 h,特殊情况应遵医嘱。过早停药不仅达不到治疗目的,还容易导致细菌耐药。

（十一）抗帕金森病药

抗帕金森病药如多巴丝肼、司来吉兰、恩他卡朋等不能突然停药,因为有发生恶性神经阻滞药综合征的可能,表现为高热、肌肉强直、心理改变等,必要时还需入院治疗。

（十二）其他

抗精神病类药物一般需终身服药,医师决定停药也需要逐渐减量,缓慢停药;长期应用阿片类镇痛药后,如果突然停药,也会出现戒断症状等。

二、药师指导

停药时应咨询医生,在医生指导下停药,不可自认为症状消失或病情好转而骤然停药。停药一般有以下原则:

1. 药物引起了严重的毒副作用或发现有引起不可逆毒性反应的可能时应考虑停药或换药。

2. 疾病的症状得到控制或达到治疗目的。

3. 每种药物的停用方法必须根据其药理性质和病理状态决定,停药方案要个体化。

4. 联合用药时停药要充分考虑药物之间的相互作用,如药理方面的相互作用、酶促作用、酶抑作用,及药物吸收、代谢方面可能存在的受体间的竞争与抑制作用。

（吴朝阳）

第十一节 宜首剂加量的药物以及
需要逐渐增加剂量的药物

有的药物需采取首剂加量的给药方法以提高疗效，有的药物需要从小剂量开始给药后逐渐增加剂量以减少药物的不良反应。本节介绍这两种特殊的给药方法。

一、宜首剂加量的药物

首剂加量是指第一次服药时，用药剂量加倍或有意加大用药剂量，该给药方法可缩短药物达到有效浓度的时间，增强疗效。需在短时间内达到有效浓度的药物就可以采取这种给药方法，下面介绍宜首剂加量的药物。

1. 抗菌药物：部分抗菌药物治疗某些特定的感染时如果不能快速达到有效浓度，容易使细菌产生耐药性，影响进一步治疗，可以采取首剂加倍的给药方法：

(1)磺胺类药物，如复方磺胺甲□恶唑、磺胺嘧啶、磺胺甲□恶唑、磺胺异□恶唑、柳氮磺吡啶、磺胺米隆、甲氧苄啶等。

(2)大环内酯类药物中的阿奇霉素等。

(3)四环素类药物米诺环素、多西环素治疗副溶血弧菌感染时。

(4)喹诺酮类药物中的培氟沙星。

(5)抗真菌药氟康唑，治疗念珠菌感染、隐球菌性脑膜炎时宜首剂加倍，伏立康唑、卡泊芬净首次也宜给予负荷剂量。

(6)替硝唑用于治疗败血症、腹腔感染、肺炎、皮肤蜂窝组织感染、牙周感染等各种厌氧菌感染性疾病，宜首剂加倍。

(7)抗疟药，如双氢青蒿素、本芴醇、氯喹治疗疟疾时，为迅速控制症状，可首剂加倍，从而加快血液中药物浓度上升的速度，以便及时抑制红细胞内的疟原虫。

2. **肠道菌群调节剂**：地衣芽孢杆菌、嗜酸性乳杆菌等，首剂加倍可快速纠正肠道菌群失调。

3. **止泻药**：蒙脱石散剂用于治疗急性腹泻时宜首剂加倍，而盐酸洛哌丁胺用于治疗急性腹泻或慢性腹泻时成人可以用到 2 粒，以后根据粪便成形情况决定剂量。

4. **血小板调节药**：阿司匹林在治疗所有发生急性缺血性心血管事件的患者时，宜首次剂量 100~300 mg/d，后改为阿司匹林 75~150 mg/d；氯吡格雷用于非 ST 段抬高急性冠状动脉综合征，宜首次从负荷剂量（300 mg）开始用，后改为 75 mg/d，连续给药，或遵医嘱，超过 75 岁的老年患者则不使用负荷剂量。

5. 奥美拉唑静脉注射治疗消化性溃疡、出血时首剂宜加倍。

6. 有下列情形之一出现时，狂犬病疫苗宜首剂加倍：

（1）注射疫苗前 1 个月内注射过免疫球蛋白或抗血清者；

（2）先天性或获得性免疫缺陷患者；

（3）接受免疫抑制剂（包括抗疟疾药物）治疗者；

（4）老年人及患慢性病者；

（5）于暴露后 48 h 或更长时间后才注射狂犬病疫苗的人员。

二、宜逐渐增加剂量的药物

有些药物，本身药理作用较强烈，如果第一次给药即按常量给予，机体可能不能很好地适应，会出现强烈的反应，容易引发机体不适或不良反应。因此，对于具有这种性质的药物，其用量应从小剂量开始，然后，根据病情和耐受情况再逐渐加大到治疗剂量。常见的药物有以下几类：

1. α-受体阻滞剂降压药哌唑嗪、特拉唑嗪、多沙唑嗪等，这类药物首次服用会有恶心、头晕、头痛、嗜睡、心悸、体位性低血压等现象，可在睡前服用或从半量起服用以避免这些"首剂现象"。

2. 降高血压的药物在使用过程中应做到个体化给药，从较低剂量开始应用，以免血压降得过快过低。如 β-受体阻滞剂普萘洛尔、美托洛尔等,由于这类药物使用的剂量个体差异较大,宜从小剂量开始,逐渐加大到合适的剂量,用药期间应注意监测脉搏、血压。钙拮抗剂硝苯地平、尼群地平等以及血管紧张素转化酶抑制剂如卡托普利、依那普利、苯那普利、培哚普利、雷米普利等也需要注意从小剂量开始,根据患者的血压及反应调整药物剂量。

3. 甲状腺片、左甲状腺素在治疗甲状腺功能减退症时用药应高度个体化,开始应用完全替代剂量的 1/3~1/2,以后每两周逐渐增量,根据甲状腺功能测定结果及实验室检查调整剂量。

4. 为了防止消化道不耐受,柳氮磺吡啶宜从小剂量开始,或分成小剂量多次服用,逐渐增加剂量的同时注意监测血象,检查尿常规、肠镜、肝肾功能等,以观察疗效,调整剂量并防止不良反应。

5. 舌下脱敏疗法是针对过敏性哮喘及鼻炎的新疗法,也需要采用逐渐增加药物剂量的方法安全给药。此疗法是让患者由低剂量开始舌下含服脱敏制剂,剂量逐渐增加,达到维持剂量后持续足够疗程,以调节机体免疫系统产生对过敏源的耐受,使患者再次接触过敏源时,不再产生过敏症状或过敏症状明显减轻。

6. 其他:抗癫痫药、抗帕金森病药、抗抑郁药、镇静催眠药、镇痛药等在应用时也要从初始剂量开始使用,根据疗效及患者的反应逐渐增加到有效的维持剂量,以减少药物的不良反应,提高患者的耐受性。

三、药师指导

1. 首剂增加药物剂量是为了使药物迅速达到稳态血药浓度,通常第一次给予常用量的加倍量(又称负荷剂量),使血药浓度迅速达到稳态,然后再按半衰期间隔给药,采用维持量以维持血药浓度。对于需要多次给药的疾病,按一个半衰期间隔给药一次,达到稳态血药浓度会需要一段较长的时间。但需要注意的是,适用于首剂加倍的药物,一般为半衰期在 4~8 h 之间和毒性相对较小的药物,患者服药时必须严格根据药物的说明书或医嘱来使用,不可自行加大剂量,以避免药物中毒。

2. 对于需要逐渐增加剂量的药物一般药理作用强烈,为避免机体不耐受,患者应遵从医嘱,不可擅自加量。

(吴朝阳)

第十二节　可诱发葡萄糖-6-磷酸脱氢酶缺乏者溶血的药物

　　葡萄糖-6-磷酸脱氢酶(G6PD)缺乏症是一种由于遗传性葡萄糖-6-磷酸脱氢酶的基因突变,导致该酶活性降低,红细胞不能抵抗氧化损伤而遭受破坏,引起溶血性贫血的疾病。

一、常见的可诱发 G6PD 缺乏症患者发生溶血的药物

1. 磺胺类药物:复方磺胺甲口恶唑、磺胺嘧啶、磺胺甲口恶唑、柳氮磺吡啶、磺胺米隆、磺胺嘧啶银、磺胺异口恶唑、磺胺多辛、磺胺醋酰钠、磺胺嘧啶锌等。

2. 砜类药物:氨苯砜、苯丙砜、醋氨苯砜等。

3. 抗疟药:伯氨喹、氯喹、羟氯喹、奎宁、乙胺嘧啶等。

4. 硝基呋喃类:呋喃唑酮、呋喃妥因、呋喃西林等。

5. 解热镇痛药:阿司匹林(偶见)等。

6. 部分中药:川莲、复方番泻叶合剂、牛黄、珍珠粉、萘(樟脑丸)等。

7. 其他:奎尼丁、亚甲蓝、甲萘氢醌、氯霉素、枸橼酸哌嗪(较罕见)、维生素 C、小檗胺、诺氟沙星(极个别)、小檗碱、复方硫酸锌滴眼液(含小檗碱)、对氨基水杨酸等。

二、药师指导

1. 引起 G6PD 缺乏症患者溶血的发病机制:G6PD 是参与人

体内代谢途径中磷酸戊糖旁路产生还原型辅酶Ⅱ(NADPH)的关键酶,NADPH 作为辅酶参与维持体内重要的抗氧化物质谷胱甘肽(GSH)的还原,因此 G6PD 对维持红细胞抗氧化系统的正常功能以及保证红细胞膜骨架的稳定性有着极其重要的作用。G6PD 缺乏或活性减弱会影响 NADPH 的生成,使细胞内还原型谷胱甘肽(GSSP)生成减少,降低 GSSP 对红细胞内过氧化氢及其他化合物的解毒作用,使红细胞易受氧化性损伤。这时如果给予大剂量的 NAPDH 或 GSH 耗竭剂,就会使红细胞膜蛋白间以二硫键形式广泛聚合,大量受累红细胞因完全失去变形能力,可能在血流冲击力和毛细血管的挤压作用下破溶,进而发生急性溶血反应。

2. 急性溶血是 G6PD 缺乏症患者最常见的临床表现,常在患者口服含有一定氧化成分的药物、感染、吃蚕豆后诱发。这是由于 G6PD 缺乏的个体中成熟的无核红细胞再生 NADPH 的能力和 GSSP 的能力下降,因此成熟红细胞抗氧化的能力也相应下降,从而在一些诱因因素下导致急性溶血。

3. 诱发 G6PD 患者发生急性溶血症状的药物较多,患者通常是在口服氧化性药物 24~48 h 后发生溶血,严重时会出现血红蛋白尿和黄疸,甚至危及生命。不同的药物引发溶血的危险性不同,不同的 G6PD 缺乏症患者对同一种药物的敏感性也有不同。

4. G6DP 缺乏者误服以上药物,或发现溶血,应及时到医院就诊。G6PD 缺乏者溶血发作一般是自限性的。药物诱发 G6DP 缺乏者溶血时,应立即停用可疑药物,并对症处理,如大量饮水,酌情使用碱性药物使尿液碱化。轻症患者急性溶血期给予一般支持疗法和补液即可。对严重贫血,Hb≤60 g/L,或有心脑功能损害症状者应及时输浓缩红细胞,并监护至 Hb 尿消失,可试用维生素 E、还原型谷胱甘肽等具有抗氧化作用的药物。

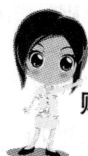

贴心药师

1.开展红细胞 G6DP 缺陷的普查,并在病历中注明,提醒医生用药时注意避免使用会引起溶血的药物。可以制作"药物警告卡",列出可能诱发溶血的药物。

2.尽量不吃蚕豆及其制品,新生儿不用樟脑丸储存衣物。

(吴朝阳)

第十三节 磺胺类过敏者禁用的药物

磺胺类药物过敏的患者,应慎用磺胺类药物或与其化学结构相类似的药物及含上述药物的复方制剂,包括以下几类:

一、磺胺类过敏者禁用的药物

1. 磺胺类抗菌药物:磺胺嘧啶、磺胺甲𫫇唑、磺胺异𫫇唑、柳氮磺吡啶、磺胺米隆、磺胺嘧啶银、磺胺多辛、磺胺醋酰钠、磺胺嘧啶锌、甲氧苄啶等。

2. 与磺胺类药物化学结构类似的药物:

(1)氨苯磺胺衍生物:噻嗪类利尿剂(氢氯噻嗪、环戊噻嗪、苄氟噻嗪、氯噻酮、美托拉宗、甲氯噻嗪、泊利噻嗪、三氢噻嗪、环噻嗪、氢氟噻嗪、苄噻嗪)、吲哒帕胺等;

(2)含对氨基苯磺酰胺基:甲苯磺丁脲、醋酸己脲、格列本脲、格列吡嗪、格列齐特、格列喹酮、格列美脲等;

(3)含磺酰胺基:呋塞米、托拉塞米、布美他尼等;

(4)含苯磺酰胺基:塞来昔布、帕瑞昔布等;

（5）含磺酰基：丙磺舒、砜类药物（氨苯砜、醋氨苯砜、苯丙砜、二乙酰胺苯砜）等；

（6）含磺基：尼美舒利等；

（7）碳酸酐酶抑制剂（碳酸根离子与磺酰基团结构类似）：乙酰唑胺、醋甲唑胺、布林佐胺等；

（8）其他结构类似的药物：对氨基水杨酸钠、萘啶酸等。

3. 还需注意含上述药物的复方制剂，如氯沙坦钾氢氯噻嗪、缬沙坦氢氯噻嗪、厄贝沙坦氢氯噻嗪、消渴丸（含格列本脲）等。

二、药师指导

1. 有磺胺类药物过敏史的患者，就诊时应告知医师，以免误开上述药物。

2. 磺胺类药物过敏的患者误服上述药物而出现过敏症状时，需立即停用所服药物。过敏反应症状较轻的患者，可在医生指导下服用抗组胺药物，或使用一些外用药物。如过敏反应较严重，需立即送至医院，采取措施抑制过敏反应，防止休克。

（吴朝阳）

第十四节　可引起高泌乳素血症的药物

泌乳素也叫催乳素（PRL），是一种多肽激素，由脑垂体分泌。血清中泌乳素水平的参考范围：男性为 2.1~17.7 ng/mL；非妊娠女性为 2.8~29.2 ng/mL；妊娠期女性为 9.7~208.5 ng/mL；绝经期女性为 1.8~20.3 ng/mL。

一些药物可引起高泌乳素血症，使血清中的泌乳素水平升高（一般指 ≥25 ng/mL）。泌乳素水平升高可使男子或非哺乳期的妇女出现乳汁分泌。

一、常见的可引起高泌乳素血症的药物

1. 抗精神病药：氯丙嗪、奋乃静、氟奋乃静、三氟拉嗪、硫利达嗪、氟哌啶醇、氟哌利多、舒必利、氨磺必利、利培酮、帕利哌酮、奥氮平、阿立哌唑、齐拉西酮、氯米帕明、氟伏沙明、舍曲林、阿米替林、氯氮平、硫必利、多塞平、丁螺环酮、普罗瑞林等。

2. 抗雄激素：氟他胺等。

3. 孕激素：甲羟孕酮、甲地孕酮及口服避孕药等。

4. 消化系统药：西咪替丁、雷尼替丁、法莫替丁、甲氧氯普胺、多潘立酮等。

5. 其他：氟桂利嗪、利血平等。

二、药师指导

1. 垂体泌乳素的分泌主要受下丘脑泌乳素的抑制因子（最主要为多巴胺）和释放因子（如促甲状腺激素释放激素）调节，如下丘脑的抑制因子分泌不足或抵达垂体的途径受阻，可引起高泌乳素血症。各种多巴胺受体拮抗剂或促甲状腺激素释放激素也会刺激泌乳素的分泌增加。

2. 引起高泌乳素血症的原因很多，除了药物因素，功能性反应如胸部皮肤受到刺激、周围神经损伤、泌乳素分泌瘤及甲状腺功能减退等因素也会引起。如果发现服用药物后，男子乳汁分泌或非哺乳期的妇女出现乳汁分泌，要及时到医院就诊，检查血清泌乳素，以便明确引起泌乳的原因。正常的泌乳素具有昼夜节律，呈脉冲性释放。一般情况下最好能测两次（应在不同天的同一时间测），以求精确，两次泌乳素水平应相近。

3. 药物引起的泌乳通常在停药后的数周内可消除，由口服避孕药引起的泌乳-闭经综合征通常不能在停药后自愈，需调经。如果停用药物后，泌乳素水平没有下降，可筛选甲状腺机能减退及垂体肿瘤。

4. 纠正泌乳素过度分泌的药物有多巴胺激动剂（如溴隐亭、

喹高利特、卡麦角林、培高利特)及垂体功能减退的替代药物(如甲状腺素、肾上腺皮质激素、性激素等)。

(吴朝阳)

第十五节 药酶诱导剂及药酶抑制剂

药酶抑制剂,是指对肝脏的细胞色素 P450 同工酶的活性有抑制作用,能使酶的活性降低,自身的代谢以及酶对药物的代谢速度减慢(包括首关效应),从而延迟药效,提高血浆药物浓度的药物。

药酶诱导剂,是指对肝脏的细胞色素 P450 同工酶的活性有诱导作用,能使酶的活性增加,自身的代谢以及酶对药物的代谢速度加快(包括首关效应),从而使药物提前失效,降低血浆药物浓度的药物。

一、常见肝药酶诱导剂及肝药酶抑制剂

(一)常见的肝药酶抑制剂

根据所抑制的细胞色素 P450 同工酶的类型,常见肝药酶抑制剂有:

1. CYP1A2 抑制剂:阿昔洛韦、阿扎那韦、咖啡因、诺氟沙星、氧氟沙星、依诺沙星、盐酸环丙沙星、盐酸洛美沙星、西咪替丁、法莫替丁、氟他胺、利多卡因、美西律、妥卡尼、普罗帕酮、胺碘酮、维拉帕米、噻氯匹定、吗氯贝胺、氟伏沙明、奋乃静、罗匹尼罗、盐酸他克林等。

2. CYP2B6 抑制剂:氯吡格雷、噻氯匹定、盐酸氟西汀、盐酸帕罗西汀、氟伏沙明、酮康唑、美金刚、依法韦仑、奈非那韦、利托那韦、噻替哌等。

3. CYP2C9 抑制剂:胺碘酮、硝苯地平、尼卡地平、非诺贝特、氟伐他汀、阿那曲唑、他莫昔芬、西咪替丁、地拉韦啶、依发韦仑、盐酸氟西汀、盐酸帕罗西汀、舍曲林、莫达非尼、氟伏沙明、异烟肼、酮康唑、氟康唑、伏立康唑、磺胺甲噁唑、来氟米特、丙戊酸钠、扎鲁司特、氟尿嘧啶、替尼泊苷等。

4. CYP2C19 抑制剂:地拉韦啶、依法韦仑、埃索美拉唑、奥美拉唑、氟康唑、伏立康唑、氯霉素、青蒿素、异烟肼、盐酸氟西汀、莫达非尼、氟伏沙明、吲哚美辛、丙戊酸钠、奥卡西平、非尔氨酯、噻氯匹定、氟伐他汀、洛伐他汀、尼卡地平、胺碘酮、扎鲁司特、口服避孕药等。

5. CYP2D6 抑制剂:氯丙嗪、硫利达嗪、氟哌啶醇、阿米替林、多塞平、丙咪嗪、地昔帕明、西酞普兰、氯米帕明、盐酸帕罗西汀、舍曲林、杜洛西汀、吗氯贝胺、安非他酮、羟嗪、美沙酮、塞来昔布、氯苯那敏、苯海拉明、西咪替丁、甲氧氯普胺、卤泛群、胺碘酮、普罗帕酮、奎尼丁、奎宁、噻氯匹定、利托那韦、特比萘芬、西那卡塞特等。

6. CYP3A4 抑制剂:胺碘酮、维拉帕米、阿瑞匹坦、西咪替丁、多西环素、依诺沙星、盐酸环丙沙星、红霉素、克拉霉素、泰利霉素、酮康唑、咪康唑、氟康唑、伊曲康唑、伏立康唑、泊沙那唑、氨普那韦、地那韦啶、利托那韦、阿托那韦、茚地那韦、沙喹那韦、氟伏沙明、奈法唑酮、伊马替尼等。

7. NAT2 抑制剂:对乙酰氨基酚等。

(二)常见的肝药酶诱导剂

依据 P450 同工酶的不同类型,常见的肝药酶诱导剂有:

1. CYP1A2 诱导剂:胰岛素、兰索拉唑、奥美拉唑、埃索美拉唑、盐酸莫雷西嗪、卡马西平、利福平、灰黄霉素、利托那韦等。

2. CYP2B6 诱导剂:洛匹那韦、利托那韦、苯巴比妥、苯妥英钠、利福平等。

3. CYP2C9 诱导剂:阿瑞匹坦(长期)、巴比妥类、波生坦、卡马西平、利福平、地塞米松、利托那韦、圣-约翰草(长期)等。

4. CYP2C19 诱导剂:利福平、利托那韦、依法韦仑、地塞米松、银杏制剂、圣-约翰草等。

5. CYP2D6 诱导剂:利福平、苯妥英钠、苯巴比妥、卡马西平等。

6. CYP3A4 诱导剂:阿瑞匹坦(长期)、波生坦、依法韦仑、非尔氨酯、糖皮质激素、莫达非尼、巴比妥类、苯妥英钠、扑米酮、卡马西平、奥卡西平、托吡酯(大于 200 mg/d)、依曲韦林、奈韦拉平、利福平、吡格列酮、圣—约翰草等。

7. NAT2 诱导剂:维 A 酸等。

8. 其他:乙醇可诱导 CYP2E,氯贝丁酯可诱导 CYP4A,肾上腺皮质激素可诱导 CYP3A 等。

二、药师指导

1. 肝脏细胞色素 P450 同工酶系统是内质网膜上混合功能氧化酶系统的末端氧化酶,是促进药物生物转化的主要酶系统。

2. 根据肝脏细胞色素 P450 同工酶蛋白组成的氨基酸顺序,可分为不同的类型,其中 CYP1、CYP2、CYP3 家族占肝脏 P450 含量的 70%,并负责大多数药物的代谢。

3. 此酶系统存在不稳定性,个体差异大,其活性需要辅助因子,存在饱和性,容易发生诱导或竞争性抑制。

4. 药物与酶抑药或酶促药联合应用时,应关注药物的酶促作用或酶抑作用所引起的相关药物的血药浓度变化,并及时调整药物的使用剂量,以避免有关药物的血药浓度降低,影响药效,或有关药物的血药浓度太高,代谢减慢,导致药物的药理活性及毒副作用增加,从而增加药物的不良反应。

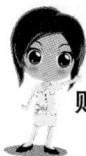

贴心药师

1. 一般情况下,酶促作用使药物的代谢加快,血药浓度降低,药效降低,药物提前失效;但对于前体药物(也称前药,是指本身没有生物活性或活性很低,经过体内代谢后才变为有活性的物质),则可加速其转化为活性药物而提前出现药理作用或疗效。

2. 一般情况下,酶抑作用使药物的代谢减慢,血药浓度提高,药效增强;但对于前体药物,则可减慢其转化为活性药物,从而延缓药效。

3. 有些药物具有酶促和酶抑的双相活性作用。如少量乙醇在体内呈酶促作用,大量则呈酶抑作用。

4. 酶促药与酶抑药对肝药酶的影响存在交叉情况。有时酶促药可影响酶抑药的代谢,表现为酶促作用占主导;有时酶抑药又可影响酶促药的代谢,表现为酶抑作用占主导。这种情况既与药物的性质有关,也可能与药物进入人体的先后、使用时间的长短、用量的大小有关。

（吴朝阳）

第十六节　家庭药箱的使用指导

许多家庭都会储备一些常用的药品,以解燃眉之急,使一些轻微症状得到及时缓解,一些突发疾病尽早得到控制,我们平时将其存放在专门的抽屉或是专用的药箱中,统称为家庭药箱。

实际生活中, 家庭药箱如若使用不当反而会误了老百姓的健康,同时,存在许多用药误区。例如,储存保管不当导致药品变质失效;使用过期的药品;错误地自行药疗等不安全的用药行为。作为药师,应对家庭药箱的使用进行指导,保障大众的用药安全。

一、药品的选择

包括以下几类:治疗常见病的备用药、慢性病患者的治疗用药、特殊职业及旅游备用药等。

(一)治疗常见病用药

1. 解热镇痛药:对乙酰氨基酚片、布洛芬溶液、双氯芬酸钠(钾)片等。

2. 抗感冒药:复方盐酸伪麻黄碱胶囊、感冒清热颗粒、银翘解毒片、感冒冲剂、板蓝根颗粒、双黄连口服液、夏桑菊颗粒、玉叶解毒颗粒等。

3. 镇咳祛痰平喘药:复方甘草合剂、氨溴索片、伤风止咳糖浆、川贝清肺糖浆、蛇胆川贝液、右美沙芬糖浆、小儿肺热咳喘口服液等。

4. 胃肠道用药:山莨菪碱片、和胃整肠丸、保济丸、多潘立酮片、健胃消食片、酵母片、酚酞片、麻仁丸、开塞露、蒙脱石散、洛哌丁胺胶囊、口服补液盐、小檗碱片等。

5. 抗过敏药:马来酸氯苯那敏片、葡萄糖酸钙片、西替利嗪片、氯雷他定片等。

6. 解暑药:仁丹、十滴水、藿香正气水等。

7. 肌肉扭伤、关节炎:伤湿止痛膏、红花油搽剂、云南白药气雾剂、双氯芬酸二乙胺乳胶剂等。

8. 消毒用药:75%酒精、碘伏、碘酒等。

9. 皮肤抗过敏、止痒的外用药:复方地塞米松乳膏、糠酸莫米松乳膏、樟脑薄荷柳酯软膏等。

10. 五官科用药:氯霉素滴眼液、妥布霉素滴眼液、地塞米松滴眼液、红霉素眼膏、珍珠明目滴眼液、羧甲基纤维素钠滴眼液、呋麻滴鼻液等。

11. 医用材料:消毒棉签、止血纱布、胶布、体温计、听诊器、血压计、血糖仪、氧气袋、冰袋等。

(二)慢性病的治疗用药

1. 急、慢性胆囊炎及肝胆结石:消炎利胆片、利胆排石片、熊去氧胆酸片等。

2. 痛经:罗痛定片、益母草颗粒、对乙酰氨基酚等。

3. 冠心病:硝酸异山梨酯片、硝酸甘油含片、速效救心丸、复方丹参滴丸等。

4. 胃病:法莫替丁片、雷尼替丁胶囊、奥美拉唑胶囊、铝碳酸镁咀嚼片、胃脘舒冲剂、健胃片、舒肝和胃丸、香砂养胃丸等。

5. 哮喘病:沙丁胺醇气雾剂、布地奈德气雾剂等。

6. 失眠:地西泮片、氯硝西泮片、谷维素片、安神补脑液、枣仁安神颗粒等。

7. 慢性鼻炎:色甘酸钠鼻喷剂、布地奈德鼻喷剂等。

(三)特殊职业及其他情况

1. 晕车、晕船用药:茶苯海明片、东莨菪碱贴剂、地芬尼多片、甲氧氯普胺片等。

2. 特殊职业:如养蜂者,应备氨水、醋;养蛇者应备蛇伤解毒片、蛇药;户外作业要带碘酊、清凉油、止血纱布、绷带、苯扎氯铵贴、红花油等。

3. 旅游者:应根据当地的气候情况,注意有无高原反应,所到目的地有无疫区等具体情况,并根据自身所患的疾病,正确选择药物备用。

4. 抢险者:以简单、必需为原则,备体温计、晕车药、感冒用药、胃肠道用药、抗过敏药、抗菌药物等。

二、家庭药箱使用的注意事项

1. 家庭药品应贮存于固定的小药箱或专用的抽屉中,必要时可上锁,应置于儿童或精神异常者不易拿取到药品的地方。

2. 分区、分层排放,口服药与外用药分开,成人用药与儿童用药分开,特殊药品单独存放。箱内药品不与食品、保健品、杂物混放。

3. 尽可能保持药品的原包装,不要破坏外包装,有锡箔纸包装的药品不要掰出,有瓶的就用原装瓶装,若是散装的应装于干净的小瓶中,瓶外粘贴标签标注药品名称、用法用量和有效期。

4. 箱盖或抽屉内可放置一张家庭用药明细表,标明药品名称、用途、用法、用量、注意事项、有效期、保存要求等内容,需要时可查明细表,以防用错药。

5. 要注意根据药盒或药品说明书上注明的贮存条件储存药品,如是否需避光、密封、干燥、阴凉(不超过20℃)、冷处(2~10℃)贮存。①大多数的药品都可以放在常温处(10~30℃)密闭、遮光保存,即放置在阴凉房间的抽屉中,避免阳光直射,在一般情况下,多数药品的贮藏温度在2℃以上时,温度愈低,对保管愈有利。②一些生物制品、活菌制剂一般要求冷处(2~10℃)贮存,交代患者放冰箱保鲜层,同时不要紧靠冰箱壁,注意不可理解为放冷冻层,冻结的药品一般不可以使用。③对光敏感、见光易分解的药品,如鱼肝油、氨茶碱、维生素C等,需用棕色瓶避光贮存。

6. 定期整理和清理过期药品,每季或每半年整理一次,过期药品不宜再使用,如果发现药品异常,如色泽、气味、性状改变时也不可使用。

三、失效与变质药品的识别

过期药品可通过外包装上的有效期识别,同时应仔细观察药品的外观、色、嗅、味等形态改变来识别药品是否变质。过期、失效及变质药品均不可使用,因其不但疗效可能下降,还可能产生有害物质。

1. 片剂:出现变色、松散、潮解、斑点、霉变、虫蛀、臭味等。

2. 糖衣片：表层有发黏、黑色斑点、糖衣层裂开等。

3. 颗粒剂：有发黏、结块、溶化、异臭等。

4. 胶囊或胶丸：有明显软化、破裂、漏油、粘连等。

5. 糖浆剂：有异味，或出现较多沉淀或发霉等。

6. 粉针剂：瓶内药粉结块、变色。

7. 水针剂：药液颜色变深、浑浊、沉淀、异物、絮状物等。

8. 混悬剂或乳剂：如有大量沉淀、分层经摇动不均匀者。

9. 栓剂、眼药膏或其他膏剂：如有异臭、酸败味、颗粒、干涸、变色、水油分层等。

10. 滴眼液、滴鼻剂：液体中有结晶、絮状物、浑浊、变色等。

11. 中成药丸、片剂：霉变、生虫、潮解、蜡封裂开等。

四、药师指导

1. 注意不要过于依赖自我诊疗，避免滥用家庭药箱，有的药物只能掩盖疾病症状反而耽误疾病治疗的最佳时机，患者自身应提高警惕，出现不适及时就诊，让专业的医师做出准确诊断，以免耽误病情。

2. 胃肠解痉药使用 1 d，解热镇痛药使用 3 d，镇静催眠药及镇咳祛痰药使用不超过 7 d，若症状无缓解，应及时就诊。

3. 平时应注意积累自我药疗的常识，以免滥用药，特别注意不要重复用药。学会根据药品的外包装及说明书来分辨药品的通用名及商品名，看懂复方制剂中的成分，以免重复用药，增加药品的毒副作用。详细的知识见本书"利用药品说明书指导患者安全用药"一节。

4. 注意调节存放药品的冰箱温度，温度计或显示温度的探头应放置在冷藏室的中心位置，不要靠冰箱壁放，注意检查温度是否符合要求。

（傅唐德）

第十七节 用药错误的处理指导

用药错误包括误服、多服、漏服、少服以及用药途径错误等,如一些患者错把外用药口服,小儿出于好奇心误服成人药品,老年人记性差、眼神不好漏服、多服或错服,孕妇误服误用有禁忌的药物,医务人员由于工作疏忽给药错误等。在日常生活和医疗工作中,难免会发生用药错误的现象,一旦发生用药错误,及时准确处理相当重要,可以将用药错误对患者的损害降至最小。

一、误服或多服药物的处理

如果发生误服或多服药物,特别是毒性较大的药物,最重要的处理方法是清除误服或多服的药物,避免或减少药物的吸收,可采用催吐、洗胃、导泻、灌肠、利尿、血液净化及采用特效拮抗剂等方法。

(一)催吐

1. 催吐方法

清醒患者,只要疑似胃内尚有毒物,均可采用催吐的方法清除胃内毒物,是排除胃内毒物的最好办法,并可加强洗胃效果。

为让药物更容易吐出、吐净,可先嘱病人喝适量温开水或盐水,再行催吐。用手指、筷子或压舌板等刺激患者咽弓及咽后壁,引起恶心呕吐。此法简单易行,奏效快,可在家中应用,也可自行催吐 2~3 次以进一步清除毒物。

2. 催吐的注意事项

(1)一般药物误服后在越短时间内催吐,毒物吸收越少,效果越好,超过 4~6 h,药物基本吸收完全,此时催吐一般无效,但如果药量过大,可能存在胃-血-胃循环,尽管超过 6 h,仍可洗胃。

(2)服用腐蚀性毒物、神志不清、持续惊厥、严重心脏疾病、动脉瘤、食道静脉曲张及溃疡病患者不宜催吐,妊娠妇女及老年患者慎用。

(3)当呕吐时,应去枕,患者头部应放低或偏向一侧,以防呕吐物吸入气管发生窒息或引起肺炎。年龄小于6岁者应特别注意防止呕吐物吸入。

(二)洗胃

一般服毒者,除服强酸强碱外,应在6 h内迅速彻底洗胃,超过6 h者,也应尽快洗胃。

1.洗胃的方法

洗胃应在医疗机构中由医护人员进行操作。用胃管从鼻孔插入胃中,灌入洗胃液200~400 mL,最多不超过500 mL,过多则将毒物驱入肠中。对急性中毒者尽量将胃内容物抽出后再进行洗胃,应反复多次冲洗,直到洗出液与注入液一样清澈为止。灌入和洗出的液量应尽可能一致。

2.洗胃的注意事项

(1)每次洗胃结束,胃管拔出前,应将相应的解毒剂和溶液由胃管灌入,拔出胃管时,需将胃管上端捏紧,以免管内液体流入气管。

(2)中毒引起的惊厥未被控制前应禁止洗胃,如在洗胃过程中发生惊厥或呼吸停止也应立即停止洗胃并对症治疗。

(3)强腐蚀剂中毒者禁止洗胃,以免引起胃肠穿孔。

(4)洗胃时要注意注入液体的压力,不可过高,以防胃穿孔。

(三)导泻和灌肠

对于已进入肠道的毒物,应尽可能促使其排出,可用导泻或灌肠的方法减少药物的吸收。

1.导泻

用硫酸镁或硫酸钠,剂量15~30 g,加水约200 mL口服,以硫酸钠常用;口服甘露醇;中药大黄粉20 g,开水冲服。

但需注意:若药物已引起严重腹泻,不能用导泻的方法;腐蚀性药物或极度虚弱者禁用导泻;镇静催眠药等抑制性的药物中毒,避免用硫酸镁导泻。

2. 灌肠

可用1%的温盐水或1%的肥皂水,也可用活性炭加入灌肠液中,加速吸附毒物,促其排出。

(四)利尿

多数药物进入机体后由肾脏排泄,因此,强化利尿是加速中毒药物排泄的重要措施,可在静脉补液后,给予静脉注射20~40 mg呋塞米注射液,也可选用别的利尿剂。

(五)血液净化

如果大量的药物进入体内,并吸收入血,可在短时间内导致中毒患者心、肾等脏器功能受损,可采取血液净化疗法迅速清除体内药物,使重症患者的预后大为改观。血液净化疗法有血液透析、腹膜透析、血液灌注、血液滤过和血浆置换等。

(六)采用特效拮抗剂

有些药物中毒后有特效的拮抗剂,在进行排毒治疗的同时,应积极使用特效拮抗剂。一些药品会在说明书中"药物过量"项中提及具体的特效拮抗剂,还会提及药物中毒出现的症状以及中毒后的处理意见,将对医师抢救药物中毒患者提供有力帮助。特效拮抗剂主要包括以下三类。

1. 物理性的拮抗剂。有药用炭等,可吸附中毒药物。另外,蛋清、牛乳可沉淀重金属,并对黏膜起保护、润滑作用。

2. 化学性拮抗剂。主要利用药物的酸碱性进行拮抗,如弱酸中和强碱、弱碱中和强酸等。如苯巴比妥中毒可用碳酸氢钠注射液静脉滴注以加速排泄等。

3. 生理性拮抗剂。主要用来拮抗中毒药物对机体生理功能的扰乱作用,如阿托品拮抗有机磷中毒、毛果芸香碱拮抗颠茄类中毒等。

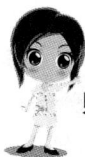

贴心药师

1. 发生误服或多服药物时，首先要明确所服的药物以及剂量，前往医院的同时将误服的药物以及用错的药品的包装盒、药袋及说明书带到医院，供医生抢救时参考，以准确判断可能带来的危害及危害程度，进一步决定采取何种处理措施。如不知用错什么药，则应尽可能收集患者呕吐物、污染物、残留物带往医院，以备检验。

2. 对于性能平和的药物，患者一般不会有大反应；毒性较强且有剂量限制的药物则可能导致患者出现昏迷抽搐；对胃肠有刺激性的药物可引起患者腹痛、呕吐；腐蚀性强的药物可能引起胃穿孔；过量服用砷、汞、苯、巴比妥类或冬眠灵等药物可导致中毒性肝炎；过量服用磺胺药及解热镇痛药则出现肾损害等。所以误服或多服药品后不要抱侥幸的心理自行在家观察，特别是无法自行判断危害的严重程度时，应尽早到就近的医疗机构处理，以免耽误最佳的处理时机。

3. 对于危重患者进行现场应急处理的同时要与 120 急救中心联系，到医院救治和观察。对中毒昏迷者，运送途中应取侧卧位，以免呕吐物和分泌物误入气管而窒息。

4. 一般药品说明书中有"药物过量"项，对药物误服或多服的处理及判断很有帮助。说明书中根据不同药物的特性详述该药物中毒的症状、处理意见、解毒剂等，给医师抢救提供很好的参考意见。

5. 药物要存放在儿童拿不到的地方，最好加锁保管。给儿童用药时也不要把药叫"糖果"，教育儿童药品是不能随意乱服的。发现用错药要尽量让小孩吐出药物，3 岁以内幼儿别指责打骂，若发现药片在口中，引导他张开嘴巴取出药片。不要打骂责备，引起孩子哭闹、恐慌,要仔细询问并细致观察病情,及时就诊。

6. 家中存放药品,应将外用药和内服药分开,外用药要有显目标识,内服药要做到有药品名称、用法、用量、效期等标识,以免用错、吃错。一些剧毒药,如农药、灭鼠药、灭蚊蝇药不能存放在床下、桌上、窗台,以免误用。家庭备用的中草药或其他药品也不宜与农药混放,以免农药挥发污染。

二、漏服药及少服药的处理

漏服药或少服药,应及时采取适当措施,以免影响疾病治疗。不同的药物要区别对待,少服药与漏服药的处理方法基本一致。

(一)高血压药漏服

1. 如果服用的是长效降压药,由于半衰期长,服药后 48~72 h 内血液中的药物能保持一定的浓度, 即使漏服两三天血压也可以控制在一定的范围内,一般不必加大剂量补服前几天漏服的药物,只需在记起的当天按原来的方法服药即可。如果服药时间超过 72 h 且血压升幅较大则应加服一次短效降压药。

2. 如果服用的是短效降压药, 漏服往往会造成血压升高,白天活动多应该补上漏服的药物,并适当推迟下次服药的时间,夜间活动少,漏服不一定要补服。

(二)降血糖药漏服

1. 如果是餐前口服的磺脲类药,饭后才想起药没有吃,可以补服,也可以服用快速起效的降糖药。

2. 服用糖苷酶抑制剂如阿卡波糖等要求药物与第一口饭同服,如果没有进食或饭后很久才想起漏服,不用再补服。

3. 如果使用胰岛素,一般要求餐前注射。饭后才想起没注射胰岛素,补救的方法:使用超短效的胰岛素治疗的患者可以在餐后即刻注射,对疗效影响不大;对于早、晚餐前注射的预混胰岛素患者,餐前忘了可以餐后补注射,如果快到中午才想起,应先查餐后血糖,超过 10 mmol/L 时可以在午餐前临时注射一次短效胰岛素。注意不能把早、晚两次用量并成一次注射。

（三）糖皮质激素漏服

由于糖皮质激素的服药周期不同,所以漏服药后应该根据具体的服药周期来决定如何补服。

1. 隔日服药一次的病人,如当日忘记服用,次日发现的应立即补服,以后的服药时间顺延。

2. 每日服药一次的病人,如果当日发现错过服药时间应立即补服,次日发现漏服则不必补服,仍服单日剂量,不用加倍。

3. 每日服 2 次或 3 次的患者,发现漏服时立即按量补服,如果第二次服药时发现前一次漏服,则此次服药量要加倍,以后按原规定的时间和用量服药。

（四）抗生素漏服

如果发现漏服时与下一次服药时间间隔较长,可以马上按量补服;如果接近下一次服药时间就不必补服,只能少服一次,接着按原方案服药。

（五）抗甲状腺药漏服

如果发现漏服后应立即补服;如果已到下次服药时间,为保证药效要加倍剂量服药。

（六）抗癫痫药漏服

如果距离下一次服药时间长,应立即全量补服;如果距离下一次时间近,可以稍微提前服药,并服用平时药量的 1.5 倍,此后按该时间继续常规服药。

（七）避孕药漏服

1. 复方炔诺酮、左炔诺孕酮片及其复方制剂一旦漏服,除按常规服药外,应在 24 h 内加服一片。

2. 去氧孕烯炔雌醇、复方醋酸环丙孕酮等药物,漏服在 12 h 内,一旦想起应立即补服,并在常规服药时间服用下一片;漏服超

过 12 h,可按以下建议进行处理:

(1)漏服发生在第一周,一旦想起应立即补服,即意味着此时服用 2 倍常用的药量,然后按常规时间服用剩下的药片,随后的 7 天应同时采取屏障避孕。漏服前 7 天内有性生活的,则有妊娠可能,漏服药片越多,距停药期越近,妊娠的危险性越高。

(2)漏服发生在第二周,在想起时立即补服,即使这意味着同时服用 2 片药,然后按常规时间服用剩下的药片,不用采取其他避孕措施,如漏服药片前 7 天没有连续正确服药,或漏服超过一片,在接下来的 7 天建议同时采用屏障法避孕。

(3)漏服发生在第 3 周,一旦想起时立即服药,即使这意味着同时服用 2 片药,在常规时间服用剩下的药片,一旦本盒药服完,立即开始服用下一盒,因此期间无停药期。在第二盒药服完之前可能没有撤退性出血,但是服药期间可能有点滴出血或突破性出血。也可服完本盒药,停药 7 天,然后继续服用下一盒。如果妇女漏服药片,并停药期无撤退性出血,则应考虑妊娠的可能性。

(4)发生呕吐时的处理:如果在服药后的 4 h 内呕吐,药物的活性成分可能还未被完全吸收,这如同漏服一片药,按漏服处理或遵医嘱,如果不想改变正常的服药顺序,可以从下一盒中服用多余的药片。如果距离服药 4 h 以后呕吐,药物的活性成分基本吸收完全,则不必担心。

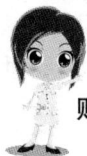

贴心药师

药物漏服必然导致药物治疗失败或疗效降低,药师在用药指导时要注意提醒患者采取一些措施避免漏服。

1. 交代患者服药时让服药时间与患者的生活作息相关联,如晨起喝开水时,晚上睡觉时,三餐吃饭时,三餐饭前,三餐饭后,或者必要时定下具体的服药时间，如每隔 8 h 服药的可以放在早上 7 点，下午 3 点，晚上 11 点。

2. 设置闹钟提醒。

3. 将药物置于单剂量包装瓶(或封口袋)中，便于患者外出时携带。

4. 交代患者将药物放在醒目的位置，如床边，穿鞋处，电视上，刷牙杯旁等。

5. 利用药品包装做提醒，如国外避孕药物及三相避孕药均采用有星期标志的包装，便于服药者记忆，药物均为 21 片，4 个星期为 1 个服药周期。

三、孕妇误用禁忌药的处理

1. 首先要明确孕妇的用药时间及用药时胎儿所处的发育阶段，因为药物对胎儿的影响取决用药时胎儿所处的发育阶段，其次要明确药物的品种、剂量、疗程、用药途径，才可进一步判断药物对胎儿的影响。

2. 一般来说孕早期是药物致畸的敏感期，怀孕前 3 个月应特别注意。无论在怀孕的哪个阶段误用了孕妇禁忌的药品，都要咨询妇科医生或药师，决定是否需要终止妊娠，或需要采取适当的处理措施，还是继续观察，并坚持产前检查，了解胎儿发育情况和有无畸形，有问题应及时处理。

3. 高脂溶性、非极性药物容易通过胎盘，药物剂量越大，时间越长，浓度越高且持久，对胎儿影响越严重，绝大多数能通过胎盘的药物都对胎儿不利。因此孕妇用药宜千万小心。"只有妈妈健康，才有胎儿健康"是权衡孕妇用药的一个准则。

四、医务人员给药错误的处理

(一)医务人员给药错误的原因

在处方的每一个环节都可能发生给药错误，如医师医嘱录入不正确,药师调剂错误,护士未认真核对等。常见有以下几类错误:联合应用有配伍禁忌的药物;使用不当的溶媒;静脉滴速不合理;配制时间过早;没有进行"四查十对",张冠李戴,使用外包装相似或一字之差的药物;给药途径错误,如静脉滴注看为静脉推注;药品管理不到位,使用过期药品等。

(二)处理及预防方法

1. 如果用错的药是普通药物,不至于对患者产生不良后果,可再按医嘱补发。

2. 如果用错的药是剂量限制的或是药性剧烈的药物,如阿托品注射液剂量过大会中毒,应与医生共同协商,研究补救措施,避免事态扩大,事后要总结教训。

3. 完善药品管理制度,各类药品应分类定点放置并定期检查药品的有效期。

4. 对容易混淆的药品应区分存放,急救药品、贵重药品和特殊药品应专人专柜加锁保管。

5. 药品使用前首先要核对医嘱,检查药品质量。其次要证实病人身份,给药时间和给药顺序是否正确,剂量是否适当,给药途径和方法是否正确。

6. 为防止用药错误,各医疗结构应建立应急预案,出现用药错误后能在第一时间对病人进行急救,不使差错扩大。

7. 加强处方的审核及用药指导工作,促进医师、护士、药师之间的合作交流与互相监督,对常见的不合理处方要及时制止。

五、外用药物误用的处理

1. 发现外用药使用错误时,原则是应尽早正确去除体表的外用药,减少局部的损害。

2. 如毒物从皮肤黏膜中毒,应尽快将患者移开中毒环境,脱去污染衣服,迅速用大量微温清水冲洗被污染的皮肤,如苯酚中毒,可用适当的溶剂如酒精或植物油冲洗。

3. 如果是酸性毒物,可用肥皂水或碳酸氢钠等碱性溶液洗涤后,再用清水冲洗;如是碱性毒物,可用食醋或 3% 硼酸冲洗,再用清水冲洗;如为有机磷农药中毒物,可用肥皂水冲洗或用 3% 碳酸氢钠液清洗(敌敌畏中毒者禁用碱性溶液),再用温水冲干净,不得用热水冲洗,以免增加吸收。

4. 如毒物污染入眼内,应立即用清水连续冲洗,不少于 5 min,之后碱性毒物用 3% 硼酸冲洗,酸性毒物用 2% 碳酸氢钠冲洗,然后滴入 0.25% 氯霉素滴眼液,再涂上 0.5% 金霉素眼膏,防止继发感染。

（傅唐德、杨木英）

参考文献:

[1]陈新谦,金有豫,汤光.新编药物学(第 17 版).北京:人民卫生出版社,2011.

[2]《中国国家处方集》编委会.中国国家处方集.北京:人民军医出版社,2010.

[3]朱大年.生理学(第 7 版).北京:人民卫生出版社,2008.

[4]国家药典委员会.临床用药须知(化学药和生物制品卷).北京:人民卫生出版社,2005.

[5]国家食品药品监督管理局.关于印发化学药品和生物制品说明书规范细则的通知.国食药监注[2006]202 号.

[6]国家药典委员会.中华人民共和国药典.北京:化学工业出版社,2010.

[7]任华益.药学"三基"训练下册.北京:科学技术文献出版社,2010.

[8]中华人民共和国卫生部.药品不良反应报告和监测管理办法.中华人民共和国卫生部令81号.

[9]全国卫生技术资格考试专家委员会.全国卫生专业技术资格考试(药学中级).北京:人民卫生出版社,2011.

[10]吴蓬,杨世民.药事管理学.北京:人民卫生出版社,2007.

[11]全国高等医药院校药学类规划教材编写组.医院药学.北京:中国医药科技出版社,2008.

[12]刘俊田.中西药相互作用与配伍禁忌.西安:陕西科学技术出版社,2000.

[13]张静华.医院药学.北京:中国医药科技出版社,2001.

[14]张善堂,唐丽琴,王宁玲等.大剂量甲氨蝶呤治疗儿童 ALL 的血药浓度监测及其临床意义.安徽医药, 2009,13(10):1256~1258.

[15]高仲阳,徐彦贵.治疗药物监测技术.北京:化学工业出版社, 2007.

[16]陈素明,荣石泉.实用心电图手册.上海:上海科技出版社,1994.

[17]于伟琦,张新中.新编心电图学.北京:学苑出版社,1993.

[18]陈灏珠.实用内科学.北京:人民卫生出版社,2005.

[19]陈秋潮.现代临床基本药物手册.合肥:安徽科学技术出版社,1999.

[20]崔嵘,张石革,吕强等.药品不良反应问答.北京:化学工业出版社,2008.

[21]贾公孚,李涛,许莉.药物毒副反应防治手册.北京:中国协和医科大学出版社,2004.

[22]王少华,段文若,杜冠华.临床合理用药指导手册(内分泌疾病分册).北京:人民卫生出版社,2007.

[23]刘玉才,张军.临床合理用药.北京:人民军医出版社,2004.

[24]周自永.新编常用药手册.北京:金盾出版社,2004.

[25]高清芳.临床药师工作指南(第 2 版).北京:人民卫生出版社,2009.

图书在版编目(CIP)数据

安全用药指导手册 /刘茂柏，杨木英主编. —厦门 :厦门大学出版社，
2013.8

ISBN 978-7-5615-4694-9

I. ①安… II. ①刘… ②杨… III. ①用药法－手册 IV. ①R452－62

中国版本图书馆 CIP 数据核字(2013)第 199014 号

厦门大学出版社出版发行

(地址:厦门市软件园二期望海路 39 号 邮编:361008)

http://www.xmupress.com

xmup @ xmupress.com

南平武夷美彩印中心印刷

2013 年 8 月第 1 版 2013 年 8 月第 1 次印刷

开本:889×1194 1/32 印张:10 插页:2

字数:260 千字 印数:1~3 000 册

定价:28.00 元

本书如有印装质量问题请直接寄承印厂调换